가꾸고 살고 비우고

살아가는 동안
몸과 마음을 잘 가꾸고
지혜롭게 살고
필요 없는 것은 비우고

가꾸고 살고 비우며
지금, 이 순간 가장 행복한 나를 만나자.

오늘 지금 하고 싶은 일만 하면서 살자

귀하고 소중한 분

_____님께

_____드림

가꾸고 살고 비우고

오은수

도서출판 지성人

들어가며....

　우리는 자신들이 필요로 하는 부분을 알고자 할 때, 조금의 노력만 하면 많은 내용을 알아갈 수 있는 세상에 살고 있다.
　30여 년의 세월 동안 피부미용 전문직에 종사하면서 누구에게나 필요한, 내적인 건강과 내적인 건강을 바탕으로 한, 외적인 아름다움에 대해서 쉽게 알아갈 수 있는 한 권의 책이 필요하다고 생각했다. 그 결과로 '가꾸고 살고 비우고' 책을 출간하게 되었다.

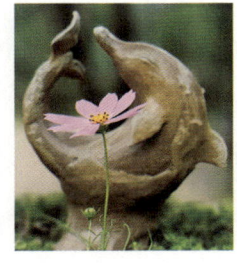

　살아가는 동안 몸과 마음을 잘 가꾸면서 지혜롭게 살고, 필요 없는 것을 잘 비워내기란, 일반적이면서도 어려운 부분이라고 생각한다.
　내적으로 각각의 장기가 역할을 잘할 수 있도록 하면, 외적으로는 건강한 아름다움이 덤으로 이루어진다. 단, 주변 환경으로 인하여 변화하는 피부관리는 필수임을 기억하자.
　'가꾸고 살고 비우고' 책을 통해서 좀 더 쉽게 자신의 몸을 이해하고 실천하여 내, 외적인 건강을 유지하려는 방법에 작은 도움이라도 되었으면 한다.

　길다면 길고 짧다면 짧은 오늘이라는 시간에 구속되지 말고, 오지 않은 내일에 대한 생각도 무시하고, 오로지 '지금'의 시간에 존재하고 있는 '나'를 알아차리고
　자신이 머무는 주변 환경과 신체, 마음에 대하여 비움과 채움의 과정에서 불필요한 것은 과감하게 정리하고 몸도 마음도 건강한 지금, 이 순간의 행복한 나와 마주하자.

저자 **오은수**

차 례

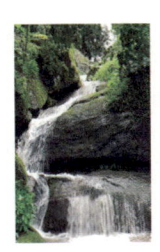

살아가는 동안 몸과 마음을 잘 가꾸고 / 7
- 건강한 아름다움을 만나자   9
- 계절에 맞춤한 건강한 피부   20
- 피부유형을 알고 건강하게 예뻐지기   39
- 노화 지연으로 곱게 늙어가자   70

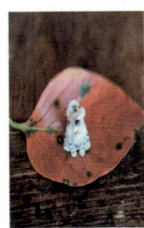

살아가는 동안 지혜롭게 살고 / 95
- 나의 내면을 두드리고 진정한 나와 마주하기   97
- 육장육부가 하는 일과 온도를 비교해 색을 살펴보면 109
- 내면의 에너지로 행복해지자   113
- 색채를 알고 실천하고 변화하자   135
- 많은 것을 말해주는 색…*심리, 연상 효과, 패션*   148
- 색채와 식욕 그리고 실내장식   154

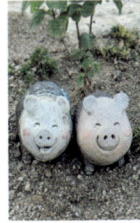

살아가는 동안 필요 없는 것은 비우고 / 193
- 음식도 색채로 먹자   195
- 필요 없는 것은 비우자   201
- 아유르베다 음식 요리법   237

※ 부록: 영양 정보 수록 ··· 245
※ 참고문헌 ··· 254

가꾸고...

살아가는 동안
몸과 마음을 잘 가꾸고

目次

건강한 아름다움을 만나자

세상에 태어나서 나이를 한 살 두 살 더해가고 그 세월의 흐름에 비례하여 팔팔했던 청춘의 에너지는 황혼에 접하면서 몸도 마음도 노화되는 것은 어쩔 수 없는 자연의 순리임을 우리는 잘 알고 있다.

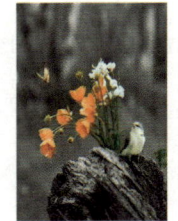

하지만 모두가 갈망하는 공통적인 생각은

- 조금 천천히 늙고 싶다.
- 조금이라도 곱게 늙고 싶다.
- 주름이 생기더라도 부드럽게 생겼으면 좋겠다. 등등

대부분 사람은 위와 같이 생각하고 또 원할 것이다.

그렇다! 우리는 조금이라도 더 느리게 노화를 맞이하기 위해서 노력하여야 한다. 외모의 아름다움은 내면의 건강함과 긍정적인 마음의 결과물이기 때문이다.

삶에서 나이 숫자가 늘어나면서 생각하게 되는 화두는, 건강한 몸과 마음으로 많이 웃고 기쁘게 살아야 한다는 것이다.

그러기 위해서 우리는 모두 보이는 부분과 보이지 않는 부분을 동시에 가꿀 수 있어야 한다.

결국 신체가 필요로 하는 영양을 골고루 섭취하여 내적인 관리를 잘하고, 외적인 관리로 규칙적인 생활을 하는 것이 답이다. 특히 그중에서도 피부를 잘 가꾸게 되면 건강하게 예뻐지는 자신의 모습을 바라보면서 생기가 있게 되고, 심리적 안정은 물론, 행복함, 기쁨. 등등이 육체와 정신 건강에 더욱더 좋은 활력소가 된다는 것을 알게 된다.

꾸준한 자기관리는 당신 인생의 10년 내지는 15년을 되돌려 준다는 것을 기억하자.

피부미용 마사지와 관리의 차이는 무엇일까?

그 옛날에 구르모, 혹은 동동 구르모를 기억하고 있는 분들이 있을 것이다. 그 구르모는 일명 콜드크림을 말한다.

콜드크림을 듬뿍 발라서 문지르면서 마사지가 시작되었고 시간이 흘러 좀 더 체계적인 손으로 하는 마사지가 알려지게 되면서 많은 사람이 마사지하기 시작했다.

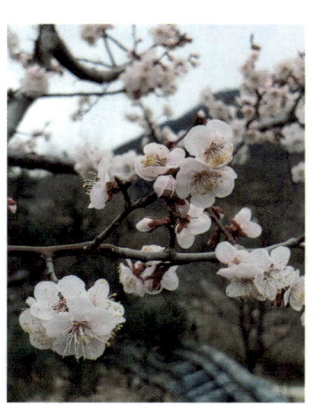

그러나 피부 유형에 상관하지 않고 마사지 기술을 배운 대로 하다 보니 피부가 예민해지는 속도는 빨라지게 되면서 문제성 피부로 바뀌게 된다.

결국 피부가 예민한 사람에게 마사지를 자주 하게 되면서 피부에 여러 가지 문제가 일어나기 때문에 고객에게 일주일이란 간격을 두고 마사지 받기를 권유하게 된다. 이는 많은 세월이 흐른 지금에도 사람들이 피부 마사지는 일주일에 한 번 받는 것이, 좋다는 것으로 자연스럽게 기억하도록 하고 있다. 그러나 피부미용 마사지만 기술로서 알고 있던 그 시절엔 그러했지만, 지금은 피부미용 마사지에서 업그레이드된 피부미용 관리를 하는 곳이 적지 않게 많이 있다.

그럼 피부미용 관리는 어떻게 하는 것인가?

피부미용 관리는 매일 하여도 피부에는 아무런 문제가 없으므로 기간 설정이 필요가 없다. 지속적인 피부미용 관리로 인하여 피부 상태가 나빠지기보다는 오히려 더 좋아진다. 단지 단점이 있다면 피부미용 관리 비용이 많이 들어간다는 것일 뿐이다.

피부미용 관리는 매일은 못하더라도 최소 주기가 일주 2회 정도로 하면 도움이 된다. 그 이유는 세포가 기억하는 소단위인 3일 주기로 계속 피부미용 관리를 하다 보면 처음엔 배터리 충전하듯이 조금씩 개선되는 것을 느낄 수 있으며, 피부미용 관리 횟수가 누적되면서 점점 좋아진다는 것을, 본인 스스로 알게 된다. 그러나 나이가 많다든가, 주변 환경, 스트레스 등 건강 상태가 좋지 않은 사람의 피부미용 관리를 하는 주기는 주 2회가 아니라 상황에 따라서 매일 관리를 해야 할 수도 있고, 그때그때 고객의 모든 상황에 따라 달라짐을 기억해야 한다.

  현재 피부가 좋은 상태라고 하여도 관리는 앞서 언급한 것처럼 매일 매일 하여도 좋다. 단지, 비용이 같이하여 추가되는 부분은 고려하여야 할 것이다.

  우리가 몸을 보하기 위해서 한약재를 복용할 때도 몇 재를 동시에 쉬지 않고 먹어주면 약효가 있다고 하는 것처럼 피부미용 관리 역시 같은 맥락이다.

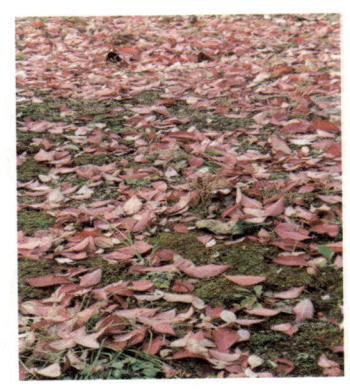

  좋은 예로, 결혼식을 앞둔 신부 관리를 보면, 평소에 피부미용 관리를 받지 않았던 신부일지라도 결혼을 앞두고 한 달이든 보름이든 쉬지 않고 매일 관리를 받게 되면 빠른 효과를 볼 수 있다는 것이다.

  물론, 관리 방법에 있어서는 개인별로 다를 수 있다.

  아직도 마사지만을 고집하면서 손으로만 문지르고 있는 피부 관리실이 많은 것으로 알고 있다. 그럼 과연 마사지를 편하게 할 수 있는 정상적인 피부 유형이 얼마나 될까?

  보호막이 있는 상태에서 가능한 마사지!!!

  계속 자극적으로 병행되는 마사지로 인하여 다칠 수 있는 보호막!!!

  피부미용 전문가들은 마사지의 기본적인 기술을 바탕으로 하여 이제는 고객의 피부에 맞춤한 피부미용 관리를 고객들에게 전해야 한다. 그리고 마사지와 관리의 차이는 무엇인지를 고객들도 충분히 알고서 피부미용 관리를 받아야 한다.

  현대는 문지르기만 하던 시대를 지나서, 학문적으로도 많은 정보와 교육이 병행되는 만큼 실전에서도 진보된 관리와 이해를 통하여 고객 맞춤 관리가 필요한 지금이다.

피부미용 관리는 밥 먹듯이 하여야 한다.

그럼 피부미용 관리는 어떻게 하는 것이 가장 좋을까?

나는 늘 얘기 하는 것이지만, 피부미용 관리는 밥 먹듯이 하여야 한다고 말한다. 우리가 어제 밥을 먹었다고 해서 오늘 밥을 먹지 않는 것은 아니지 않는가? 피부미용 관리 역시 어제 했다고 해서 오늘 하지 않는 것이 아니라는 것이다. 피부미용을 받기 위한 여러 여건이 충족된다면, 피부미용 전문가의 손을 빌려서 관리를 받는 것이 가장 좋은 방법이지만, 그렇지 못한 경우에는 집에서 스스로 관리하는 방법도 다양하게 많다.

피부미용 관리를 잘한다는 것은 무엇보다도 세안을 잘하여야 한다.

그렇다고 하루에 세안을 여러 번 하라고 하는 것이 아니라 조석으로 두 번의 세안을 하되, 본인의 피부 상태에 따라서 세안을 어떠한 형태로 하는 것이 좋은가(?) 하는 것이다.

예를 들면, 민감성피부의 경우에는 아침에 미지근한 물로 물 세안을 하고 찬물로 헹구어 주며, 저녁에는 피부에 맞는 클렌징을 선택하여 늦어도 밤 10시 이전에는 클렌징을 하도록 한다는 것이다.

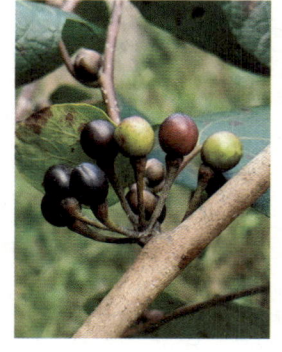

중성피부나 지성피부인 경우에도 조석으로 피부 유형에 맞는 클렌징을 사용하여 세안함이 중요하다. 그 외 특별한 경우의 피부엔 전문가와 상담 후에 세안을 어떻게 할 것인지를 결정하는 것이 중요하다. 스스로 세안을 할 때도 피부 결 방향과 손끝의 압도 신경 써 주면 더 좋을 것이다.

피부미용 관리는 부드럽게 하여야 한다.

우리나라 사람들은 강한 터치를 많이 선호한다. 그래서인지 피부미용 관리를 멍이 들 정도로 세게 받아야지만 뭔가 한 것처럼, 제대로 관리를 하는 것처럼 생각하기도 한다. 하지만 여기서 잘 생각해 보아야 할 것이 있다.

우리 몸은 많은 근육으로 이루어져 있는데 그 근육에도 성질이란 것이 있다. 근육의 성질은 강하게 터치하면 할수록 더 빠르게 경직되며, 많이 만지게 되면 피로해지며, 부드럽게 만지면 근육은 성장하게 된다.

예를 들면, A 고객이 말한다.
"ㅇㅇ 관리실에서 경락 관리를 받았는데 아주 세게 잘하더라" 등등
A 고객은 몇 회를 이어서 받으면서 또 말한다.
"아무래도 나는 마사지 중독이 되었나 봐. 몸이 관리받을 것을 더 자주 생각나게 해"

몸이 마사지를 받아야 하겠다고 느끼게 된다는 것은, 그만큼 몸이 경직되었다는 것이다. 강하게 받은 만큼 경직된 몸은 처음엔 일주일 간격, 그러다가 5일, 4일, 3일, 2일, 1일 간격으로 관리를 받아야만 몸이 견딜 수 있는 형태로 변하게 된다. 이렇게 강한 터치의 관리는 점점 더 자주 관리를 받아야 하는 몸으로 빠르게 굳어진다는 것을 알아야 한다.

피부미용 관리를 받음에 있어서 그것이 부분 관리든, 전신 관리든 간에 관리하는 주기는 특별한 관리를 제외하고 보통으로는 주 2회, 즉 3일 간격이면 가장 좋다. 시간과 경제적 여건이 안되는 이유로 3일이 어려우면 주 1회라도 꾸준히 받을 것을 권장한다. 주 1회 관리를 받을 시에는 주중 한번은 집에서 자가 관리로 대체함이 중요하다. 자가 관리란 여러 가지가 있을 것이다.

자가 관리의 한 예를 들면,

- 몸이 경직되었을 시에 가장 빠르게
- 온몸을 이완시켜 줄 수 있는 물을 이용한 관리를 권장하며,
- 그중에서도 반신욕을 권장한다.

반신욕을 꾸준히 하면 상당히 좋은 효과를 얻을 수 있다.

반신욕 시 입욕제는 '소금'보다 더 좋은 것은 없다고 생각한다. 소금을 충분히(물이 짠맛이 날 정도로) 넣고 반신욕을 하게 되면 해수욕과 같은 효과가 있다. 소금을 입욕제로 쓰게 되면, 우선 내열을 높여 주어 몸을 따뜻하게 하여 주며, 몸 내부의 찬 성질이 없어지면서 많은 질병으로부터 예방은 물론이고 몸이 불편한 부분이 있다면 불편함에서 벗어날 수 있음이 가능해진다. 몸이 따뜻하면 혈액순환이 원활해지므로 질병이 생길 수 있는 폭이 작아진다.

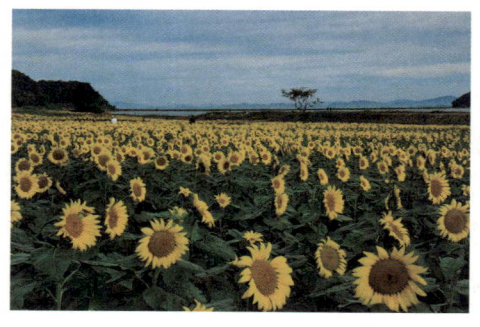

몸에 '기(氣)'가 흐르지 않고 '혈(血)'이 움직이지 않아 몸의 어느 부위는 냉하게 되며, 냉하면 살이 찌게 된다. (비만) 결국 만병의 근원은 냉한 곳에서 시작된다고 말 할 수 있다. 수없이 많은 암 중에 '심장 암'이라고 들어보았는가? 못 들어보았을 것이다. 많은 의학자가 '심장 암'이 없는 이유를 알고자 연구한 결과 심장은 태어나서 죽기 직전까지 규칙적인 운동을 하며, 산소가 풍부하고 항상 정확하게 에너지가 공급되며, 혈액의 94%가 물인 혈액으로 채워져 있다는 것이다. 즉, 산소와 에너지, 운동, 물의 시너지 작용이 심장의 생명을 유지하고 심장에 암이 생기지 않는 이유라고 할 수 있다. 우리 몸의 체온이 36.5℃에서 37.2℃를 정상체온이라고 하면, 암이 가장 잘 생성될 수 있는 체온은 35℃이다.

냉장고를 우리 가정에 소유하게 되면서 우리는 또 다른 많은 질병을 안고 살게 되었는지도 모른다. 대부분 사람은 사철, 계절도 없이 냉장고 속의 찬물을 좋아한다. 위장 온도는 50℃라고 한다. 즉 위장은 온도가 있어야 음식을 소화 시킬 수 있다. 다시 말하면, 위장이 소화를 잘 시키기 위해서는 위장 온도가 따뜻해야 한다는 것이며 위장 온도가 낮아지면서 위장과 관련된 질병이 생기게 된다. 잠시라도 내 몸의 위장을 생각한다면 쉽게 입으로 느끼는 즐거움만을 채울 수는 없을 것이다.
  '나'라는 몸이 장기와 뼈, 근육, 피부로 이루어진 완성품이라면,
  머릿속에서만 생각하는 '나'라는 존재! 이름 ○○○
  '자아'를 들여다볼 수 있는 혜안이— 필요하고 중요하다고 생각한다.
  내 몸의 장기 하나하나를 생각하면서 내가 먹는 음식, 내가 움직이게 하는 육체, 내가 생각하는 정신 등등 모두 생각하면 머리가 아프다. 하지만, 쉽게 생각하면 간단하다. 머리가 아닌 몸이 원하는 대로 먹어주면 된다. 한 가지 주의할 것은, 몸이 원하는 음식을 먹어주고 절대 과식하여서는 안 된다는 것이다. 우리가 느끼는 모든 통증의 80~90%는 사실 근육의 문제이다. 근육의 문제를 해결하기 위해서는 평소 스트레칭을 자주 하면 많은 도움이 된다. 특히 반작용의 스트레칭을 신경 써서 하여 주도록 함이 중요하다.

세포가 기억을 잊어버리는 순간에

  하나의 세포가 태어나면, 그 세포가 생명을 다하기까지 100일이란 시간을 같이한다. 예를 들면, 나의 몸무게가 70kg인데 다이어트 관리를 하여 한 달 만에 55kg이 되었다고 했을 때, 55kg에 만족해서 다이어트 관리를 멈추게 된다면 몸무게는 빠르게 70kg으로 환원되게 된다. 그 이유는 세포가 인지하고 있는 몸무게는 70kg이기 때문이다. 그러므로 원하는 몸무게를 가졌다 해도 100일이 지나고 101일째가 되어야 비로소 유지할 수 있다는 것이다. 새로운 세포가 생성되면서 자신의 몸무게가 70kg이 아니고 55kg이라는 것을 새로운 세포가 인지하면서 요요 없이 유지관리가 가능해지는 것이다.

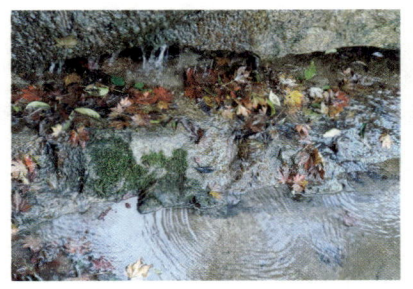

  100일이란 숫자는 상당히 중요하다.

아기가 태어나면 100일 잔치와 돌잔치를 하는데 둘 중 하나만 챙겨야 한다면, 여러분은 100일 잔치와 돌잔치 중 무엇을 선택할 것인가?

쉽게 생각하면, 그냥 100일 잔치는 지나가고 돌잔치나 하지—이렇게 생각하고 말 할 수 있을 것이다. 그러나 100일 잔치는 그야말로 잔치임엔 분명하다. 돌은 첫 생일에 불과하지만 말이다.

아기가 세상에 태어나서 100일을 맞게 되면, 그때서야 비로소 눈썹이 모두 생기게 되고 머리가 다시 나게 된다. 완연한 사람의 모습으로 태어나는 그날이 바로 100일째 되는 날이다. 이만하면 축하의 제곱도 하고 남음이 있지 않은가?

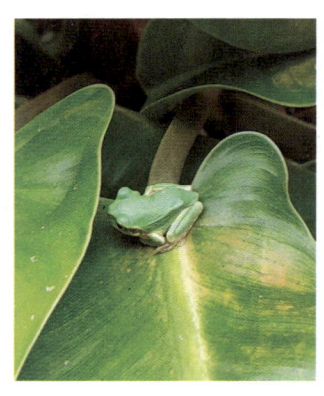

그럼 산모는 또 어떠한가?

아기를 출산하기 위하여 틀어진 골반이 제자리로 돌아오는 날이 출산 후 100일째 되는 날이다. 그리하여 산모의 체형관리를 위해서는 출산 100일 전에 몸을 만들어야 한다. 이 또한 축하할 만하지 않은가?

자연분만일 경우는 출산 보름 후부터 체형관리가 가능하며, 제왕절개 분만 시에는 상태에 따라서 차이는 있지만, 출산 1개월~1개월 보름 후부터 체형관리가 가능해진다.

우리 선조들은 대대로 산모가 출산한 후에 미역국을 끓여서 먹고 산후 관리를 해 왔다. 출산 후 섭취하는 미역국은 국물과 건더기를 많이 먹는 것이 좋다. 미역은 몸의 독소와 노폐물 제거가 쉬우며, 피부를 촉촉하게 하여 주고, 부기를 제거해 주는 좋은 식품으로 산후에 건강을 되찾는 데 많은 도움이 된다. 그러고 보면 우리 선조들은 대단한 지혜로움을 가지고 있었다.

▌좋지 못한 습관을 고치기 위해서는 $3 \times 7 = 21$일
▌습관을 바꾸는 21일의 법칙

우리 뇌는 충분히 반복되어 시냅스가 형성되지 않은 것에는 저항을 일으킨다. 즉, 좋은 습관이 몸에 익혀질 때까지는 21일간 의식적으로 노력을 기울여야 한다.

사람의 생체시계가 교정되는 데는 최소한 21일이 소요된다. 또한 21일은 생각이 대뇌피질에서 뇌간까지 내려가는데 걸리는 최소한의 시간으로 생각이 뇌간까지 내려가면 그때부터는 심장이 시키지 않아도 뛰는 것처럼, 의식하지 않아도 습관적으로 행하게 된다.

아기가 태어나면 삼칠일 기도를 할머님께서 하시는 것을 본 적이 있을 것이다. 여기에 비밀이 숨겨져 있다. 바로 21일이란 숫자이다.

누군가의 좋지 못한 버릇을 고치기 위해서 우리는 그 행동이 눈으로 보일 때나 혹은 생각날 때마다 잔소리처럼 말하게 되는데, 이렇게 해서는 아무리 충고를 하여도 잔소리로 그칠 뿐, 이미 습관이 된 것은 쉽게 고쳐지지 않는다. 어떤 습관을 고치고 싶으면, 같은 시간에 같은 언어로 21일 동안 전하게 되면, 22일째부터는 그 버릇이 없어진다고 한다. 하지만 생각보다 쉽지 않을 것이다. 그렇지만, 세상에 쉬운 것이 어디 있고, 그저 얻어지는 것이 어디 있겠는가?

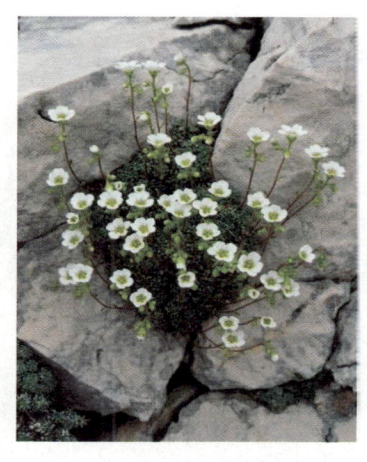

그럼 혹시 연인과의 관계에 상기 방법을 적용하여 보면 어떤 결과가 나올까? 사랑하는 한 사람을 원하기 위해 위의 방법을 잘 응용해 보면 어떨까? 하는 궁금증과 함께 한 번쯤 시도해볼 만하다는 생각이 든다.

더 좋은 피부를 유지하기 위해서는 죽은 각질 정리가 중요하다.

건강한 피부는 28일 주기마다 새로운 세포가 생성되고, 세안 시 클렌징을 통하여 죽은 세포는 자연스럽게 떨어지게 된다.

그러나 스트레스를 많이 받거나 건강이 좋지 않거나 신진대사가 원활하지 않은, 등등의 문제로 각질이 떨어지는 주기가 늘어나면서 죽은 세포는 그대로 피부에 남아 있게 된다. 그로 인하여 피부는 칙칙하고 두껍게 보이게 되면서 피부 표면이 고르지 않게 느껴지게 된다. 또한 죽은 각질을 그대로 오래 피부에 간직하게 되면, 그것은 그야말로 노화의 지름길이 된다. 죽은 각질은 수분을 보유하고 있지 않으므로 건조하고 당기면서 주름을 형성하게 되기 때문이다.

피부 관리에 있어서 가장 기초적인 것은 죽은 각질을 잘 정리 하는 것이다.

peeling이라는 피부 용어를 알 것이다. 피부관리에서 peeling은 죽은 피부 각질을 제거하는 것을 말한다. peeling을 얼마나 잘하느냐가 피부 관리 전문가의 실력을 가늠할 수 있는 부분이기도 하다. 물론 peeling 후 재생은 더할 나위 없이 중요하다는 것은 말할 것도 없다. 죽은 각질이 많으면, 제품 흡수력이 떨어져서 아무리 좋은 제품을 발라도 원하는 기대치를 가지기 어렵다. 그러나

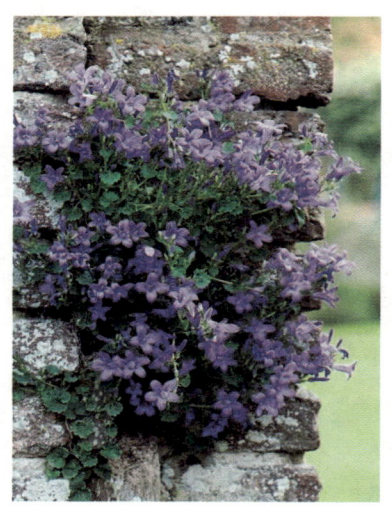

죽은 각질을 정리 후에(peeling) 재생력이 뛰어난 제품을 바르게 되면, 빠른 속도로 피부는 재생이 되어 활력을 찾게 된다.

각질 정리 시에 주의할 것은 지나친 각질 정리로 인하여 보호막이 손상되는 것이다. 잘못된 각질 정리로 인하여 보호막이 다쳐서 색소침착이 되는 경우도 많다는 것을 염두에 두어야 한다.

그만큼 각질 정리는 피부미용 관리에 있어서 가장 기본적이면서도 가장 중요한 관리임을 기억하도록 하자.

또한 각질 정리 못지않게 중요한 것은 재생관리이다.

각질 정리가 바닥에 있는 먼지를 정리하는 것이라면, 재생관리는 바닥이 윤기 있게 잘 정돈될 수 있도록 하는 걸레질과 같은 것이다.

각질 정리는 중요한 만큼 전문가의 손을 빌려서 하는 것이 가장 좋은 방법이기도 하며, 전문가를 통해서 각질 정리를 할 것을 권유하고 싶다.

요즈음엔 세안하면서 자연스럽게 죽은 각질을 정리하는 좋은 제품들도 많이 있지만, 개개인의 피부 상태에 따라서 사용량과 사용주기에 관한 기술이 필요한 만큼, 이 또한 전문가와 상의 후 적절하게 잘 사용할 수 있도록 하는 것이 좋다.

> tip- 죽은 각질 정리 후의 재생관리는?
> ① 규칙적인 생활과 가벼운 운동, 충분한 수면(숙면)을 가지도록 한다.
> ② 흡연과 음주는 피하도록 한다.
> ③ 수분 섭취를 내, 외적으로 잘 공급하도록 한다.
> ④ 기초제품을 잘 바르도록 하고 자외선차단제를 꼼꼼히 바르도록 한다.
> ⑤ 미온수 세안을 부드럽게 하여 주고 클렌징 세안을 잘하도록 한다.
> ⑥ 음식을 몸이 원하는 것으로 골고루 균형 있게 잘 섭취하도록 한다.
> ⑦ 일상생활 매사에 긍정적인 생각을 가지도록 하고 많이 웃도록 한다.
> ⑧ 얼굴 메이크업은 제대로 하고 얼굴 클렌징은 밤 10시 이전에 하도록 한다.

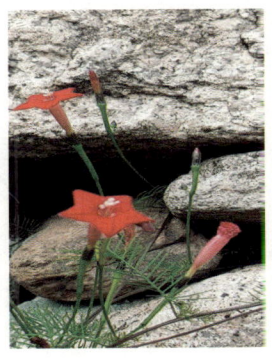

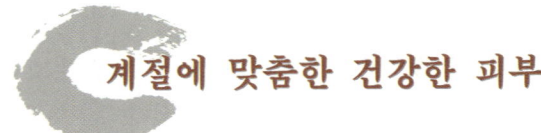

계절에 맞춤한 건강한 피부

건강하고 아름다운 피부 가꾸기

♪ 봄이 오면

봄에는 피부에 많은 관심을 가져야 하는 때이다. 조금만 피부미용 관리를 소홀히 하게 되면 급속도로 피부 상태가 나빠지는데, 이는 갑작스러운 기온상승으로 피지분비가 늘게 되며, 공기 중의 먼지로 인하여 쉽게 불결해지기 때문이다. 또한 봄에는 습도가 낮고 바람과 먼지가 많은 이유로 피부를 건조하고 예민하게 만들기 때문에 봄철 피부미용 관리는, 다른 어느 계절보다 더욱더 신경을 써야 하는 부분이다. 봄이라는 계절은 우리에게 희망적이며, 년 중 사계절을 보면 시작을 의미하기도 한다.

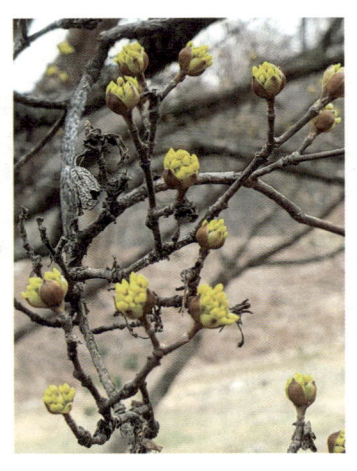

또한 많은 사람이 겨울의 무겁고 어두운 색상에서 벗어나 가볍고 화사한 밝은 이미지의 패션으로 바뀌는 계절이기도 하다. 그러나 반대로 봄철 피부는 잠시라도 관리에 신경을 쓰지 않으면 더 많이 거칠어지게 된다. 외적, 내적으로 아름다움을 구사하기 위하여 아주 중요한 봄철 피부미용 관리 방법에 대해서 알아보도록 하자.

봄철에는 이유 없이 피부가 까칠하고 하얗게 각질도 잘 일어난다. 이는 피부의 균형을 잃었기 때문이다. 피부가 건강해지려면 수분과 유분의 균형이 맞아야 하며, 유분과 수분의 균형을 위한 필수 관문은 바로 클렌징이다. 그러나 클렌징을 무조건 깨끗이 씻어내는 것이라고만 생각하면 잘못 생각하는 것이다. 클렌징의 목적은 피부의 과다한 노폐물과 유분을 없애기 위한 것이지 피부 수분까지 제거하는 것은 아니기 때문에 봄철에 피부가 까칠하다면 지나치게 수분을 많이 빼앗기고 있다는 결과라고 생각하면 된다.

노화의 주범인 자외선을 조심하자.

 피부는 겨울 동안 두꺼운 옷에 의하여 자외선으로부터 차단되어 있었기 때문에 자외선에 대한 방어력이 약해져 있는 상태인 관계로 자외선이 강해진 봄볕에 더욱 민감하게 반응하게 된다. 예를 들면, 겨울 동안 추위에 움츠리고 있다가 따스한 봄볕이 좋아서 아무런 대비 없이 밖에서 종일 움직이다 보면, 다음날에 얼굴이 거무스름해진 것을 발견할 수가 있다. 봄부터 자외선을 꼼꼼하게 차단하지 않으면, 여름이 오기도 전에 검게 그을리게 되며, 기미, 검버섯, 주근깨, 주름 등의 여러 잡티가 짙어지거나 늘어나게 된다. 반면, 봄철 자외선에 신경을 잘 쓰게 되면, 노화 지연에도 많은 도움이 될 것이다. 봄의 계절에 접어들면 아무리 강조해도 지나치지 않는 것이 자외선 차단이다.

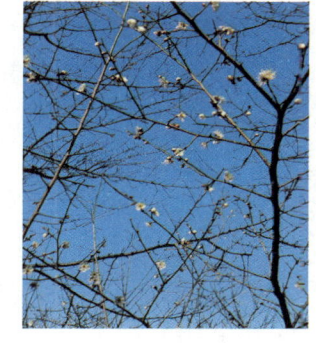

 봄철 자외선 차단이 무엇보다 중요한 이유는 자외선에 대한 피부의 방어력이 겨울 동안 약해져 있는 상태이기 때문이다. 겨울엔 햇볕을 쬐는 시간이 적고 상대적으로 실내 활동이 많은 계절이라 자외선에 대한 방어력이 많이 떨어져 있어 갑자기 봄볕에 피부가 노출되면 더욱 민감하게 반응할 수 있다. 따라서 야외활동이 증가하는 봄철엔 자외선 차단에 특히 신경을 써야 한다.

 자외선 중에는 여름에 집중적으로 피부에 영향을 주는 자외선도 있지만, 계절에 상관없이 피부에 도달하는 자외선도 있다. 이는 자외선 A로 파장이 길어 피부 속 진피까지 침투해 피부를 위협한다. 여름철에 피부를 벌겋게 익게 하는 자외선 B에 비해 세기가 약해 단시간에 피부에 자극이나 통증을 주지 않아 여름 외에는 자외선 차단의 필요성을 느끼지 못하는 경우가 대부분이다. 하지만 자외선 A는 연중 내내 아침부터 저녁까지 골고루 피부에 도달하며, 창문이나 자동차 유리 등도 투과하기 때문, 실내에서도 안심할 수 없다.

얼굴 세안을 잘하도록 한다.

봄철 피부 관리의 첫 단계는 세안이다.
각각의 피부 유형에 따라서 세안 방법도 달라진다.

극도 예민한 피부는

아침 세안에는 미지근한 물로 세안하는 것이 좋다. 저녁 세안은 피부를 보호할 수 있는 오일 유형의 세안제를 사용하는 것이 좋다.

여드름 피부는

아침, 저녁 세안으로 젤 타입의 세안제를 사용하여 세안하는 것이 좋다.

일반적인 피부는

아침, 저녁 세안으로 로션 유형의 세안제를 사용하여 세안하는 것이 좋다.
상기 모든 피부의 세안 방법으로는 미지근한 물로 얼굴을 적셔서 모공을 열어 준 후, 손으로 충분히 거품을 내어 세안하도록 하며, 특히 피지분비가 많은 코 주변이나 이마, 턱 등을 꼼꼼하게 세안해 주어야 한다.

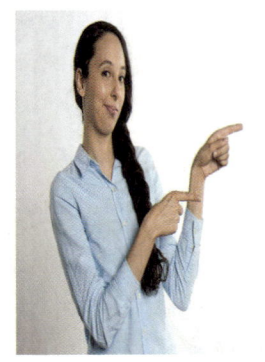

건강하고 맑고 밝은 피부를 유지하기 위해서는, 무엇보다도 규칙적인 생활을 하는 것이 가장 기본적인 행위이다. 규칙적인 생활이란 밤 10시~11시 전에는 취침하며, 아침 5시에는 기상하는 것을 전제로 숙면을 할 수 있으면 더더욱 좋다. 건강인이라면, 정상적인 체온유지를 하면서(36.5℃~37.2℃) 규칙적인 생활(수면, 운동, 식생활 습관 등)을 잘하는 것은 필수요인일 것이며, 건강한 사람만이 가질 수 있는 유일한 습관이라고도 할 수 있을 것이다.

저녁 세안은 메이크업을 지우고 저녁 관리해야.

저녁 세안은 온종일 먼지와 오염 물질에 노출되고 스트레스와 피로까지 누적된 피부를 화장과 오염 물질로부터 해방하는 시간이다. 저녁 세안은 아침 세안과는 다르게 이중 세안으로 꼼꼼하게 화장기를 깨끗하게 지우고 얼굴의 노폐물을 닦아준다. 일단 클렌징 크림을 사용해 화장을 지운다. 크림은 마사지하듯이 얼굴 전체에 펴서 바르고 티슈로 닦을 때는 중앙에서 바깥쪽으로 향해 지워간다. 클렌징폼으로 손바닥에 충분한 거품을 만든 다음, 원을 그리듯이 부드럽게 문지른다. 특히 피지분비가 많은 T 존은 세심하게 여러 번 닦아 준다. 헹굴 때는 미지근한 물로 3~4번 헹구고 마지막은 찬물에 헹구어 모공을 수축시켜준다.

아침 세안은 밤사이 생긴 노폐물 제거

아침 세안은 밤사이 분비된 피지와 먼지 등을 깨끗이 씻어내는 게 주목적이다. 전날 저녁에 깨끗이 씻었으므로 대충 물로만 세안을 하기도 하는데 그렇지 않다. 잠을 자는 동안이야말로 피부 활동이 가장 왕성한 시간이므로 그만큼 피부엔 피지와 노폐물들이 다시 생성돼 있다.

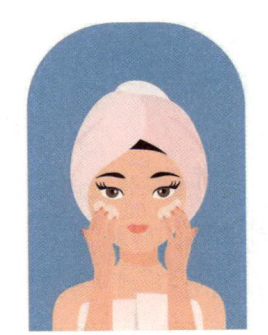

아침 세안 시에는 화장을 지우지 않아도 되므로 유성보다는 수성 제품의 클렌징을 사용한다. 보통 거품이 잘 나는 클렌징폼을 사용하면 좋다.

세안 순서는 이마, 코의 T 존부터 씻고 마지막으로 볼 부분을 씻는다. 볼을 감싸 안듯이 입 주위부터 귀 쪽을 향해서 밑에서부터 원을 그리듯이 문지르며 씻어 나간다. 이어 물을 뿌리는 기분으로 미지근한 물로 헹군다.

딥 클렌징은 일주일에 한 번 모공 속까지 관리

우리가 매일 하는 클렌징은 메이크업 잔여물이나 피지, 땀 등은 씻어낼 수 있지만, 모공 깊숙한 곳의 때나 노화된 각질의 완전한 제거는 불가능하다. 따라서 일주일에 한두 번 정도는 피부 깊은 곳의 더러움과 묵은 각질을 제거하고 닦아내는 딥 클렌징을 해줘야 한다.

클렌징의 1차 적인 기능은 각질을 제거해 새로운 세포의 생성을 도와주는 것이다. 2차 적 기능은 피부 상태를 깨끗이 해서 피부의 영양분을 잘 받아들이는 피부를 만들어 주는 것이다. 트리트먼트의 효과를 한층 높이기 위해서는 정기적인 각질 제거가 필요하다. 일반적으로 정상 피부와 건성피부의 경우 일주일에 한 번, 지성 피부일 때는 일주일에 1~2번 정도가 적당하다. 딥 클렌징을 많이 하면 피부가 땅기게 되므로 충분한 수분공급이 필요하다. 화장 솜에 수분을 충분히 적셔 10~20분 정도 올려

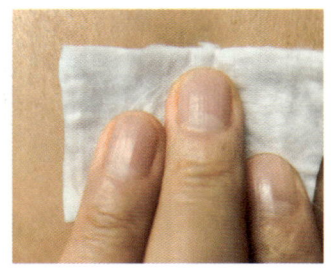

주면 피부에 좋다.

클렌징 할 때도 마사지는 필요하다.

세정효과를 2배로 높이고 피부 탄력도 되찾아 주는, 동안 클렌징 마사지법을 기억해 두도록 하자.

① 클렌징 제품을 바르기 전에 손을 비벼 따뜻하게 한 다음, 데워진 손으로 얼굴을 감싸듯이 문질러주면 피부의 혈액순환에 도움이 된다.
② 2, 3, 4지 손가락을 이용해 이마부터 눈가, 입가 순으로 두드린다.
③ 손에 힘을 주지 말고 손가락 끝으로 가볍게 터치한다.
④ 턱에서 귀 아래, 콧방울에서 귀 위 방향으로 원을 그리며 이동한다.
⑤ 표정 주름이라고 말하는 미간과 이마 결을 따라 원을 그리며 마사지한다.
⑥ 잔주름을 예방하고 싶으면 손바닥 전체로 얼굴의 양쪽을 감싼 뒤 귀 쪽으로 얼굴을 잡아당겨 5초간 유지한다.
⑦ 손바닥 전체를 각각 얼굴 위 이마의 헤어라인과 아래턱 끝에 대고 머리와 턱 쪽으로 5초간 잡아당긴다.

⑧ 샤워 중이면 얼굴과 이어진 목주름을 예방하는 마사지도 함께 해보도록 한다.
⑨ 손바닥에 목 또는 데콜테에 바를 클렌징을 체리 크기만 하게 덜어 목 아래부터 턱 방향으로 바르며 부드럽게 쓸어 올린다.
⑩ 목 앞면의 왼쪽은 오른손으로, 오른쪽은 왼손으로 부드럽게 교차해 가며 쓸어 올리기를 30회 반복한다.
⑪ 쇄골 부분은 특히 손가락 끝으로 부드럽게 눌러 라인을 잡아주며 목 위로 쓸어 올린다.

헹구고 또 헹궈라

모공 속까지 구석구석 씻어냈다면 완벽히 헹구는 일이 남았다. 마찰을 최소화하며 세안제를 완전히 씻어내야 피부 문제를 방지할 수 있다.

비눗기가 얼굴에 남아 있으면 피부 문제의 원인이 된다. 따라서 클렌징을 사용하고 난 후에는 반드시 체온보다 조금 낮은 20~25℃의 미지근한 물로 충분히 헹구어야 한다. 이때 손으로 힘주어 얼굴을 문지르기보단 마찰을 최소화하며, 물로 씻어낸다는 느낌으로 헹군다.

얼굴 구석구석 비눗기가 남아 있지 않도록 완벽히 헹구고, 귀밑과 목덜미까지 손으로 마사지하듯 문질러 씻는다. 마지막에 찬물로 가볍게 헹궈주면 모공이 축소되어 탄력 있는 피부를 만들 수 있다.

완벽한 마무리를 해라.

클렌징의 마지막 단계를 헹굼이라 여겼다면, 지금부터 생각을 바꾸어라. 얼굴에 물기가 마르기 전에 피부 건조를 막아야 건강한 피부를 가꿀 수 있다.

최근 '3초 보습 법'은 세안한 후 얼굴의 수분을 시간에 따라 측정해 보면 처음 50.1%의 수분을 포함하던 표피가 30초 만에 41%, 1분 만에 다시 35.8%로 떨어진다는 사실에 근거한다.

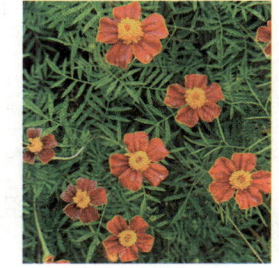

세안을 마친 후 빛의 속도로 보습해 주어야 완벽한 클렌징이 마무리된다.
 물기를 닦아낼 땐 얼굴을 수건으로 두드리듯 가볍게 닦는다. 이때 물기를 완전히 제거할 필요는 없다. 물기가 촉촉한 상태에서 피부 유형에 맞는 토너를 골라 바르고, 에센스나 크림 등으로 수분과 영양을 공급한다. 욕실에 기초제품을 갖다 놓고 물기를 제거하면서 바로 바르는 것도 방법이다.
 1주일에 1~2회, 세안 후 스팀타월을 해주면 좋다.
 전자레인지에 1~2분 데운 스팀타월로 얼굴을 감싸 모공이 열리게 한 후 기초제품을 바르면 평소 겉돌기만 하던 로션이 놀라울 정도로 흡수된다.

피부의 건조함은 보습 관리로

 관리가 미흡한 봄철 피부의 특징인 푸석하고 건조함을 보습 관리를 철저히 하여 미리 예방하도록 한다.

보습 관리 방법:
① 아침, 저녁으로 보습크림을 발라준다.
② 몸도 얼굴처럼 신경 써서 보습크림을 발라준다.
③ 팔꿈치나 발뒤꿈치처럼 심하게 거칠어진 부분은 바디스크럽을 이용하여 클렌징 해준 후, 물기를 제거하고 보습에센스와 영양 크림을 섞어서 마사지하고, 미스트를 사용하며, 물을 자주 마셔주도록 한다.
④ 일주 2회 정도는 보습 팩과 영양 팩을 꾸준히 하도록 하여 윤기 있고 생기있는 피부를 가지도록 한다.

♬ **천연 보습 팩 만드는 방법**
① **벌꿀 팩:**
제조 방법: 달걀노른자+벌꿀(적당량)+아몬드오일(3~5방울)
팩 방법: 얼굴에 바른 후 10~15분 후에 물에 헹구어 준다.
효과: 건성피부의 영양과 수분공급에 좋다.

살아가는 동안 몸과 마음을 잘 가꾸고 27

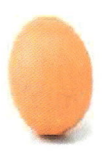 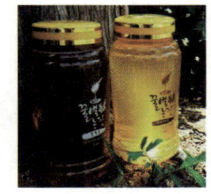 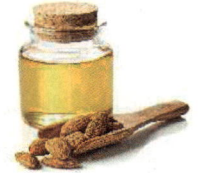

② 바나나 팩:
제조 방법: 바나나 1/2을 믹서에 갈아 준다＋달걀흰자＋참기름(1스푼)
팩 방법: 얼굴과 목에 바르고 20분 후 씻어낸다.
효과: 영양과 수분공급에 좋다.

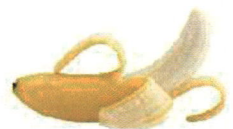 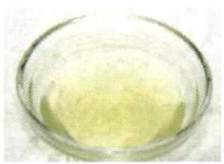 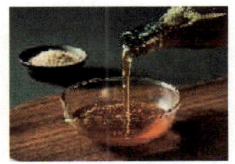

피부 문제는 왜 봄의 계절에 많이 생길까?

봄이 되면 황사가 발생 되고 꽃가루가 날리며, 겨울과 비교해 기온이 올라가기 때문에 모공이 열리면서 피지분비는 더욱더 왕성해지고 미세한 먼지나 꽃가루가 모공에 달라붙어 잦은 피부 문제를 발생시킬 수 있다. 황사 철만 되면 얼굴이 갑갑하고 간지럽게 여겨지는 것도 이 때문이다. 그러나 피부가 가렵다고 하여 긁거나 문지르게 되면, 상처는 물론이고 2차 감염으로까지 이어질 수 있으므로 봄에는 특별히 세안에 신경을 써야 한다. 황사의 미세먼지는 잘 씻기지 않으므로 이중 세안을 권한다. 이때 너무 강한 클렌징은 피부 보호막을 손상해 피부 문제와 노화를 촉진 시킬 수 있으므로 주의한다.

♪ **여름에는**

여름철에는 높은 온도에 의해서 피지가 평소보다 많아지는 관계로 피부 저항력이 떨어지게 되고, 다량의 피지분비로 인하여 여드름을 쉽게 유발할 수 있으며 피부 모공으로 인한 많은 문제를 가질 수 있다. 여름철은 모공 관리법과 뜨거운 자외선으로 인하여 손상된 피부를 진정하는 방법에 대하여 좀 더

충실하여야 하는 계절이다. 특히 여름의 뜨거운 자외선은 피부노화를 촉진 시키며 피부 탄력을 떨어뜨려서 모공확장을 촉진 시킨다.

자외선차단제는 사계절 구분 없이 일 년 365일, 남녀노소 모두 바르도록 하는 것이 좋으며, 자외선지수가 높은 여름철에는 더욱더 신경 써서 바르는 것이 중요하다. 자외선차단제는 보통 외출 30분 전에 발라주며, 2~3시간 간격으로 덧발라 주어야 한다. 또한 여름철에는 사우나에 들어가거나 고온욕을 하는 것은 피하는 것이 좋다. 사우나는 피부가 건조해지고 탄력을 잃게 하는 원인이 되기도 하며, 이는 곧 조로현상으로 이어지게 되므로 주의하는 것이 좋다. 또한 잦은 사우나는 모공이 넓어지므로 피부 관리를 위해서는 장시간 사우나를 즐기거나 고온욕은 피할 것을 권한다.

여름에는 더위로 인하여 메이크업을 가볍게 하게 되지만, 땀과 피지는 늘어나서 모공이 넓어지기 때문에 다른 계절보다도 더 각질 관리가 중요하다. 여름철 각질 관리는 주 1~2회 정도 묵은 각질을 정기적으로 관리해 주면 피부 정돈 관리에 많은 도움이 된다.

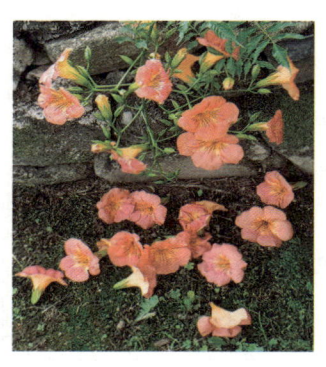

여름철에는 외부는 뜨겁고 무더운 기온이고, 실내에는 에어컨 바람으로 인한 건조함 때문에 피부는 더 건조하고 푸석해지기 쉬운 계절이기도 하다. 이때는 미스트를 준비하여 자주 뿌려주는 방법으로 피부 상태를 유지할 수 있다. 또한 여름철에는 땀을 많이 배출시키기 때문에 수분 보충을 위하여 물을 자주 마시거나 채소와 과일 섭취를 늘려서 체내 수분공급을 하도록 하여 피부를 촉촉하게 할 수 있도록 하는 것도 방법이다.

여름철에는 열대야로 인해서 숙면하기가 어렵지만, 피부미용을 위해서는 잠을 깊이 자고 피부에 휴식을 주는 것이 큰 보약이다.

무엇보다 더 중요하고 가장 기본이 되는 것은, 규칙적인 생활과 식습관이다. 더불어서 채소와 과일을 충분히 섭취하여 비타민을 보충하도록 하는 것도 도움이 된다. 술이나 흡연은 피지분비를 왕성하게 하고 모공을 넓게 하며, 조기 노화를 초래할 수 있으므로 투명한 피부 유지를 원한다면 절제하는 것이 좋을 것이다.

클렌징은 모공까지 꼼꼼히

모공 관리법에 있어서는 클렌징을 섬세하게 하여 화장품 찌꺼기나 피지, 노폐물 등을 잘 제거하여 주도록 하고, 클렌징을 충분히 손에서 거품을 내어 거품을 이용한 세안 마사지를 한 후에 찬물로 헹구어서 피부가 약간의 긴장감을 가질 수 있도록 한다. 클렌징에 관한 내용은 앞에서도 언급했지만, 몇 번을 거듭해서 강조해도 과하지 않다는 것은 클렌징 작업이 그만큼 중요하다는 것이다.

피부노화의 적인 여름철 자외선 차단

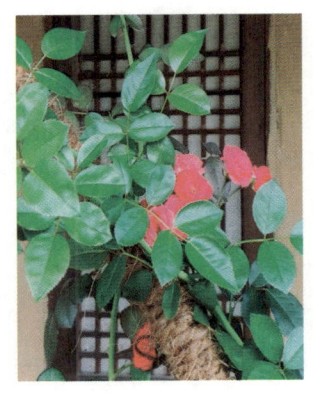

여름철에는 얼굴, 몸, 눈 밑, 입술에도 신경 써서 자외선차단제를 잘 발라 주어야 하며 특히 눈 밑은 피지선이 작고 피부가 얇고 민감한 곳이어서 자외선차단제를 꼼꼼하게 발라주는 것이 좋다. 입술은 특히 표피가 얇아서 장시간 노출되면 점 같은 기미가 생길 수 있으므로 자외선차단제가 함유된 립밤을 사용하도록 하면 도움이 된다. 목 부분에도 자외선차단제를 목 아래에서 위쪽을 향하여 끌어올리듯이 마사지하면서 발라주고 빗장뼈(쇄골)는 가볍게 스치듯이 발라주도록 한다.

자외선차단제를 잘 발라주고, 피부에 내, 외적으로 수분공급을 잘하여 주는 것만으로도 여름철 피부미용 관리 50%는 해결한 것으로 생각해도 된다.

집에서 혼자 할 수 있는 천연 팩

① 오이 팩

여름에는 무더운 날씨와 더불어서 실내에서 에어컨, 선풍기 등의 잦은 사용으로 피부가 쉽게 건조해진다. 오이는 80~90%가 수분으로 이루어져 있으므로 피부에 수분공급을 해주는데 탁월한 효과가 있다. 피부가 건조해지기 쉬운 여름철에는 오이 팩으로 수분공급과 탄력 유지, 피부 문제 등 피부진정효과, 미백효과, 수분공급, 각질 제거에 도움을 주도록 한다.

[방법]
- 오이 1개를 강판에 갈아서 준비한다.
- 갈아놓은 오이에 밀가루 또는 오트밀 가루를 조금 넣어서 걸쭉하게 만들어 준다.
- 깨끗하게 세안 후 스팀 수건으로 모공을 열고 오이 팩을 발라준다.
- 20~30분 지난 후 미지근한 물로 세안하고 토너와 로션으로 마무리한다.

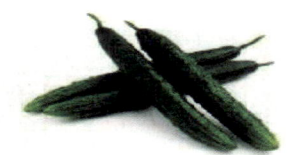 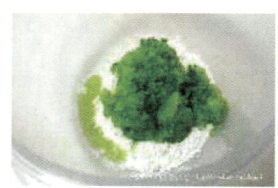 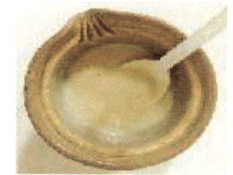

② 녹차 팩

녹차 팩은 비타민 A와 E의 다량 함유로 피부 문제 진정 효과가 탁월하며 특히 여름철 피부진정효과에 좋다. 수분공급과 피부색 개선에 도움을 준다.

[방법]
- 녹차를 우려낸 찻잎을 냉장고에 넣어 차갑게 만들어 둔다.
- 녹차 찻잎을 믹서에 갈아서 꿀과 밀가루를 적당량 넣어서 조제 한다.
- 조제 한 내용을 얼굴에 고루 펴 바르고 15분 후 미온수로 씻어내도록 한다.

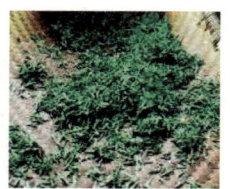 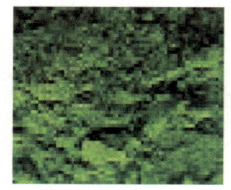 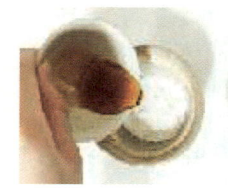

③ 감자 팩

특히 여름 휴가철 따가운 자외선으로 인하여 피부가 빨갛게 달아올라 화끈거릴 때 감자 팩을 붙여주면 피부 진정, 미백효과가 있어 검게 탄 피부를 맑고 환한 피부로 만들어 준다.

[방법]
- 감자는 냉장실에 넣어 미리 차게 해 두도록 한다.
- 차가워진 감자를 믹서나 강판에 갈아준다.
- 감자 2큰술과 밀가루, 레몬즙을 섞어 걸쭉하게 만든다.
- 감자 팩을 얼굴에 바르고 1~15분 정도 둔다.
- 미지근한 물로 세안 후 찬물로 헹구어 피부에 긴장을 주도록 한다.

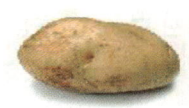 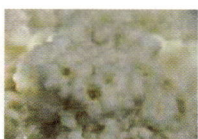 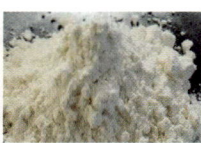 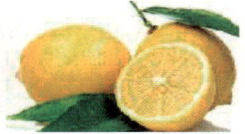

④ 수박 팩

수박의 하얀 부분을 이용하면 피부에 좋은 팩 제를 만들 수가 있는데 이는, 피부 진정과 미백효과 피부재생 효과가 있으며, 수박의 수분이 피부를 촉촉하게 해주어 건성피부에 특히 좋다.

[방법]
- 수박의 하얀 부분을 믹서나 강판에 갈아 준다.
- 밀가루나 오트밀 가루를 적당히 넣어준다.
- 수박 팩의 농도는 우유로 맞추어 준다.
- 얼굴을 깨끗이 세안 후 조제 한 팩 제를 발라주고 20분 지난 후에 미온수로 씻어내고 찬물로 헹구어 준다.
- 기초제품으로 마무리한다.

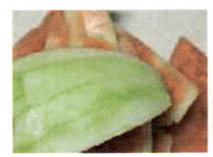
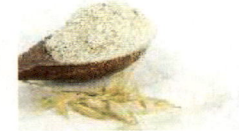
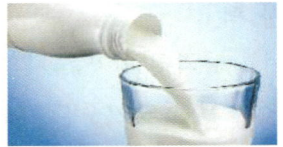

> 조금만 신경 쓰고 관심을 가지면,
> 여름철 피부 관리는 손쉽게 할 수 있으며,
> 건강한 피부미인이 되는 길 역시
> 작은 관심에서부터 시작된다는 것을 기억하자.

♪ 가을이 오기 전에

한 계절의 변화를 느낄 때마다 가장 민감하게 반응하는 신체 부위는 조직의 가장 큰 기관인 피부일 것이다. 특히나 가을이 오기 전 무렵에는 조석으로 급변하는 날씨에 따라서 우리들의 피부 고민은 하나둘씩 늘어날 것이다. 가을이 오기 전에 느끼는 많은 사람의 피부 문제에 대한 공통분모를 보면, 피부가 땅기면서 심한 건조함을 느끼게 되는 것일 것이다.

피부는 유분과 수분의 균형이 적정수준으로 유지가 잘 될 때를 중성피부로 칭하고 아주 좋은 상태라고 하는데, 이는 조금만 소홀히 관리해도 쉽게 문제성 피부로 변화할 수 있다는 것을 명심하여야 한다. 가을에는 피부의 건조함이 가장 문제일 수 있는데, 노화와 주름도 피부의 건조함에서 나타나게 되며, 필요 없는 각질로 인하여 피부가 두꺼워서 화장이 잘되지 않는 때도 있지만, 반대로 피부 보호막이 없는 상태에서 과 각화 현상이 일어나 피부에 버짐처럼 각질이 터실터실 일어나는 때도 있다. 이러한 현상이 심해지면 피부 보호막 손상으로 인해 피부 가려움증도 느끼게 된다. 이러한 가을 피부 손질은 무엇보다 수분 보충을 내, 외적으로 하여 주는 것이 중요하다. 기초화장품은 기본으로 잘 챙겨서 바르도록 하고, 낮에는 메이크업 화장으로 피부를 보호해 주도록 하고, 밤 10시 이전에는 클렌징을 이용하여 메이크업을 지우고 숙면을 할 수 있도록 해야 한다. 이때 수분 보충을 위하여 물을 충분히 마셔주는 것도 중요하다. 그리고 피부 상태에 따라서 일주일에 1회 이상 피부 유형에 맞는 제품을 사용하여 각질을 제거하고 수분을 보충해 줄 수 있는 보습 팩을 하여 주는 것이 좋다. 가을이란 계절 역시 여름철 못지않게 자외선이 강하다. 이러한 가을 자외선으로 인하여 점이나 주근깨, 잡티 등이 생길 수 있는데 이를 제거하기 위해서는 전문가의 손길을 통한 관리를 하여야 하므로 미리 예방하는 것이, 가장 좋을 것이다. 자외선차단제는 가을이라고 소홀히 해서는 안 된다. 이는 가을 햇빛 역시 여름 못지않다는 것이다.

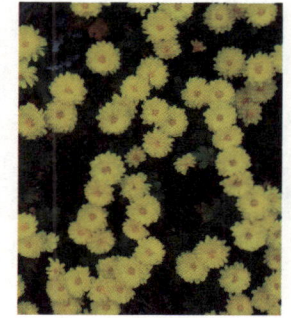

하얀 피부를 만드는 소소한 관리법에는

비타민C 챙겨 먹기, 쌀뜨물로 세안하기, 미백 토너, 에센스를 바르는 방법 등이 있다.

> 피부는 하루아침에 나빠지지 않는 것처럼
> 하루아침에 좋아지지 않는다는 것을 명심하도록 하자.

건강하고 좋은 피부는 하루아침에 큰 변화를 보여줄 수 있는 것이 아니다. 매일 매일 밥 먹듯이 꾸준히 관심을 가지고 규칙적인 생활 습관 속에서 열심히 움직이는 자신이라면, 아마 이 가을도 건강하고 아름다운 마음으로 행복하게 잘 보낼 수 있을 것이며, 행복한 마음만큼 피부도 건강할 것이다.

♪ 겨울에는

겨울철 찬 공기에 노출되는 피부는 겨울이 고통과 시련의 계절이라고 할 수 있다. 여름철 보다 피부의 노출이 적다고 하여 안심하면 안 된다. 노출의 계절인 여름 못지않게 겨울도 피부미용 관리에 신경을 써야 하는 계절로 특히 얼굴

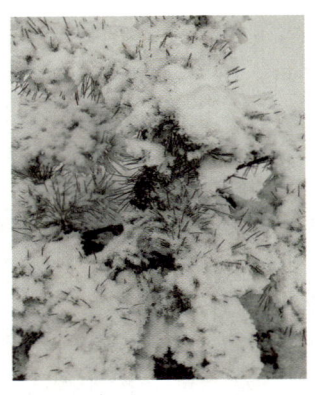

뿐만 아니라 몸 전체에 신경을 써야 한다. 특히 겨울철이 되면 팔꿈치나 무릎, 발뒤꿈치 등에서 하얗게 각질이 일어나고 건조하고 갈라지는 것을 느낄 수 있다.

여자는 손으로 나이를 먹는다는 얘기가 있다. 얼굴은 화장으로 감출 수 있지만, 손은 감추기가 힘들다는 말이며, 그만큼 겨울철 찬바람은 손에 치명적이다. 일반적으로 핸드크림으로 보습은 많이 하지만 그보다 더 중요한 것은 겨울 피부관리도 자외선 차단이 우선이다.

추위와 건조함과 자외선에 손이 노출되면 손의 피부가 약해지는 것은 물론이고 색소침착 가능성도 커지기 때문에 손에도 자외선차단제를 꼭 사용하는 것이 좋다. 또한 촉촉한 손을 원한다면 손에 보습제를 많이 바른 후에 장갑을 끼고 자는 것도 좋은 방법이다. 로션이나 바셀린을 바르고 난 다음 면장갑을 끼고 자는 것도 좋다. 공기가 잘 통하고 보습제가 피부로 잘 침투하게 도와주는 린넨(면)은 습기를 손에 가두어 둘 수 있어서 보습 유지에 효과를 볼 수 있다.

건조한 손 방지하기 위해서는

① 손을 지나치게 자주 씻지 않는다.
② 알코올을 주원료로 하는 살균제를 쓰지 않는다.
③ 비누를 비롯한 세척제는 피부의 수분을 빼앗아 가므로 사용을 금한다.
④ 손 세안 시에는 뜨거운 물보다는 미지근한 물을 사용한다.
⑤ 오일 성분으로 된 보습제를 충분히 바른 후 면장갑을 끼고 자면 좋다.

> 겨울철에는 추워지면 열을 가하게 되는데,
> 아주 뜨거운 열이 아니어도 장시간 쬐게 되면 열성홍반이 생길 수 있으며,

> 발밑 부분 난로로 인하여 종아리나 정강이의 피부색이
> 갈색으로 변할 수도 있으므로 주의한다.

입술은 어떻게 관리해야 하나

입술은 피지선과 땀샘 분포가 없는 부위로 다른 부분보다 쉽게 건조해진다. 특히 겨울철 입술이 건조하면 절대 뜯어서는 안 되며, 스팀을 이용하여(3~5분 정도) 각질을 유연하게 하고 영양 크림과 에센스를 섞어서 바른 후 랩을 씌워서 일정 시간 지난 후에 립크림이나 립밤을 바르면 효과적이다.

각질층이 두꺼운 부분 관리는

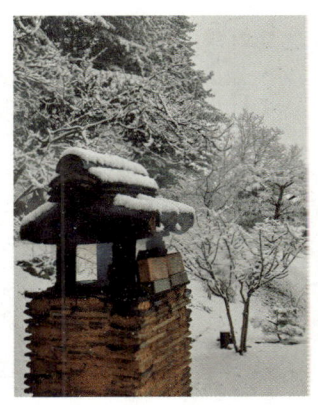

팔꿈치나 무릎처럼 구부러지는 부분은 원래 각질층이 두껍긴 하지만, 강제로 뜯게 되면, 각질이 갈라지고 피부 스스로 보호하기 위하여 더 두꺼운 각질층을 형성하는 악순환이 반복되므로 절대 뜯어서는 안 된다. 연화제를 이용하여 각질을 유연하게 한 뒤에 스크럽 제품을 이용하여 각질 정리를 하도록 하고 보습제 도포 후 랩을 씌워 수분을 일정 시간 유지하는 것이 좋다.

*주의: 민감성(ex-여드름)피부는 스크럽 제품 사용 시에 자극을 받을 수 있으므로 주의해서 사용하도록 한다. (되도록 피하는 것이 좋다)

몸에 있는 각질 관리는

몸에 있는 각질은 가능하면 자주 제거하지 않는 것이 좋다고 하지만, 지성 피부 경우에는 오래된 각질이 탈락하지 않고 쌓여서 여드름이 생길 수 있으므

로 상황에 따라 때를 제거하여 주면 여드름을 줄일 수 있다.

건조한 겨울에는 때를 세게 밀거나 자주 밀게 되면 피부가 얇아져 세균, 발암, 알레르기 물질 등에 쉽게 노출되는 관계로 피부질환이 생길 수 있으므로 주의한다.

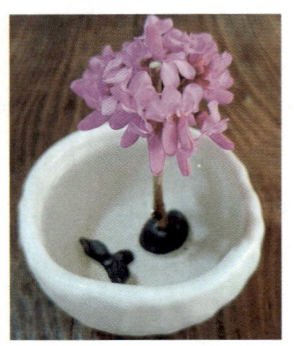

가장 이상적인 목욕물 온도는 체온 온도로 (36~37.2℃) 너무 뜨거운 물은 피하는 것이 좋다. (피부에 필요한 지질을 녹여서 피부 건조증을 유발할 수 있다) 또한 목욕 하는 동안에 땀을 많이 흘리기 때문에 목욕 후에 따뜻한 차 한 잔으로 수분을 보충하는 것도 좋은 방법이다.

두피 각질 관리는

두피에 생기는 각질은 비듬으로 변할 가능성이 크기 때문에 특별히 신경 써서 관리하여야 하는 부분이다. 샴푸 시에 거품을 충분히 내어 손가락 면을 이용하여 두피를 마사지하면서 샴푸를 하고 잔여물이 없도록 충분히 헹구어 주도록 함이 좋다.

*주의: 두피 각질이 심하면 지루 피부염이나 그 외 피부질환일 수도 있으므로 피부과 전문의 상담을 받아 보는 것이 현명하다.

겨울철 피부 고민에 따른 천연 팩하기

① **녹차 팩 만들기**
- 녹차티백을 피부에 얹어둔다. (20분 정도)
- 녹차 가루 + 생수 or 녹차 가루 + 무가공 요구르트

[효과]
- 피부 진정과 보습 작용(녹차에 비타민 A와 E 다량 함유)

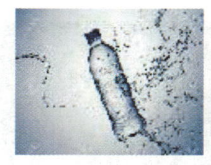 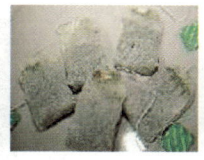 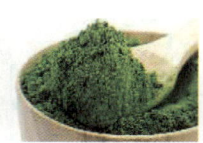 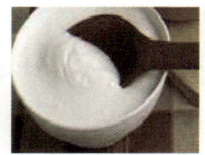

② 쌀뜨물 팩 만들기
- 쌀뜨물을 5~6시간 정도 두었다가 가라앉은 앙금을 다른 재료와 섞어 바르면 효과가 배가 된다.

[효과]
- 피부 탄력과 미백효과

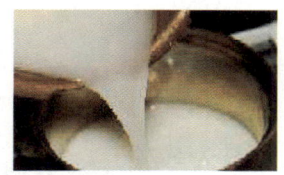 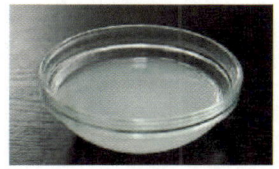

③ 우유 팩 만들기
- 소량의 우유를 미지근하게 데운 뒤 거즈나 화장 솜에 적셔서 붙여준다.

[효과]
- 각질 제거(우유 속의 단백질 분해 효소)
- 윤기 부여(비타민 성분으로 인한 피부 영양공급)

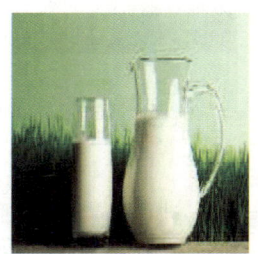

④ 달걀흰자 팩 만들기
- 달걀흰자를 거품 내어 사용

[효과]
- 무자극 세정력과 보습 효과(깨끗이 헹궈야 한다)

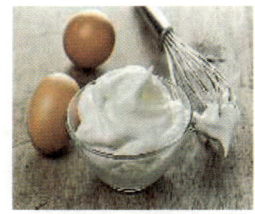

⑤ 와인 팩 만들기
- 거즈에 와인을 적셔서 얼굴에 붙인 후 마르면 떼어내고 와인을 적신 화장 솜으로 피부 결을 따라 닦아내고 미지근한 물로 세안한다.

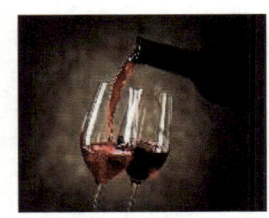

[효과]
- 노화 방지(기미, 주름, 노화 방지에 효과적인 성분 다량 함유→ 와인)

⑥ 바나나 팩 만들기
- 준비물(꿀, 바나나, 밀가루)...1
  → 바나나 반 개를 으깬다.
  → 으깬 바나나와 꿀, 요구르트를 섞어준다.
  → 밀가루를 넣는다.

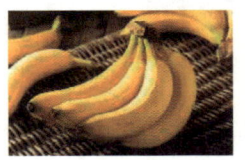 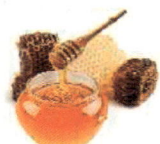 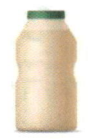 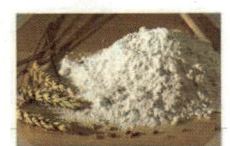

- 준비물(바나나, 레몬즙 1/2작은술, 올리브유 1/2 작은술)...2
  → 바나나 반 개를 으깬다.
  → 레몬즙과 올리브유를 넣어 고르게 섞는다.
  → 주름이 잘 생기는 눈가와 입가에 부드럽게 마사지하듯 발라준다.
  → 얼굴 전체에 바르고 적당한 시간이 지난 후에 미온수로 닦아낸다.

[효과]
- 각화 작용(비타민 A), 미백과 보습(단백질), 리프팅(마그네슘)

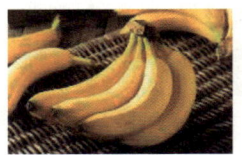 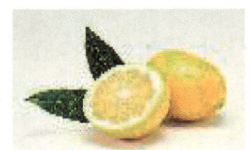 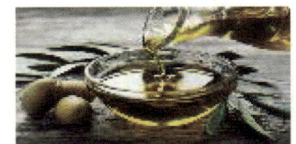

피부 유형을 알고 건강하게 예뻐지기

♪ 중성피부

중성피부란 가장 이상적인 피부로 유분과 수분의 균형이 균일한 것을 말하며, 조금만 관리를 소홀하게 되면, 피부 상태가 변할 수 있으므로 중성피부를 유지하기 위해서는 다른 피부 유형에 대비해서 많은 주의를 요 하는 피부이다.

중성피부를 눈으로 느끼는 상태는,
① 지성피부보다 모공이 작고 고르며 피부 결이 섬세하고 윤기가 있다.
② 피부에 탄력이 있고 혈색이 좋으며, 피부 저항력이 있다.
③ 화장이 잘 되며 쉽게 지워지지 않는다.

중성피부의 특징으로는,
① 조금만 피부에 신경을 쓰고 관리를 하여 주어도 매끈하고 탄력 있는 피부로 유지하는 것이 어렵지 않은 피부이다.
② 화장이 잘 되며, 화장 지속시간이 길고 잘 지워지지 않는다.
③ 피부 문제가 잘 발생하지 않는다.
④ 관리를 소홀하게 되면 내, 외적인 환경에 따라서 피부 유형이 쉽게 바뀔 수 있다.
  *내적 환경: 스트레스 / 수분부족 현상 등
  *외적 환경: 냉, 난방시설 / 찬바람 / 강한 자외선 등

중성피부 관리 방법으로는,
① 피부에 맞는 클렌징과 화장품 사용을 비롯하여 주 1~2회 정도 마사지와 보습이 충분한 영양 팩을 꾸준히 하여 관리를 하는 것이 중성피부를 오랫동안 유지하는 방법이다.
  * 클렌징: 크림 혹은 밀크 유형의 클렌징
  * 봄과 여름: 청결 위주의 마사지와 팩

* 가을과 겨울: 영양공급과 청결 위주의 마사지와 팩
② 제품의 선택과 횟수는 계절에 따라서 피부 환경에 맞게 조절하도록 한다.
③ 비타민 A, E와 천연보습인자가 함유된 제품을 사용하여 노화 방지에 주력하는 것도 도움이 된다.

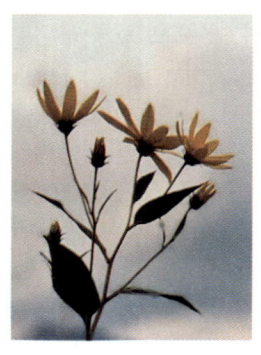

④ 비타민 A를 비롯하여 비타민류가 함유된 식품을 충분히 섭취하여 균형 있는 식습관을 생활화한다.
   * 비타민 함유 식품: 당근, 양배추, 고사리, 김, 청어 등
⑤ 피지분비가 원활하지 못한 입과 눈 주위에는 잔주름이 발생하기 쉬우므로 아이크림을 꼭 사용하는 것이 좋다.
⑥ 피부 청결 세안을 위하여 딥 클렌징(스크럽, 효소)을 피부 상태에 따라서 주 1~2회 정도 정기적으로 행하도록 한다.
⑦ 외출 시에는 자외선차단제를 외출 30분 전에 잊지 않고 발라 주도록 한다.
⑧ 규칙적인 생활을 통한 충분한 휴식과 숙면은 피부 상태 유지에 가장 바람직 한 방법이다.
⑨ T 존 부위를 중심으로 깨끗이 세안을 하되 오랜 시간 지나친 세안은 오히려 피부를 건조하게 하여 각화 현상이 일어나므로 주의하도록 한다.
   * 규칙적인 생활: 규칙적인 식습관과 운동 및 수면 등

중성피부에 권장하는 천연 팩은,
▶ 오이 팩
① 오이 간 것 2큰술과 해초 가루 1/2큰술을 준비한다.
② ①에 요구르트를 약간 넣어서 잘 섞어준다.
③ 얼굴에 잘 펴 바르고 15~20분 후에 미지근한 물로 세안한다.

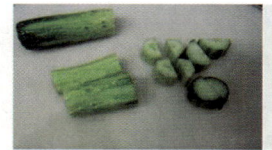 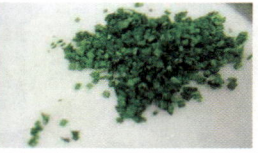 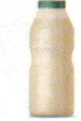

▶ 달걀흰자 클렌징 크림

① 다시마 우린 물 1큰술과 달걀흰자를 끈기가 없어질 때까지 풀어준다.
② ①에 오렌지 무 과당 주스 100cc와 콩가루를 약간 넣고 잘 섞어준다.
③ 조제 한 것을 얼굴에 잘 펴 바르고 15~20분 후에 미지근한 물로 세안한다.

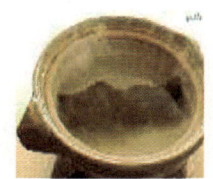 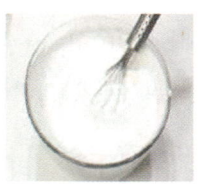 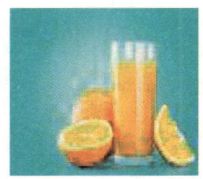 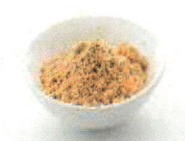

▶ 살구씨 스크럽

① 달걀 1개와 살구씨 가루 1큰술을 걸쭉하게 조제 하여 스팀 수건으로 각질을 불린 얼굴에 바른 후 가볍게 문질러 준다.

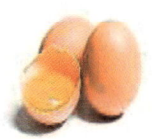 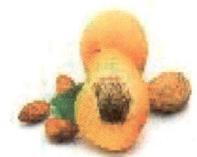 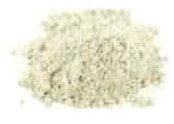

▶ 쑥 스킨

① 쑥 약간, 명반, 청주 약간, 꿀 1큰술을 준비한다.
② 끓는 물에 잠길 정도로 쑥을 넣고 약 불에 20분 정도 끓인다.
③ 쑥 양의 2% 정도의 명반을 넣고 뚜껑을 닫은 후 서서히 식힌다.
④ 쑥물과 같은 양의 청주를 넣고 꿀을 1큰술 정도 섞어서 식힌 후에 냉장고에 보관한다.

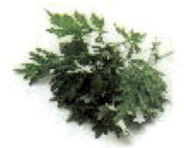 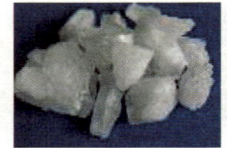 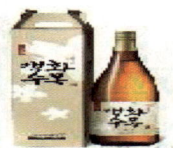 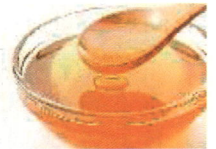

♪ 건성피부

건성피부는 피지분비와 수분이 적어서 피부에 윤기가 없는 피부로 피부가 건조하면서 땅기고 그로 인하여 피지분비가 적은 눈가와 입가에 쉽게 주름이 생성되며, 피부 저항력이 떨어지기 때문에 외부자극에도 민감하게 반응하는 피부 유형이다. 또한 건성피부가 오래 지속되게 되면 노화피부로 가는 지름길이 되므로 각별한 관리와 주의가 필요한 피부 유형이다. 건성피부는 주로 남자보다는 여자에게 흔한 타입이며 특히 겨울에 증세가 심해진다.

건성피부를 눈으로 느낄 수 있는 상태는,
① 피부 표면이 항상 건조하며 거칠고 윤기가 없으며, 미세한 자극에도 민감한 반응을 보인다.
② 세안 후 피부가 땅기는 느낌이 있으며 화장이 잘 받지 않게 된다.
③ 세안 후 바로 손질을 하지 않으면 피부 당김을 심하게 느낀다.
④ 외관상으로는 피부 결이 섬세하게 보이고 모공이 작고 눈에 잘 띄지 않으나 화장을 해도 잘되지 않는다.
⑤ 입술이 잘 트고 입 주위가 잘 마르며 피부 늘어짐과 잔주름을 보게 된다.

건성피부가 되는 원인은,
① 잘못된 피부 관리 습관과 외부 환경으로 인하여 나타날 수 있다.
(외부 환경) 온도와 습도 저하/ 자외선 노출/ 화장품/ 생활 습관/ 음식 등
② 화장품의 잘못 사용으로 인하여 피부 보습 능력이 저하될 때
③ 가을과 겨울철에 혹은 나이가 들어감에 따라 피지선과 한 선의 활동이

저하 될 때
④ 각질층이 보유하는 수분이 10% 이하로 부족
할 때

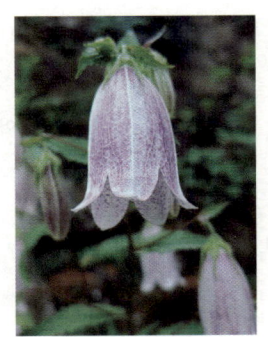

건성피부의 관리는,
① 기초손질을 평상시에 꾸준히 잘하도록 한다.
② 실내 습도 유지를 적절히 하여 피부 수분 증발을 억제하며 마사지를 자주 하도록 한다.
③ 비타민 A가 함유된 식품(신진대사 원활, 피부 유연)과 피지분비를 촉진하는 지방 함유 식품을 충분히 섭취 하도록 한다.
　　＊ 비타민 A: 녹황색 채소, 간, 버터, 김 등
　　＊ 지방 함유 식품: 버터, 치즈, 호두 등
④ 세안제는 피부 막을 보호해 줄 수 있는 오일 제품을 사용하거나 가능하면 비누 세안은 피하고 미지근한 물로 세안함이 중요하다.
⑤ 세안 후에는 곧바로 기초제품을 발라주도록 한다.
⑥ 피부 건조가 심할 때는 매일 마사지를 권장하며 영양 크림에 에센스를 혼합하여 사용하면 배가 효과가 있다.
⑦ 수분을 충분히 공급한 후에 유분으로 수분 증발을 방지하는 인공 피지막을 만들어 주도록 한다.
⑧ 잔주름 예방을 위하여 조석으로 아이크림을 꾸준히 바르도록 한다.
⑨ 보습과 영양의 효과가 있는 팩을 주 1~2회 정도 꾸준히 하도록 한다.
　　＊ 머드팩은 피부 수분을 흡수하는 역할을 하므로 권장하지 않는다.
　　＊ 피부가 극도로 건조하거나 겨울철에 당김이 심하면 따뜻하게 중탕한 오일을 탈지면이나 거즈에 적셔서 10분 정도 피부에 얹어두는 핫오일 마스크 팩도 효과적이다.
⑩ 사우나는 되도록 피하는 것이 좋으며, 파운데이션은 리퀴드 타입의 파운데이션을 사용하는 것이 좋다.

* 스킨 커버나 케일 타입의 파운데이션은 피부 상태를 더 건조하게 만들어 악건성피부로 만들기가 쉽기 때문, 사용치 않는 것이 좋다.

⑪ 스크럽 사용 시에는 자극이 적은 미세한 입자의 스크럽 제품을 사용하는 것이 좋으며, 피부 상태에 따라서 다르지만, 기본적으로 일주일에 1회 정도 가볍게 하는 것이 좋다.

건성피부에 권장하는 천연 팩은,

▶ **달걀노른자 클렌징 크림**

① 달걀노른자에 아몬드 가루를 넣고 잘 섞은 후 마사지 하듯이 문질러 준다.

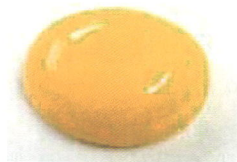 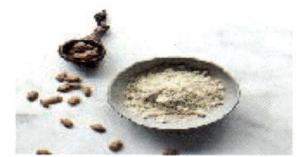

▶ **콩 스크럽**

① 달걀 1개와 콩가루 1큰술, 올리브 오일 100g을 잘 섞어서 T 존 위주르 가볍게 문질러 준다.

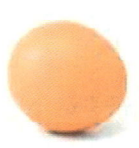 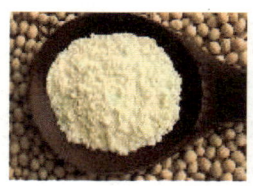 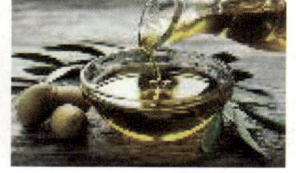

▶ **오이 스킨**

① 오이 1/2개, 알코올 30mL, 글리세린 10mL를 준비한다.
② 오이는 깨끗이 씻은 후 얇게 썬 다음 알코올 4~5시간 담근 후 커피 필터에 걸러준다.
③ 걸러진 오이 액에 증류수와 글리세린을 섞어서 갈색 병에 담아 냉장 보곽

하여 사용한다.

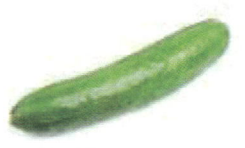 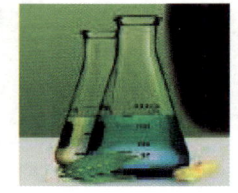 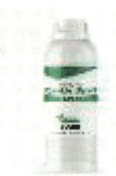

▶ 달걀 + 바나나 팩

* 비타민 A와 당분은 피부를 매끄럽게 하고 촉촉하게 하며, 달걀과 바나나는 부작용이 없어서 안심하고 사용할 수 있는 장점이 있다.

① 달걀노른자 1개, 바나나 으깬 것 1큰술, 해초 가루 약간, 꿀1/2 찻술, 우유 약간 준비한다.
② 해초 가루를 우유나 생수에 풀어서 걸쭉한 젤 상태로 만든다.
③ 해초 젤, 바나나 으깬 것, 달걀노른자, 꿀을 모두 바르기 좋게 조제 한다.
④ 아이크림을 눈가에 도포하고 ③에 준비된 재료를 얼굴에 거즈 덮고, 바르고 30분 후 미지근한 물로 세안한다.
⑤ 찬물로 헹군 후 기초제품을 도포 한다.

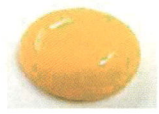 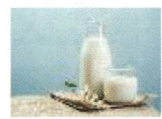 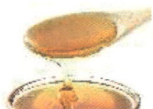 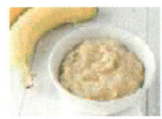

▶ 달걀 + 녹차 팩

* 푸석푸석한 건성피부에 효과적이다.

① 녹차 가루와 달걀노른자 1개를 준비하여 잘 섞어준다.
② ①을 얼굴 전체에 잘 펴 바른 다음 10분 후 팩이 마를 때쯤 한 번 더 도포 해준다.
③ 20분 후에 미지근한 물로 세안 후 찬물로 헹구고 기초제품을 도포 해준다.

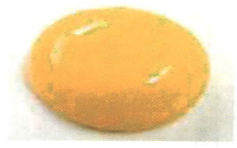 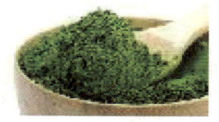

► 포도 팩

* 포도의 당분과 수분은 피부를 촉촉하게 해주는 효과가 있으며, 꿀, 우유, 해초 가루를 섞어서 사용하면 그 효과가 배가된다.
* 수분부족일 때(피지분비는 정상이나 수분부족으로 인하여 당김을 느낄 수 있음): 보습에 중점을 둔 피부 손질과 영양공급
* 유분 부족일 때(당김이 아주 심하며 주름이나 잡티도 쉽게 생성된다): 유, 수분의 균형을 조절하기 위한 피부 손질과 영양공급

① 포도 과육 으깬 것 1큰술, 해초 가루 약간, 우유 적당량, 꿀 1/2 찻술 을 준비한다.
② ①의 재료를 잘 섞어서 조제 한 후 얼굴과 목에 골고루 잘 도포 한다.
③ 30분 후 건조된 팩을 떼어내고 미지근한 물로 세안한다.

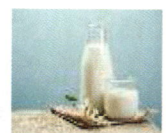 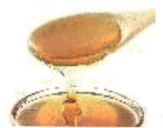 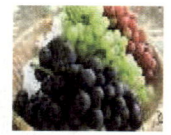 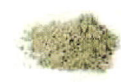

► 토마토 팩

* 맑고 깨끗한 피부를 원하는 사람들에게 좋다.

① 우유 1큰술, 밀가루 2큰술, 토마토를 준비한다.
② ①의 재료를 모두 섞어서 조제 하여 얼굴에 거즈를 덮고 발라 준 후 랩을 씌어서 영양흡수를 돕게 한다.
③ 15~20분 후 미지근한 물로 씻어낸 후 찬물로 헹구고 기초제품을 바르도록 한다.

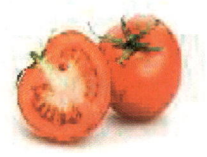 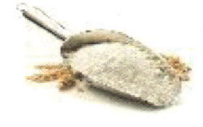 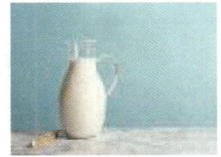

▶ 바나나 팩

* 비타민 A가 풍부하여 피부에 유분을 공급해 주고 자극이 없으며 보습력이 강하다.
* 바나나 팩은 일주일에 3회 정도 꾸준히 팩을 하게 되면, 피부가 아주 매끈해진다.

① 바나나 1/3개, 레몬즙 1/2작은 술, 올리브유 1/2작은술을 준비한다.
② 바나나를 으깨어 레몬즙과 올리브기름을 첨가하여 고루 섞어준다.
③ 얼굴과 목에 준비한 ②를 바르고 30분 후 미지근한 물로 세안 후 찬 물로 헹구어 주고 기초제품을 도포 한다.

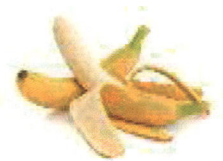 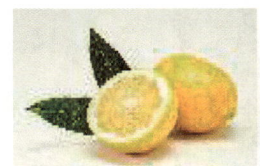 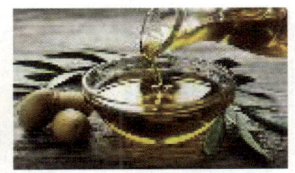

▶ 달걀노른자 팩

* 건성이나 노화된 피부에 좋으며, 피부에 탄력이 생기고 주름을 예방한다.
* 노른자에 있는 레시틴이 촉촉하고 부드러운 피부로 가꾸어 준다.

① 달걀노른자 1개, 레몬즙 조금, 살구씨 기름 1/2작은 술을 준비한다.
② 달걀노른자에 살구씨 기름을 조금씩 넣어가며 마요네즈처럼 유화 상태가 될 때까지 잘 젓는다.
③ ②에 레몬즙을 넣고 골고루 섞어서 얼굴과 목에 바른다.
④ 30분 후 팩을 제거하고 미지근한 물로 세안한다.

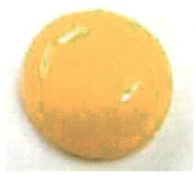 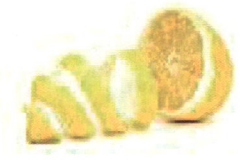 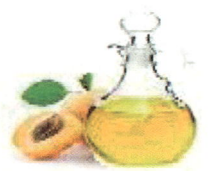

► 수박 팩

* 여름 과일 중에서 가장 수분이 많은 수박은 자외선으로 인하여 건조하게 된 피부에 수분을 보충해 준다.

* 얼굴이 화끈거릴 때: 수박의 흰 부분을 붙이면 진정 효과 크다.

① 수박의 하얀 부분을 갈아서 2큰술, 오트밀 가루 적당량, 꿀 1 찻술을 준비한다.

② ①의 재료를 모두 섞어서 조제 한 후 얼굴 부위에 바른다.

③ 30분 후 팩을 떼어내고 미지근한 물로 세안 후 찬물로 헹구고 기초제품을 도포 해준다.

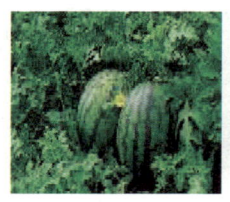 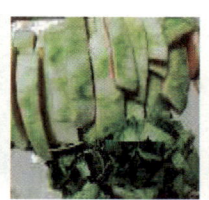 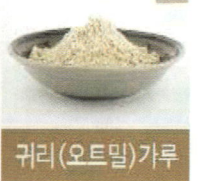 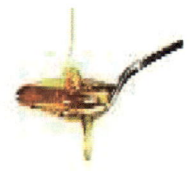

귀리(오트밀)가루

► 참기름 팩

* 주름 방지에 효과적이며, 피부에 윤기와 탄력을 유지 시켜준다.

① 참기름 1/2큰술, 달걀 1개, 꿀 1/2큰술, 깨끗한 거즈를 준비한다.

② 달걀을 노른자와 흰자로 분리하여 흰자를 꿀과 함께 섞어준다.

③ 노른자에 참기름을 조금씩 넣어가면서 저어서 풀어준다.

④ ②와 ③을 함께 섞어서 조제 한다.

⑤ ④를 얼굴에 바르고 30분 후에 미지근한 물로 세안한다.

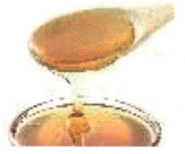 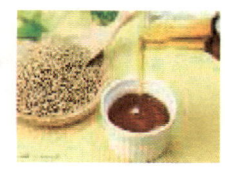 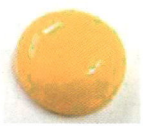 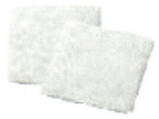

> ***참기름**
> 참기름에 들어있는 필수 불포화지방산은 피부를 윤기 있고 매끄럽게 하는 역할을 한다.
> ① 화장품 원료로 사용 시: 볶지 않고 사용
> ② 천연 팩 사용 시: 볶은 참기름도 무방함

▶ 복숭아씨 팩

* 복숭아씨, 아몬드, 살구씨는 피부를 윤기 있게 해주는 좋은 미용 재료로 살구씨보다 가격이 비싸지만, 부작용이 거의 없어 사용하기에 좋다.

① 복숭아씨 간 것 1큰술, 달걀노른자 1개, 레몬즙 조금을 준비한다.
② ①을 모두 잘 섞어서 조제 하여 얼굴에 골고루 도포 한다.
③ 30분 후 미지근한 물로 세안 후 찬물로 헹구어 기초제품을 바르도록 한다. (팩 제거를 쉽게 하도록, 얼굴에 스팀타월을 덮어서 습기를 준 후에 미지근한 물로 세안하는 방법도 좋다)

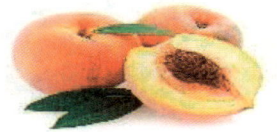 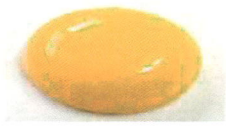 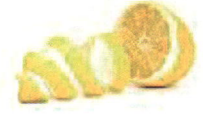

▶ 꿀 팩

* 꿀과 벌집에는 프로폴리스, 로얄젤리, 봉밀 등의 성분을 가지고 있으며, 특히 꿀에는 비타민 B군이 풍부하여 약간의 소독 작용과 진정 작용이 있어 피로하고 거칠어진 피부를 매끄럽게 하여 준다.
* 꿀 팩은 피부에 영양과 촉촉함을 주어 건성피부, 중성피부의 잔주름 관리에 효과적이다.

① 꿀 1작은 술, 레몬즙 약간 준비한다.
② ①의 준비한 재료를 모두 잘 섞어서 조제 한 후 얼굴에 골고루 도포 한다.
③ 30분 후 미지근한 물로 세안한다.

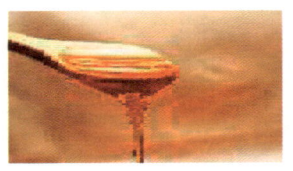 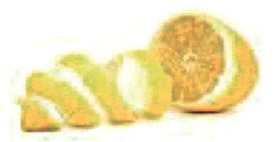

▶ 아몬드 팩

* 불포화지방산이 풍부하여 피부를 부드럽고 윤기 있게 만들어 주면서 자극이 거의 없다. (고급화장품 원료로 많이 쓰임)

(주의) 입자가 거칠면 효과가 떨어지므로 사용 시 되도록 곱게 갈아주는 것이 좋다.

① 생아몬드 간 것 1큰술, 달걀노른자 1개, 레몬즙 조금을 준비한다.
② 아몬드 가루와 달걀노른자, 레몬즙을 분량대로 모두 섞어서 조제 한다.
③ 얼굴에 조제 한 ②를 도포하고 30분 후 미지근한 물로 세안한다.

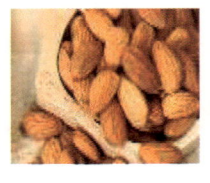 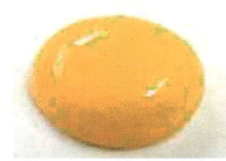 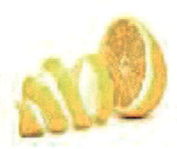 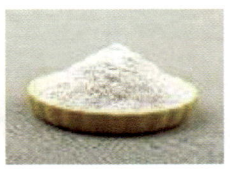

▶ 살구씨 팩

* 피부 표면에 있는 각질을 제거하여 맑고 윤기 있는 피부로 회복시켜주며, 장기간 사용 시에 미백효과도 덤으로 볼 수 있다.

* 살구씨 대신 복숭아씨나 자두 씨를 이용해도 좋다.

① 살구씨를 가능한 한 곱게 빻아서 가루를 만든다.
   (곱게 만들어야 피부에 자극이 없고 효과도 크다)
② ①에 달걀노른자와 꿀을 섞고 물을 이용하여 걸쭉하게 조제 한다.

③ ②를 얼굴에 잘 도포하고 25~30분 후 미지근한 물로 세안한다.

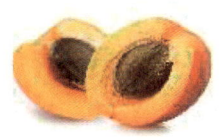 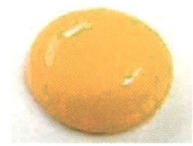 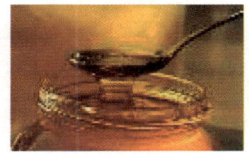

▶ 사과 팩

* 피부에 탄력 저하, 거친 피부(건성피부), 모세혈관 확장 피부, 민감성피부에도 좋은 재료이다.
* 신맛이 나는 사과보다는 단맛이 나고 싱싱하며 수분이 많은 사과를 선택하는 것이 더 효과적이다.

① 사과 1개, 한천 약간 (밀가루 1/2 작은술)을 준비한다.
② 사과를 잘 갈아놓는다.
③ 한천을 더운물을 이용하여 되직하게 만들어 둔다.
④ 사과와 한천을 1:1 비율로 섞어서 묽어지면 밀가루를 이용해서 바르기 좋게 만들어 둔다.(한천이 없으면 밀가루를 대신해도 된다)
⑤ 조제 한 ④를 얼굴에 골고루 바르고 30분 후에 미지근한 물로 세안한다.

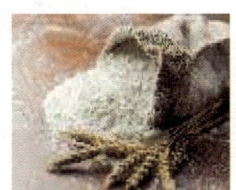

▶ 버터 팩

* 지용성인 비타민 A가 풍부하며 보습 효과가 뛰어나다.
① 소금이 없는 버터 작은 술, 영양 크림과 레몬즙 각각 1/2작은술을 준비한다.
② 버터, 영양 크림, 레몬즙을 함께 잘 섞어서 얼굴에 도포 한다.
③ 30분 후에 티슈나 화장용 솜으로 닦아낸다.

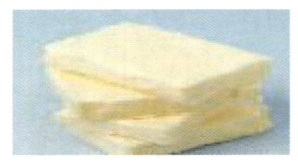 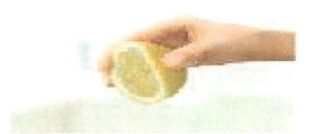

▶ 아보카도 팩

* 비타민과 지방이 많아 건성피부의 보습 효과에 아주 좋다.
① 아보카도 반개, 영양 크림 1작은 술, 레몬즙 1/2작은 술, 밀가루를 준비한다.
② 아보카도 껍질을 잘 벗겨서 으깬다.
③ 영양 크림과 레몬즙을 함께 섞는다.
④ 밀가루를 넣어서 너무 묽지 않게 만든 후 얼굴에 바른다.
⑤ 30분 후 미지근한 물로 세안하고 찬물로 헹구어 준다.

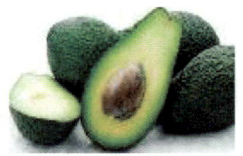 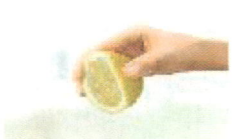 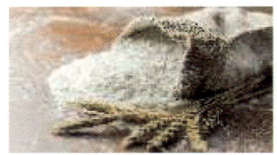

♬ 지성피부

건성피부와는 반대로 피지 분비량이 많으며 겨울에는 피부 번들거림이 다소 약할 수 있지만 봄이나 여름에는 피부 번들거림이 심해진다. 피지분비가 활발하게 되면 얼굴이 쉽게 더러워지며, 모낭충 등의 세균이 기생하기 쉽고 여드름이나 잡티 등이 쉽게 생성될 수 있다.

지성피부 유형의 관리는 아주 중요하며, 관리를 소홀하게 되면, 모공이 넓어지거나 피부가 거칠어지기 쉽고 피부 문제가 생길 수 있으므로 신경을 많이 써야 하는 유형이다. 세안을 잘하여도 번들거림이 생길 수 있으며, 피지분비 다량으로 인하여 화장 지속시간도 길지 않게 된다. 특히 T 존 부위는 피지분비가 심하므로 관리를 섬세히 할 것을 권한다.

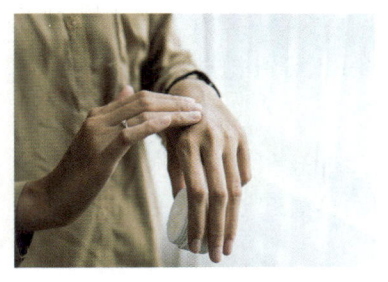

지성피부는 피지선과 한 선의 활동이 활발하여 피지의 분비량이 많은 피부로 무엇보다 피부를 깨끗하게 유지하는 것이 중요하며 피부에 탄력이 있고 쉽게 노화되지 않는다는 장점이 있는 유형의 피부이다.

지성피부를 눈으로 느낄 수 있는 상태는,
① 화장하면 쉽게 떠 보이고 잘 지워진다.
  (파운데이션이나 비비크림을 번들거림이 심한 T 존에 발라주면 화장이 들뜨는 것에 도움이 된다)
② 수면시간이 부족하면 온종일 몸이 피곤한 것처럼 피부도 피곤하게 여겨진다.
③ 얼굴이 늘 번들거린다.

지성피부의 관리는,
① 세안은 조석으로 일일 2회 하며, 자주 하는 것은 피하도록 하고 유분 함량이 많은 화장품을 사용치 않도록 한다.
② 피부 속 피지 제거를 할 수 있는 지성피부에 해당하는 팩을 주 1~2회 정도 꾸준히 하여 준다.
③ 철저한 클렌징과 세안을 하여 준다.
  (이중 세안을 하여 피지 제거를 쉽게 한다)
④ 당이나 지방이 함유된 식품 및 즉석 음식과 기름진 음식은 피하도록 한다.
  * 당, 지방 식품: 백미, 설탕, 과자류, 버터, 마요네즈, 아이스크림 등
⑤ 미네랄과 비타민을 풍부하게 공급하여 준다. (채소, 과일)
⑥ 지성용 제품을 사용하여 피부의 유, 수분 균형을 맞추어 준다.
  (스킨은 알코올 함량이 10% 정도는 되어야 넓은 모공에 수렴 효과를 줄 수 있다)

⑦ 비타민 B2나 B3는 피부의 저항력을 높여 주고 여드름이나 부스럼 예방 효과가 있으므로 표고버섯, 해초류, 양배추, 시금치 등을 많이 섭취하는 것이 좋다.
⑧ 수면 부족이나 정신적 건강, 변비 등으로 인하여 피지분비가 촉진되기도 하므로 피부의 손질 및 일상생활에도 유의하도록 한다.
⑨ 클렌징은 젤 타입을 사용하는 것이 좋다.

지성피부의 모공과 블랙헤드 관리는,

모공 안의 피지 덩어리는 모공보다 훨씬 크므로 이를 덩어리째 뽑아내면 모공이 커지는 것은 당연하다. 특히 코 부분의 블랙헤드는 많은 문제를 안고 있는데 코 팩을 너무 자주 하는 것은 모공을 더 크게 만드는 원인이 되므로 바람직하지 못하다. 스팀을 이용하여 모공을 확장 시켜 마사지를 가볍게 하면서 피지를 자연스럽게 녹여낸 후 지성피부 토너를 이용하여 모공을 충분히 수축시켜주는 것으로 마무리하는 방법을 권장한다.

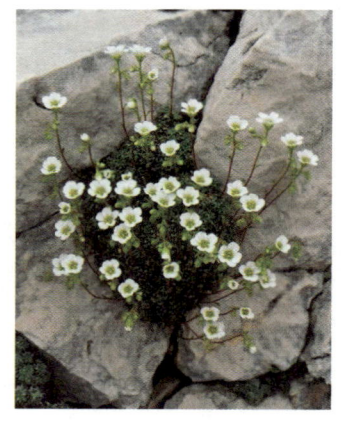

녹차에는 여드름균에 대한 항균력과 항염 효과가 있으며, 녹차의 플라보노이드 성분은 중금속을 침전시키는 효과가 있으므로 수돗물의 염소 등 피부에 자극을 줄 수 있는 물질을 제거하는 데 탁월하다. 특히 여드름 뽀루지가 잘 생기는 지성피부 관리에 녹차 물을 이용하면 도움이 된다.

♬ 민감성피부

피부조직이 정상 이상으로 섬세하고 얇아서 외부 환경적인 요인이나 물리적인 자극, 물질들에 대하여 민감한 반응을 보이는 피부로 여러 피부 유형 중에 가장 문제형성이 쉬우며 심리적, 정신적인 것과 매우 큰 연관성을 가지고 있다. 외관상으로 피부 결은 섬세하여 깨끗해 보이지만, 외부자극에 대한 저항력이 약하기 때문에 쉽게 거칠어지고 주름을 형성하고 면포와 같은 염증과 알레르기, 두드러기 등을 나타내기도 한다. 건성, 지성, 여드름, 노화된 피부 등 어느 피부 유형에도 민감한 피부가 있을 수 있으며, 가장 피해야 할 것은 물리적인 자극이다. 특히 피부를 너무 세게 마사지하는 행동은 자제하는 것이 좋으며 스트레스와 같은 심리적 요인으로 인하여 피부를 더 민감하게 하므로 주의하도록 한다. 또한 민감성피부는 면역성과 저항력을 강화해서 피부 안정과 염증 방지 및 세포재생을 위한 피부 관리를 하도록 한다.

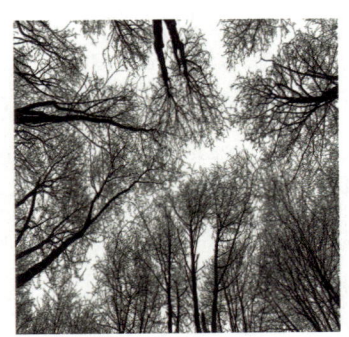

화장품은 민감성 유형으로 자극을 주지 않는 무향 무색소의 화장품을 권장하고 세안 시에는, 아침에는 미지근한 물 세안을 하며, 저녁에는 가볍게 거품 낸 클렌징을 사용하여 미온수로 헹구어 주도록 한다. 이때 클렌징은 피부 보호막을 유지할 수 있는 오일 타입을 권장한다.

민감성피부를 눈으로 느낄 수 있는 상태는,
① 환경의 변화(계절, 온도, 스트레스, 자외선)와 접촉물(화장품, 의복 등)에 대한 매우 예민한 반응을 보인다.
② 외부자극으로 인하여 얼굴이 쉽게 달아오르고, 가려움증을 동반하며 염증을 일으키기 쉬운 피부이다.
③ 피부 색소침착이나 미세한 모세혈관의 확장이 동반되는 것을 느낀다.
④ 피부가 땅기고 조이는 느낌이 들게 되고 피부 긴장감이 지속된다.

민감성피부 관리법은,
① 화장품 선택은 저자극성으로 하며, 테스트 후(첩포검사) 사용하도록 한다. 계절과 나이에 따라서 피부 관리법이나 화장품 선택을 고려함이 좋다.

② 세안 시에는 비누 사용을 금한다. 특히 알칼리 비누는 금하도록 한다.
③ 목욕이나 찜질, 자외선 노출, 뜨거운 음식 섭취나 급격하게 온도 변화를 가지게 되는 곳을 피하도록 한다.
④ 적절한 유분과 수분을 공급해 준다.
⑤ 로션과 에센스를 섞어서 가볍게 마사지해주고 보습 효과 있는 팩을 일주일에 1~2회 정도 꾸준히 하여 준다.
⑥ 비타민 B2가 함유된 식품을 충분히 섭취하여 피부 신진대사를 원활히 하여 주고 규칙적인 일상의 생활 습관으로 인하여 피부에도 내, 외적으로 자극을 주지 않는 것이 최고의 방법이다.

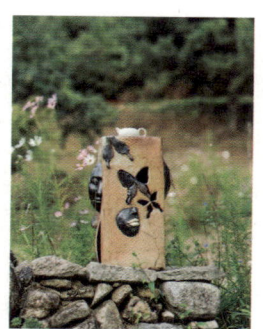

* 피부 유형은 사람마다 다양하며 계절과 나이, 임신과 스트레스 등의 내적인 요인에 의하여 자주 변하며 피부에 분비되는 수분과 피지의 분비량에 의해서 건성피부, 노화피부, 민감성피부, 지성피부, 복합성피부 등으로 나누어진다.

피부를 상하게 하는 잘못된 피부 관리법

마스크 팩을 붙인 채 잠자리에 드는 습관
보통 마스크 팩은 일정 시간 동안 유효성분이 피부에 흡수되는 효과를 보인다. 그러나 너무 오래 붙이고 있으면 밤새 노폐물이 배출되지 못하고 피부 문제를 일으킬 수 있다.

콩기름, 곡물가루 등 천연재료를 사용해 세안하는 습관
콩기름은 기름때를 없애지 못하고 오히려 피부에 유분막을 만들어 모공을 막을 수 있다. 또한 곡물가루는 예민한 피부라면 자극이 될 수 있어 피하는 것이 좋다. 수용성 클렌징 오일이나 유기농 화장품의 딥 클렌징을 쓰는 것이 낫다.

딥 클렌징을 매일 하는 습관

일반 클렌징이 메이크업과 노폐물, 먼지 등 피부 표면의 더러움을 제거한다면, 딥 클렌징은 주로 모공 깊이 박혀 있는 피지와 과 각질을 제거하는 데 효과적이다. 그러나 딥 클렌징을 자주 하게 되면 각질이 과도하게 제거되어 피부가 건조해지고 민감해질 수도 있다.

화장품의 피부흡수율을 높이는 방법 10가지

각질 제거가 우선이다.

각질 제거는 화장품의 피부흡수율을 높이기 위한 중요한 과정이다. 각질을 제때 제거하지 않으면 수분과 영양을 충분히 공급해도 피부에 제대로 흡수되지 않아 겉만 번들거리고 피부 속은 건조해진다. 가장 많이 알려진 각질 제거법은 스크럽이나 각질 제거 팩을 이용해 물리적으로 떼어내는 것이다. 그러나 가을철에는 피부에 충분한 수분을 공급하는 것만으로도 각질을 제거할 수 있다. 보습크림을 마스크나 수면 팩처럼 이용하는 것도 방법이다. 깨끗이 얼굴을 씻은 후 충분한 양의 보습크림을 바르고 그대로 잔다.

얼굴에 남아 있는 유분감이 신경 쓰이면 15~20분 후 티슈로 닦아낸다. 미세한 알갱이가 있는 스크럽제를 사용하는 것도 좋다. 알갱이 굵기가 클수록 각질 제거 효과가 좋지만, 민감성피부에는 피부 문제를 일으킬 수 있으니 주의한다. 예민한 피부라면 크림 유형의 각질 제거 제품을 이용한다. 따뜻한 스팀타월은 피부 각질을 부드럽게 하여 스크럽 제품을 사용하기 전 각질을 불려주기에 좋다. 단, 뜨거운 김을 오래 쐬면 모세혈관이 확장돼 얼굴이 붉어지거나 예민해질 수 있으니 스팀 팩은 1분을 넘지 않게 한다.

피부 노폐물은 그때그때 정리한다.

클렌징은 미루지 말고 그때그때 하도록 한다. 얼굴을 씻기 전에 아이라인, 입술 등 포인트 메이크업은 반드시 전용 제거제를 사용해 부드럽게 메이크업 잔여물을 미리 지운다. 이때 피부에 자극이 될 수 있으니 힘을 주어 강하게 문지르지 않는다. 38~39°C의 미지근한 물로 세안하면 노폐물과 피지 막은 제거되고 피부는 적당히 이완돼 화장품을 잘 흡수한다. 피부 유형에 맞춰 클렌징 워터, 로션, 오일 등으로 1차 클렌징을 한 후 클렌징폼으로 마무리한다.

민감성피부는 오일 타입, 밤 타입 클렌징이 알맞다. 건성피부는 크림이나 로션 타입, 지성피부는 젤이나 워터 타입이 알맞다. 풍부한 거품이 생성되는 포밍 클렌징은 간편할 뿐 아니라 펌핑 시 생성되는 미세한 거품이 클렌징 하는 동안 피부에 더해지는 자극을 최소화한다. 포밍 클렌징은 특히 자극을 피해야 하는 복합성, 여드름성 피부에 알맞다.

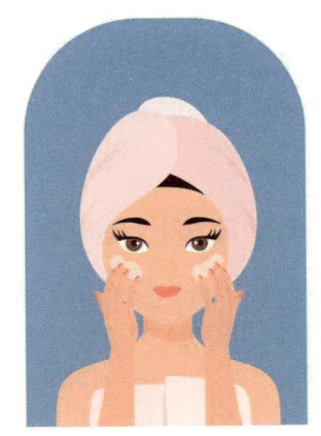

AHA 성분이 함유된 클렌징을 사용하면 세안할 때 각질을 자연스럽게 녹여 준다. 이 또한 화장품의 흡수율을 높이는 방법이니 사용하는 클렌징의 성분표를 자세히 들여다보는 습관을 지니자.

술을 마신 다음 날은 보습 관리를 한다.

알코올은 피부의 수분을 증발시켜 피부를 건조하게 만든다. 건조한 피부는 화장품의 유효성분이 흡수되는 것을 막는다. 세안 후 수분함량이 높은 기초제품을 바르고 수분 팩을 해서 피부 수분을 보충해야 다음 단계의 피부관리 제품이 잘 흡수된다.

보습 후 퍼밍 제품을 바르지 않는다.

펑퍼짐한 얼굴선을 팽팽하게 만들어 주는 퍼밍 라인은 피부 속 수분을 빨아들여 밖으로 배출하는 카페인을 함유한다. 보습 후 퍼밍 제품을 바르면 애써 공급한 수분이 그대로 밖으로 빠져나가니 주의한다.

밤 10시부터 새벽 2시 사이를 공략한다.

밤 10시부터 새벽 2시 사이에는 신진대사가 가장 활발해 피부세포의 영양

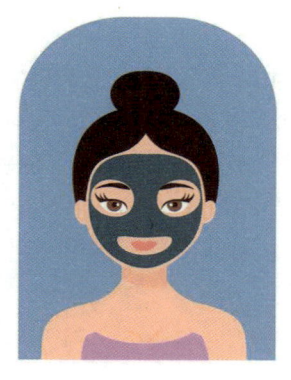

흡수가 빨라진다. 이때를 잘 활용하면 적은 양의 화장품을 발라도 내용물이 피부에 온전히 흡수된다. 반면 오전이나 낮에는 피지 분비량이 늘어나고 피부세포 활동이 떨어져 아무리 좋은 화장품을 발라도 흡수율이 떨어진다. 부득이 이 시간에 영양성분이 가득 들어 있는 화장품을 바른다면 부스터를 사용해 피부의 문을 열어 주는 것이 좋다.

피부에 스며들 시간을 준다.

대부분은 토너-에센스-로션 등을 바를 때 바로바로 다음 단계로 넘어가기 일쑤다. 단계별로 제품을 바를 때 한 제품이 피부에 충분히 스며들 시간을 준다. 가장 흔한 실수가 토너를 바르고 나서 바로 로션을 바르는 것이다. 토너와 로션 사이에는 수분 성 화장품인 에센스 또는 세럼, 앰플 형태 제품, 아이크림 등을 바르도록 한다. 이때 제품은 문지르지 말고 가볍게 톡톡 두드려 스며들게 바른다.

부스터를 활용한다.

부스터는 짧은 시간 피부에 최적의 수분을 공급해 피부 바깥층을 일시적으로 불려준다. 각질을 제거하고 피부 대사를 촉진할 뿐 아니라 피부세포 간의 접합력을 높여 화장품의 영양성분을 잘 전달한다. 피부 상태가 좋지 않으면 부스터를 활용해 이후 바를 제품의 흡수를 높이도록 한다.

욕실에서 토너를 바른다.

세안 후 시간이 지남에 따라 피부의 수분 보유력은 급격하게 떨어진다.
세안 후 피부관리의 첫 단추라 할 수 있는 토너는 수분을 공급할 뿐 아니라 피부의 pH를 조절해 이후 바를 제품의 흡수를 높이는 역할을 한다. 욕실에서 토너를 바르면 피부 건조 없이 재빨리 수분을 공급할 뿐 아니라 피부 pH를 최적화해 에센스나 크림의 흡수율이 높아진다.

마스크 다음 랩을 씌운다.

피부과 관리에서는 영양성분을 흡수시킨 후 고무 팩 등으로 덮어 피부를 외부 환경과 단절한다. 밀폐요법이라 하는데, 이런 원리에 따라 개발된 밀폐제를 덧바르면 제품의 흡수력이 최고 10배 이상 높아진다. 10분간 얼굴에 덮어 놓는 마스크가 아깝다고 30분 이상 두는 것은 흡수에 아무런 도움이 되지 않는다.

이보다는 마스크 한 다음 그 위에 랩을 씌우면 짧은 시간 안에 제품의 유효성분이 피부 속으로 잘 전달된다.

바르는 방향과 방법을 주의한다.

많은 양의 크림을 바른다고 피부에 다 흡수되는 것이 아니다. 오히려 채 흡수되지 못한 제품이 피부에 남아 뾰루지를 유발한다. 제품을 바르기 전에는 손을 비벼 따뜻하게 만든 다음 데워진 손으로 얼굴을 감싸듯 문질러 피부의 혈액순환을 돕는다.

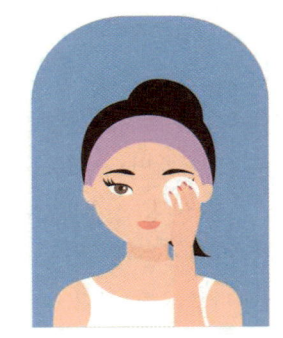

✧ 문제 있는 피부 건강하게 가꾸기

♪ 여드름 피부에서 벗어나자

♥ 여드름 정의와 종류는

여드름의 정의는…

털, 피지선, 샘 단위의 만성 염증 질환으로 면포(모낭 속에 고여 딱딱해진 피지), 구진(1cm 미만 크기의 솟아오른 피부병변), 고름 물질, 결절, 거짓 낭 등 다양한 피부 변화가 나타나며, 이에 따른 후유증으로 오목한 흉터 또는 확대된 흉터를 남기기도 한다. 피지선이 모여 있는 얼굴, 목, 가슴 등에 많이 발생하며 털을 만드는 모낭에 붙어있는 피지선에 염증이 생기는 질환을 말한다. 보통 여드름은 주로 사춘기에 발생하며, 사춘기 청소년의 85%에서 관찰된다.

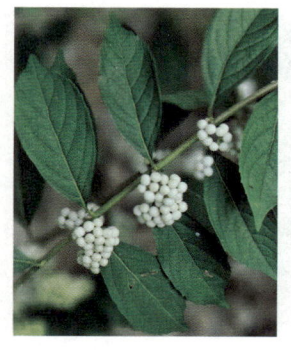

여드름의 종류는...

① **화이트헤드와 블랙헤드**: 피지분비 과다의 문제로 쉽게 번들거리는 피부로 피지만 뭉쳐서 모공을 틀어막는 것이 화이트헤드이며, 이곳에 각질이나 기타 불순물들이 섞여서 검어지는 것이 블랙헤드이다. 이들은 모공을 막아 여드름균이 살기 좋은 환경을 만들어 주므로 미리미리 관리하도록 해야 한다.

② **좁쌀 여드름**: 각질과 과다 분비된 피지가 떡을 이루어 생긴 여드름으로 초기 증상이라고 볼 수 있다.

③ **염증성, 화농성 여드름**: 막힌 모공 및 모낭의 피지선에 여드름균이 침투하여 염증과 고름을 형성하는 여드름

④ **결절성 여드름**: 염증성 혹은 화농성 여드름 이후 주로 턱이나 목 주변에서 개인차에 의하여 쉽게 짜지는 여드름이 아니라 딱딱한 결절을 형성하여 짜지지도 않는 여드름으로 무리해서 짜려다가 여러 가지 후유증만 더 남기게 되는 여드름이므로 주의하도록 한다.

대부분 여드름은 기초적인 피부인 유분과 수분의 균형을 맞추면서 심한 여드름에 대해 먹는 약 중에 피지 조절제보다는 항생제나 소염제를 많이 사용하면서 치유되고 있다.

여드름이 너무 심해서 짜주어야 한다면 반드시 피부과 병원에 가서 압출 관리를 받도록 한다. 여드름의 치료는 치료 자체보다는 후유증을 되도록 적게 남기는 것을 목표로 해야 한다. 요즘 가장 많이 행해지고 있는 치료로 FCR 필링이나 PDT(광역동치료)가 있는데 그 비용이 국산화를 통해 매우 저렴해지고 치료방식도 간편해져서 인기가 있다.

❤ 여드름 원인과 증상

여드름 원인은...

여드름의 정확한 원인은 밝혀져 있지 않으나 한 가지 원인보다는 여러 원인

이 복합적으로 작용한다. 즉 사춘기에 남성 호르몬의 과잉으로 피지선의 분비가 왕성해지고 모낭의 상피가 이각화증(불완전하고 미숙한 각질화를 보이는 비정상적 각질화)을 일으켜 모낭이 막혀서 여드름의 기본 병변인 면포(comedone, 모낭 속에 고여 딱딱해진 피지)가 형성된다. 모낭 내에 상

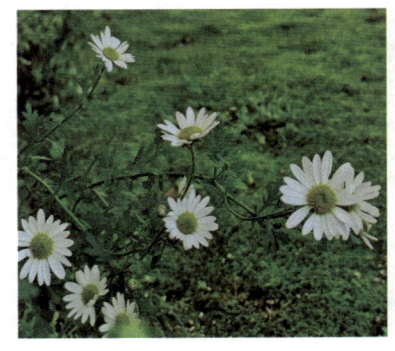

주하는 균 중 특히 프로피오니박테리움 아크네스(propionibacterium acnes)는 지방분해 효소를 분비하여 이 효소가 피지 중의 중성지방을 분해하여 유리 지방산을 형성하고 모낭을 자극한다. 또한 프로피오니박테리움 아크네스(P.acnes)에 대한 면역학적 반응이 여드름의 염증 반응에 기여한다.

여드름 발생에 가족력이 있다는 것은 잘 알려진 사실이다. 그러나 이의 정확한 유전 양식은 지금까지 확실하지 않다.

화장품의 여러 성분이 여드름 발생의 원인이 될 수 있음은 잘 알려져 있다. 또한 포마드 중에 포함된 유성물질이나 과도한 세제, 비누의 사용도 여드름의 악화 원인이 될 수 있다.

여드름 증상은...

여드름은 주로 사춘기부터 시작하여 남자는 15세와 19세 사이에, 여자는 14세와 16세 사이에 흔하게 발생한다. 이 중 약 80% 정도에서는 20세 중반까지 없어지지만 때때로 30~40세 이후까지도 지속되는 수가 있다.

여드름의 근본적인 증상은 면포(모낭 속에 고여 딱딱해진 피지)이며 면포에는 입구가 열려있는 개방 면포와 입구가 닫혀있는 폐쇄 면포의 두 가지 형태가 있는데 개방 면포는 멜라닌의 침착으로 검은 색깔을 띠며, 폐쇄 면포는 흰 색깔을 띤다. 면포가 오래되면 주위에 염증이 생기는데 염증의 정도에 따라 붉은 여드름(구진성), 곪는 여드름(화농성), 결절, 낭종 등이 형성되며, 이 중 어느

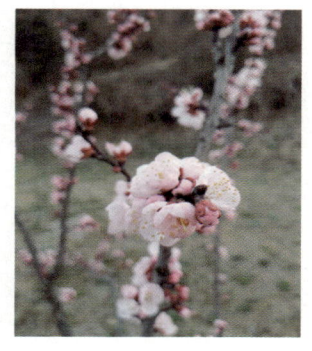

한 형태가 주로 나타나는 일도 있으나 많은 경우 여러 형태의 발진이 섞여 있는 것이 특징이다.

여드름에 염증이 생기면 처음에는 붉은 기가 돌다가 시간이 흐르면서 자색으로 변하게 된다. 여드름을 방치해서 염증이 심해지거나, 잘못 짜서 피지가 피부 안쪽으로 터지게 되면, 피부가 울퉁불퉁하게 튀어나오거나 패인 흉터(볼록 흉터, 오목 흉터)가 생긴다.

여드름 흉터는 다른 흉터에 비해 흉터 가장자리가 매우 날카로우며 깊이 패여 있고 실제로 수술을 해보면 흉터 바닥이 지방층까지 연결된 경우도 많다. 그만큼 피부 손상이 광범위하며 흉터끼리 서로 연결된 예가 흔하다.

❤ **여드름 관리는 어떻게 할까?**

면포의 존재 여부는 여드름 진단에 중요하다. 특히 구별 진단이 요구되는 질환으로는 주사, 구주 위염, 모낭염 등이 있다.

일반적으로 특별한 검사는 필요하지 않지만, 심한 병변을 보이는 경우 원인 질환을 감별하기 위해 혈청 유리, 총 테스토스테론(testosterone), 디하이드로에피안드로스테론 설페이트(dehydroepiandrosterone sulfate, DHEAS), 17-하이드로프로게스테론(17-hydroprogesterone), 황체형성호르몬(LH) 난포자극호르몬(FSH) 등의 검사가 필요하다.

병원에서의 여드름 치료는...

여드름 치료는 크게 바르는 약, 먹는 약, 외과적 치료로 나눈다.

바르는 약은 여드름균에 대한 직접적인 살균 효과를 지니며, 유리 지방산이 생성되는 것을 막아주는 국소도포 항생제(클린다마이신, 에리쓰로마이신), 비타민 A를 변형시켜 만든 약제들이다.

각질을 벗겨내 피지 배출이 잘되도록 하는 작용이 있는 피부재생 연고(트레티노인, 아답팔렌), 강력한 항균 제재로 세균집단을 줄이고 약간의 항염증과 면포 용해작용이 있는 여드름 연고(벤조일 퍼옥사이드) 등이 있다.

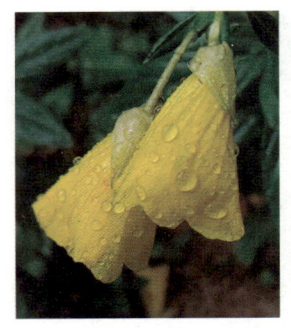

먹는 약은 크게 두 가지로 여드름균을 살균하고 염증을 줄여주는 역할을 하는 항생제와 흔히 로아큐탄으로 알려진 약제로 비타민 A를 변형시켜서 만든 레티노이드가 있다.

외과적인 치료로는 증상 부위에 대한 주사 요법, 여드름 압출 치료, 박피술 등이 있다. 크게 곪은 여드름은 보기에도 흉하지만, 흉터로 남을 가능성이 크므로 주사 요법으로 치료하여 흉터 발생을 줄여준다. 여드름이 심해 피부가 딱딱해졌을 때는 그 부위에 묽게 만든 트리암시놀론을 직접 주입하여 여드름이 빨리 없어지도록 하고 흉터가 남지 않도록 한다. 부작용으로 피부가 위축될 수도 있으나 6~12개월이 지나면 회복되므로 크게 걱정하지 않아도 된다.

여드름을 무리하게 짜면 치료가 끝난 후 흉터를 남기게 되는 경우가 많다. 그 이유는 염증에 의해 약해진 기름샘 벽을 무리하게 짜서 파괴하므로 염증이 더 크게 생기기 때문이다. 하지만 피부과에서 시행하는 압출 치료는 모공 입구를 깨끗이 세안한 후 뜨거운 수증기로 모공을 넓히고 특수한 기구로 여드름을 짜게 되므로 이런 부작용이 생기지 않는다.

여드름이 넓게 퍼져 있는 경우에 화학 박피술을 시술하면 각질이 벗겨지면서 막혀있던 모공이 일시에 열리며 염증이 가라앉게 되고 다른 바르는 약의 피부흡수를 증가시켜 약제의 효능을 높여 준다.

또한 빛에 반응하는 물질인 광과민제를 피부에 바른 후 피지선과 모공에 선택적으로 흡수하여 특정 파장의 레이저나 빛을 쏘여 활성화해 피지선과 모공 속의 여드름균을 파괴하고 피부 표면의 각질층을 탈락시켜 모공을 막고 있던 각질을 제거하는 광역동 치료(PDP: Photo Dynamic Therapy)가 있다. 이 외

폴라리스, 씨너지, 브이빔, 아라미스 등의 레이저를 이용하여 여드름을 치료하기도 한다.

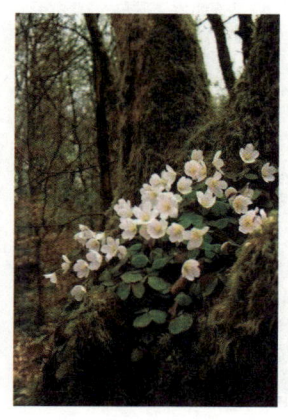

다양한 방법의 여드름 흉터 치료는...

크로스 요법(도트 필링)은 일명 화학적 피부 재생술로 얼굴 전체를 화학 박피 하는 방법과는 달리 흉터나 모공 부위마다 특수한 화학 물질을 집어넣고 새살을 만드는 방법이다. 흉터 치료에 사용하는 화학 박피 제는 주로 트리클로로아세트산(Trichloroacetic acid, TCA)을 이용한다. 화학 박피술은 흉터의 깊이에 따라 일정한 간격으로 여러 번 치료를 반복할 수도 있다. 화학 박피술을 이용한 흉터의 치료는 흉터만을 부분적으로 치료하는 방법과 얼굴 전체를 흉터 부위 중심으로 치료하는 방법, 그리고 레이저 피부 재생술 후에도 깊게 남아 있는 흉터의 치료 등에 이용하는 방법이 있다.

프락셀 레이저는 레이저 에너지가 미세한 광선으로 표피를 통과해서 진피층 깊은 곳까지 전달됨으로써 피부의 겉과 속을 함께 개선 시키는 방법으로, 표피층의 잡티와 색소 세포는 물론 잡티를 생성시키는 멜라닌 세포를 파괴하며 진피층의 콜라겐을 수축, 생성시켜 피부 탄력을 증가하여 잔주름을 개선하고 넓은 모공을 수축시키며, 수술 흉터 및 여드름 흉터 등을 개선해준다.

피부의 함몰 부분을 채워주는 시술로써 패인 피부의 골을 채워준다고 해서 필러(FILLER)라고 부르는 주사 치료가 있는데 이러한 물질에는 콜라겐, 히아루론산으로 이루어진 레스틸렌, 근막을 이용한 패시안, 자가 지방, 실리콘 등이 있다.

폴라리스, 타이탄, 제네시스 같은 피부재생 레이저는 수술하지 않는 방법으로 진피층의 콜라겐 생성을 자극하여 피부 탄력을 증진하게 시킴으로써 피부를 재생한다.

피부재생 레이저 단독 시술보다는 흉터의 모양과 분포에 따라서 크로스 요법, 브이빔 혈관 레이저 요법 등과 복합적으로 시술한다.

그 밖에 수술로 흉터를 오려낸 다음 봉합하는 방법인 흉터 절제술, 흉터를 일일이 주사로 마취한 다음 흉터보다 약간 큰 펀치로 흉터 부위를 떼어내는 펀치 절제술 등도 있다. 펀치 절제술은 주사 마취를 해야 하고 출혈이 있지만, 크고 깊은 소수의 흉터를 치료하는 데는 효과적이다.

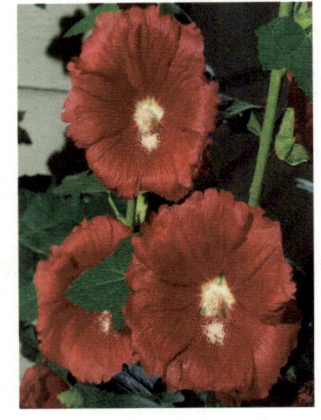

여드름에 의한 켈로이드(상처가 좋아짐에 따라 새 살이 뭉쳐 딱딱한 혹 상태로 된 것) 및 볼록 흉터에는 그 부위에 직접 스테로이드 주사를 놓아 치료한다. 또한 냉동요법이라 하여 피부를 아주 차갑게 얼리는 방법을 쓰기도 한다. 최근에는 레이저를 통해 켈로이드를 태워버리기도 한다.

보통 여드름은 20대 중반부터 사라지기 시작하지만, 최근에는 25세 이후까지 지속되거나 새로 발생하는 성인 여드름이 증가하고 있다. 활동성 병변의 후유증으로 색소침착, 오목하게 함몰된 흉터 또는 비대 흉터를 남기기도 한다.

여드름 관리 시 주의할 사항은 스트레스나 과로, 흡연 및 음주를 피하는 것이 좋으며 너무 강하고 잦은 세안은 피하는 것이 좋다. 턱을 괴고 있다든지, 엎드려서 자는 것 등 압박을 가하거나 마찰과 같은 기계적인 자극들도 여드름을 심하게 할 수 있어 피하는 것이 좋다.

> **여드름 흉터는 일반 흉터와 달리 경계가 뚜렷하고 날카롭게 패여 있으며, 흉터 바닥이 지방층까지 도달해 있는 경우가 많아 치료에 어려움이 많다.**
>
> 한방에서는 주로 미세한 침을 이용해 피부밑을 자극하고 기혈순환을 원활하게 해서 새 살을 차오르게 하는 원리를 이용해 치료한다. 또 피부 염증 부위에 소염 및 살균 치료를 통해 피부 스스로 염증을 이겨낼 수 있도록 피부 면역력을 증가시키고, 피부의 기혈순환을 좋게 해 피지분비를 줄이는 치료를 병행해 여드름이 다시 올라오는 것을 막는다.

❤ 여드름에 피하면 좋은 식품은

육류, 기름진 음식, 초콜릿, 유제품과 같은 음식물은 여드름에 영향이 있다는 보고와 그렇지 않다는 보고가 있어 다소 논란이 있다. 그러나 신체 건강을 위해서라도 육류나 즉석 음식 위주의 식사는 피하는 것이 좋고 채소와 과일, 그리고 적절한 곡류를 골고루 섭취하는 것이 좋다. 특정 음식을 먹은 다음에 여드름이 더 생기는 것 같다는 느낌이 들면, 음식 일기를 써서 원인이 될 수 있는 음식은 피하는 것이 좋다.

일단 물을 충분히 자주 마시는 습관을 지니도록 하고 해조류 즉 미역, 김, 다시마 등에는 요오드 성분이 많아서 피지분비를 약간 증가시키므로 되도록 피하거나 줄이는 것이 좋다. 즉석식품, 과자, 술, 담배 등등은 절대 피하도록 한다. 평소 물을 소량씩 자주 마시고 보습 조건이 좋은 주변 환경을 조성하고 세안한 뒤에는 최대한 빨리 수분 확보 능력이 뛰어난 기초화장을 시작하고 3분 이내에 수분의 증발을 막아주는 보습제로 코팅하는 것이 중요 포인트이다.

적당한 햇빛은 인체에 도움이 되지만, 반드시 해가 떠 있는 동안 최소한 밖에 나갈 때만이라도 여드름 전용 선크림을 바르도록 한다.

자외선 차단 지수는 너무 높지 않아도 되며, 높을수록 유분이 많아서 도움이 되지 않으니 SPF 20 근처의 제품으로 바르도록 하고 끈적거림을 최소화하기 위해 소량만 시간을 투자해서 여러 번 두들겨 발라주어야 한다.

♦ 여드름 피부는 주의하자

충분한 수면
수면은 신경계통과 내분비 계통의 휴식에 밀접한 관계가 있다. 수면이 부족하여 신경계나 내분비계가 불안정해지면 피지분비가 왕성해져 여드름이 악화한다.

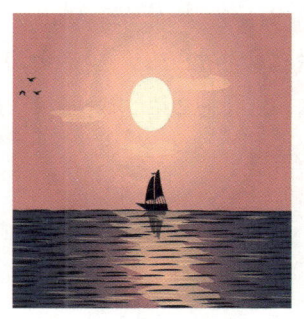

기름기가 많은 음식은 피한다.
튀긴 음식, 햄버거, 피자, 라면 같은 즉석 음식은 여드름뿐만 아니라 다른

모든 피부질환에도 좋지 않다.

스트레스
스트레스가 쌓이면 스트레스 호르몬이 방출되고 이 호르몬이 모공을 좁혀 피지선을 자극하게 되면 여드름이 심해질 수 있다.

채소 중심의 식단
섬유질은 변비를 예방하고, 비타민이 풍부해 건강한 피부를 만들어 준다.

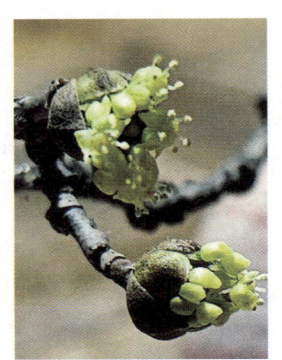

야식은 금물
불규칙한 식생활, 그리고 취침 전의 식사는 위장에 부담을 주게 되어 위장에 열이 쌓이거나 약해짐으로 여드름이 악화할 가능성이 크게 된다.

여드름 절대 손대지 않도록 한다.
오염된 손에 묻어있는 세균에 2차 감염되면, 여드름이 곪아 피부에 영구적인 흉터를 만들어 놓을 수 있다. 이미 발생한 여드름에 대해서는 위생적인 환경에서 관리하는 것이 최고의 방법이다.

여드름 피부 세안법

아침 세안
얼굴을 문지르지 말고 물을 가볍게 튕기듯이 세안한다. 저녁에 수면하는 동안 실내였으므로 피부에 이물질이 거의 묻어있지 않고, 수면 시 나온 피지는 땀과 유분으로 만들어져 있으므로 가벼운 물 세안만으로도 충분히 제거할 수 있다.

저녁 세안
저녁 세안은 화장과 노폐물들의 이물질을 제거해야 하므로 더욱더 신경 쓰도록 해야 한다. 일단 전용 제거제를 이용하여 포인트 메이크업을 지워 주도록 하고 흐르는 미지근한 물로 2~3차례 물을 튕기듯 씻어준다. 자신의 피부

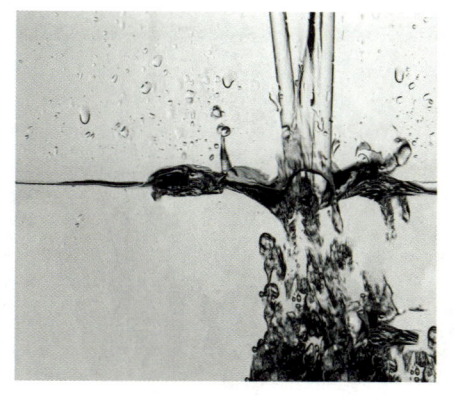

유형에 맞는 세안제를 선택하여 손가락 끝을 이용하여 얼굴 전체에 위에서 아래로 2~3차례 가볍게 문질러 준다.

그다음 해면을 이용하여 얼굴을 세안한 세안제를 닦아주고 다시 흐르는 미지근한 물로 6~7차례 튕기듯 씻어주고 헹궈준다.

중요한 것은 절대 자극을 주면 안 된다는 것이다. 세안할 때나 수건으로 물기를 닦을 때도 자극적으로 문지르지 말고 두드리듯이 가볍게 물기를 닦아주고 마사지하듯 세안을 하는 것이 중요하다.

여드름의 진실과 오해

사춘기의 전유물로 여겨지던 여드름이 최근 환경 오염, 음주, 흡연, 스트레스, 잘못된 메이크업 등으로 성인 여드름으로 고생하는 이들도 급격히 증가하고 있어 여드름에 관한 관심과 정보도 급증하고 있다. 하지만 이 같은 관심과 정보의 홍수는 잘못된 상식과 오해를 불러일으키기 마련, 무분별한 정보를 걸러내지 않은 채 시도하다 보면 오히려 안 하느니만 못한 결과를 초래할 수 있다.

기름진 음식이 여드름을 유발한다?

흔히 초콜릿이나 땅콩, 커피 등 지방이나 당분이 많은 음식을 먹으면 여드름이 난다고 알려졌지만, 이 음식들과 여드름의 발생 유, 무는 정확하게 밝혀진 바가 없다. 하지만 요오드 수치가 높은 식품이나 유지방이 함유된 음식은 여드름을 악화시키는 원인이 될 수 있으므로 여드름이 있는 사람은 요오드가 풍부한 해산물이나 우유의 섭취를 되도록 줄이는 것이 좋다.

자주 세안하면 여드름이 없어진다?

청결하지 못한 피부 상태가 여드름을 유발할 수 있지만, 그렇다고 해서 너무 잦은 세안 역시 여드름을 유발하는 원인이 될 수 있다. 피부를 보호하기 위한 피지 막이 스스로 형성되어 수분 증발을 막고 피부의 온도상승을 조절하는 역할을 한다. 잦은 세안은 피부의 노폐물뿐만 아니라 피부를 보호하는 피지 막까지 파괴해 피부를 건조하고 예민하게 만들 수 있다.

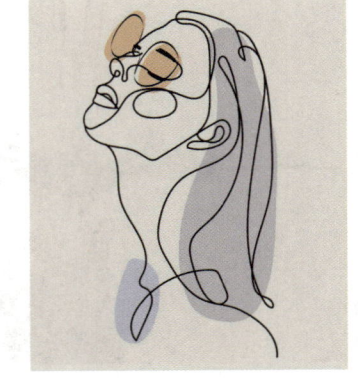

운동으로 땀을 빼는 것은 여드름 치료에 효과적이다?

운동과 사우나를 통해 독소를 땀으로 배출하게 되면 여드름도 자연히 치료된다고 생각하는 경우가 있다. 물론 적절한 사우나와 운동을 통해 혈액순환을 촉진 시키면 왠지 몸에 좋을 것처럼 느껴지지만, 물리적인 자극과 땀은 여드름을 악화시킨다. 특히 자외선이 강렬한 더운 여름철의 운동은 삼가는 것이 좋다.

노화 지연으로 곱게 늙어가자

노화피부 원인과 노화 지연 방법은

▶ **노화피부 원인은**

① 자외선
② 불 규칙적인 생활로 인한 수면 부족과 스트레스

여기저기서 100세 시대를 외치는 요즘 우리의 화두는 '건강'이다. 누구나 오랫동안 젊고 건강하게 살고 싶지만, 재깍재깍 흐르는 시계추를 막기에는 불가능한 일이다.

일상생활에서 약간의 노력으로 노화의 시계를 늦출 수만 있다면 얼마나 좋을까? 게다가 그 방법이 간단한 식습관 개선이라면 어떨까?

우리 몸을 노화시키는 것 중에는 산화 과정이 있다. 세포가 녹스는 과정을 일컫는데 세포를 늙지 않게 하기 위해서는 항산화 물질을 자주 섭취해야 한다.

노화와 각종 성인병, 암 등을 촉진 시키는 몸속 유해 활성산소를 항산화 물질 섭취로 없애는 것이다.

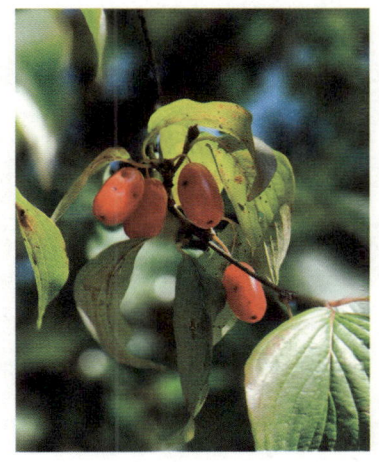

항산화 물질은 대개 색깔 있는 채소와 과일에 풍부하게 들어 있는데 특히 항산화비타민인 비타민 E, C가 많이 들어있는 음식을 골라 먹는 것이 좋다.

비타민 E는 아몬드와 땅콩, 호두, 호박씨, 피스타치오 등 견과류에 많아 노화 예방에 도움을 주는 것으로 나타났다. 또 비타민C는 채소와 과일에 풍부하게 들어 있어 피부 미백뿐 아니라 노화 방지에도 효과적이다.

오메가3도 항산화 물질로 권장하며, 혈관 노화와 동맥경화를 막아주는 오메가3를 꾸준히 섭취하는 것이 좋다. 또한 식물 단백질이 풍부하고 노화 방지에 좋은 두부와 콩류는 갱년기 여성에게 특히 좋다.

항산화 물질은 영양제보다는 음식으로 먹는 것이 건강에 더 이로우며 또한 항산화 물질은 크게 항염증 작용과 발암 과정을 억제하는 역할을 함으로써 노화 방지뿐 아니라 암 예방에 좋으므로 자주 섭취하는 것이 바람직하다.

노화 지연 방법은?

집에서 간단히 해 먹을 수 있는 노화 방지를 위한 음식

브로콜리 호두 볶음. 유자청 소스 샐러드, 토마토소스 떡볶이 등

브로콜리 호두 볶음

채소 중 비타민C가 가장 많은 브로콜리와 뇌 활동을 활발하게 하는 비타민 E가 풍부한 호두를 한 번에 먹을 수 있는 조리법이다. 브로콜리에는 비타민 A를 비롯해 B1, B2, 칼슘, 인, 칼륨 등이 다량 함유

토마토

리코펜 다량 함유(대표적인 항암성분)

유자청 소스 샐러드는

비타민C가 많은 유자를 양상추와 닭가슴살과 섞어 먹거나 생선구이, 고기볶음에 넣어 먹는 것을 권장하며, 토마토소스 떡볶이는 비타민A, C를 비롯해 체내호르몬 생성을 촉진 시키는 비타민E가 풍부해 피부노화방지에 좋다.

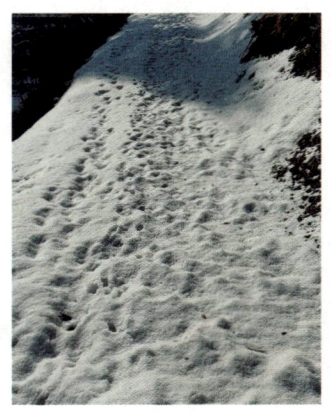

노화는 사실상 한 가지 식품으로 예방할 수 없으므로 음식뿐 아니라 규칙적인 운동, 금연, 금주 등 생활 습관을 개선하는 것이 노화 방지의 지름길이라고 할 수 있다.

노화를 늦추는 음식과 가속하는 음식

노화를 늦추는 음식

① 식물성 에스트로겐이 풍부한 식품은 하루에 1회 이상 반드시 먹는다. 대표적으로 콩 제품, 두부, 연두부, 순두부, 된장, 콩밥, 녹황색의 채소, 해바라기 씨 등
② 칼슘이 많은 음식도 하루에 2가지 이상 먹는다.
 우유, 요구르트, 치즈, 멸치, 마른 새우, 뼈째로 먹는 생선, 김, 미역, 다시마, 시금치 등의 해조류, 채소류, 참깨, 두유 등
③ 항산화제로 비타민E와 비타민C가 풍부한 음식을 먹는다.
 콩, 땅콩, 옥수수기름, 콩기름, 시금치, 오렌지, 귤 등
④ 물은 하루에 8컵 정도 충분히 마신다.
 노폐물 배설을 촉진하고 탈수 예방, 방광염, 요도염 등을 예방할 수 있다.
⑤ 식이섬유를 하루에 20~30g 이상 반드시 먹는다.
 현미 등 잡곡류, 여러 가지 과일류, 채소류 등

노화를 가속하는 음식
① 육류나 튀김 등 기름진 음식과 케이크 등 지방함량이 높은 식품은 되도록 적게 먹는다.
② 소금과 설탕을 덜 먹는다.
③ 식사량을 줄이고 조금씩 자주 먹는다. 노년기에는 음식의 양을 줄이고 특히 저녁 식사를 적게 한다. 하루 3끼보다는 배고플 때마다 조금씩 자주 먹고, 잘못된 식품영양 정보에 현혹되어 지나치게 영양보충제나 건강기능식품을 섭취하지 않도록 한다.

피부노화 막는 음식 섭취 법 5가지

달지 않게 먹어야 한다.
음식을 싱겁게 먹는 것이 피부노화를 막는 방법이다. 단 음식을 먹어서 혈당이 오르면 활성산소와 최종당화산물(체내에서 탄수화물 등이 처리되는 과정에서 생성되는 부산물)이 몸 안에 쌓이는데, 활성산소는 피부노화를 촉진하고 최종당화산물은 피부 탄력을 책임지는 콜라겐을 변성시켜 피부노화를 촉진한다.

짠 음식도 피한다.
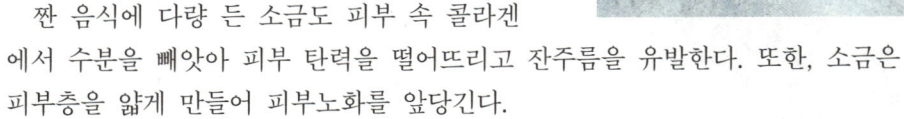
짠 음식에 다량 든 소금도 피부 속 콜라겐에서 수분을 빼앗아 피부 탄력을 떨어뜨리고 잔주름을 유발한다. 또한, 소금은 피부층을 얇게 만들어 피부노화를 앞당긴다.

발효음식과 채소, 과일 좋다.
발효음식과 채소, 과일은 피부노화를 막는 데 좋다. 김치, 된장, 요구르트 같은 발효음식과 채소, 과일은 체내 염증을 유발하는 알레르기 물질이 장에서 흡수되는 것을 크게 줄여주어 피부노화 방지에 도움이 된다.

항산화 음식도 효과
비타민C나 비타민E와 같이 항산화 물질이 많이 든 음식도 피부노화를 막아준다. 비타민C는 딸기, 키위, 파프리카, 브로콜리, 유채, 시금치, 신선초, 케일 등에 많다. 비타민E는 무청, 피망, 호박, 해바라기 씨, 멸치 등에 다량 들어 있다.

콜라겐 생성에 음식 도움 된다.

콜라겐 생성에 쓰이는 글리신, 프롤린 등의 아미노산을 함유한 음식도 피부 노화를 최소화해준다. 글리신은 전복, 가리비, 성게, 갈치, 밀 배아 등에 많으며 프롤린은 명태, 조기, 표고버섯 등에 다량 들어 있다.

어려 보이게 하는 음식과 식습관 10가지

항노화에 관한 관심이 끊이지 않고 있다. 나이를 먹는 것은 거스를 수 없지만, 균형 잡힌 식사와 올바른 음식을 섭취하는 것만으로도 실제 자신의 나이보다 어려 보이게 만들 수 있다. 지방이 적은 단백질과 통곡물이 다량 함유된 건강한 식사는 근육을 유지하면서 지방량을 줄여주고 산화방지제가 많이 함유된 과일과 채소는 주름을 예방해주기 때문에, 어려 보이는 데 도움이 된다.

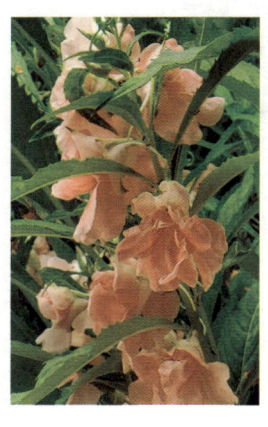

통곡물을 섭취하라

미국의 한 연구에 따르면 식빵과 탄수화물을 섭취하는 중년층의 허리 굵기는 통밀로 된 음식을 섭취하는 사람들에 비해 3배나 굵었다고 한다.

생선과 친해져라

생선은 몸에서 호르몬과 같은 역할을 하고 과식을 하지 않도록 식욕을 조절하는 렙틴이라는 단백질의 원천이다. 특히 연어는 모든 나이의 주름 예방에 좋은 오메가-3가 풍부하다.

박테리아와 친해져라

35세가 넘으면 좋은 내장 박테리아의 레벨이 현저히 하락하고 소화불량과 장 팽창의 위험이 증가한다. 이를 위해 매일 유산균 음료나 요구르트를 먹는 것이 좋다.

피부 보습에 도움이 되는 음식과 친해져라

나이가 들면서 피부 보습력이 떨어져 건조해지기 쉬우며 피부는 탄력을 잃고 주름이 생기게 된다. 아보카도, 견과류, 씨앗, 올리브 오일과 같은 건강하고 자연적인 오일을 함유한 음식은 피부를 부드럽게 하고 탱탱하게 하는 효과를 준다.

빵을 피해라
30세 이상이 되면 10년마다 몸은 약 1%가 더 적은 열량이 필요하다. 아침 후 간식으로 빵을 먹는 것을 멈추고 토스트 한 조각을 덜 먹으면 이러한 1%의 칼로리는 쉽게 줄일 수 있다.

간식을 주의해라
주식 사이의 간식은 열량이 높고 복부나 허벅지의 체중을 증가시킨다. 일주일에 한 번으로 간식을 제한하고 다양한 색의 과일로 간식을 대체하라.

음주를 줄여라
1주일에 한 번 작은 유리잔에 포도주를 마시는 정도로 알코올 섭취를 줄여라, 술은 열량이 높고 알코올 섭취는 피부를 건조하게 하고 겉늙게 만든다.

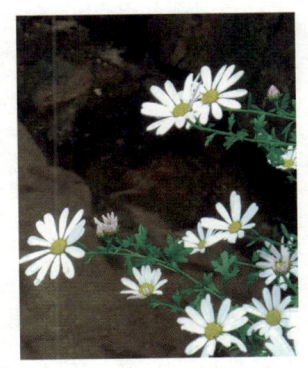

식사를 거르지 말아라
식사를 거르는 다이어트는 20대까지만 하는 것이 바람직하다. 30대나 40대의 절식 다이어트는 신진대사를 영구적으로 느리게 하여 적정 체중을 유지 하는 것을 어렵게 만든다.

산화방지제가 풍부한 음식을 먹어라
과일, 채소, 견과류는 젊음을 유지하는 강력한 노화 방지 화합물을 함유한다.

소금 섭취를 줄여라
소금은 물을 정체하게 해서 몸을 무겁게 하고 부종을 유발하는데 소금 섭취를 줄여서 부종을 감소시킨다. 냉동식품, 수프, 빵 등에서 많은 양의 소금이 섭취 될 수 있다.

■ 노화 방지 요리 TIP- 토마토 떡볶이 만드는 법

• 재료
떡볶이 떡(흰떡), 물엿, 설탕, 참깨, 당근, 마늘, 양파, 대파, 메추리알, 어묵, 고춧가루, 고추장, 토마토, 토마토케첩 등

• 만드는 법
① 멸치와 다시마를 이용하여 육수를 만들고 고추장 양념을 넣고 잘 풀어준다.
② 메추리알은 껍질을 까고 어묵은 먹기 좋게 썰어둔다.
③ 떡볶이 떡을 준비한 후 간장, 참기름, 설탕을 넣어서 밑 간을 한다.
④ 완숙 토마토를 분쇄기에 갈아준다.
⑤ 고추장 양념을 푼 물에 메추리알, 토마토 간 것을 넣고 끓이다가 어묵을 넣고 떡볶이 떡을 넣는다.
⑥ 간장, 설탕, 마늘 등을 넣고 간을 맞춘다.

노화 방지의 해답은 텔로미어에 있다.

몸속 염색체 끝에 달린 물질인 텔로미어의 길이를 늘이면, 노화 속도를 늦출 수 있다. 노화 방지를 위한 건강한 생활 습관으로 텔로미어를 지키는 방법으로는, 스트레스를 줄이는 방법과 유산소 운동, 건강한 식단, 충분한 수면이 중요하다. 극심한 스트레스가 장기간 이어지면 텔로미어의 길이는 짧아진다. 유산소 운동은 자신의 운동량 최대치의 60% 정도로 하는 것이 좋으며, 건강한 식단으로는 오메가3 와 강황(커큐민), 마그네슘, 비타민A, C, D 섭취가 중요하다.
수면은 일일 평균 7시간 이상의 수면이 텔로미어의 길이에 영향을 준다.

🌸 주름 관리

주름 없이 매끈한 '동안'이 되는 것은 모든 여성의 로망이다. 이 때문에 여성들은 탱탱한 피부를 유지하기 위해 성형외과나 피부과의 항노화 시술, 노화 방지 화장품, 주름 개선 마사지, 동안이 되는 생활 습관 등에 관한 관심이 높다.

■ 마사지에 대한 오해와 진실(Q & A)

① 멍이 들 정도로 해야 효과가 있다. (X)
⇒통증으로 다른 근육 군이 과도하게 긴장할 수 있다.
② 경락 마사지가 살을 빼준다. (X)
⇒피부 속 액체가 일시적으로 빠져나가 신체 크기가 잠시 줄어든 것처럼 보이는 것이다.
③ 전립선 마사지가 정력을 강하게 해준다. (X)
⇒정력 증강과 발기력 강화와는 무관하다. 고환을 자극하거나 마사지를 하는 것으로, 테스토스테론이나 정자가 증가하진 않는다.
④ 얼굴 마사지가 V자 선 얼굴형을 만든다. (△)
⇒얼굴에 림프부종이 있는 환자는 마사지를 받으면 얼굴이 작아질 수 있지만, 일반인의 경우에는 일시적으로 얼굴이 작아 보이는 것이다.
⑤ 마사지는 모든 사람에게 효과가 있다. (X)
⇒혈관 내 혈전이 있거나 조직 감염이 있는 사람은 마사지를 받지 말아야 한다.
⑥ 마사지하면 엔도르핀이 분비되어 기분이 좋아지고 통증이 억제된다. (O)
⇒마사지하면 뇌하수체와 시상하부에서 엔도르핀이 분비되고 척수를 통해 통증 신호를 전달하는 수용체에 달라붙어 통증을 억제한다.
⑦ 의료 마사지와 일반 마사지는 별 차이가 없다. (X)
⇒의료 현장에서 하는 마사지는 환자의 상태에 따라 X레이, 초음파 검사 등을 통해 병명을 알고 진행된다. 디스크나 림프부종이 있는 사람은 일반 마사지 보다는 의료 마사지를 받는 것이 좋다.
⑧ 마사지가 척추를 곧게 해준다. (△)
⇒운동 부족이나 자세가 불량해 생기는 측만증 교정에는 도움이 된다. 하지만 청소년기의 측만증은 마사지만으로는 교정되지 않는다.

잔주름, 깊은 주름 등 원인에 따라 개선 방법이 다르다.

우리 피부는 진피를 감싸는 보호막인 표피층, 콜라겐 및 탄력 세포로 이루어진 진피층으로 이루어져 있고, 그 아래에는 지방층, 근육을 감싸고 있는 근막층 등이 겹겹이 층을 이루는 구조를 하고 있다.

주름은 대개 얕은 주름과 깊은 주름으로 나누어지는데 어떤 피부층에서 어떠한 원인으로 생기느냐에 따라 치료 방법이 다르다.

미세한 잔주름은 표피층이 건조하거나 영양분이 부족한 경우, 또는 과도한 각질 제거로 인해 보호막이 사라지면서 생기기 쉬운데, 이럴 때 기능성 화장품을 꾸준히 바르거나 주기적인 메디컬스킨케어, 하이드로 리프팅 등 피부 표피 및 진피 상층 부근에 수분과 영양을 공급해 주는 비교적 간편한 방법으로 개선할 수 있다. 그러나 눈가 주름이나 이마주름, 팔자주름 등 표정 근육의 움직임에 따라 생기는 깊은 주름은 일시적으로는 보톡스나 필러 시술을 받을 수 있지만, 근본적으로는 피부 속 탄력 및 근육을 개선하는 시술의 도움을 받는 것이 좀 더 효과적인 치료 방법이라고 할 수 있다.

속 탄력 떨어지지 않게 하는 생활 습관 관리가 가장 중요

우리 피부는 끊임없는 순환 체계를 갖고 있어서 어느 한 부분이 망가지면 다른 부분도 그 영향을 받게 된다. 따라서 속 탄력을 잘 유지하기 위한 생활 습관 관리가 가장 중요하다.

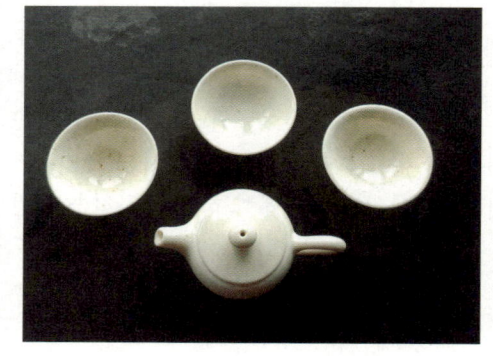

속 탄력을 탄탄하게 가꾸기 위해서 가장 중요한 것은 바로 수분공급이다. 하루 1.5L 이상의 물 마시기, 보습크림이나 수분에센스 사용하기, 건조함이 느껴질 때 전해질 미스트 사용하기 등의 간단한 습관만으로도 피부 속에 충분한 수분을 공급해 줄 수 있어서 피부의 항상성을 유지하게 하고 탄력 저하로 인한 주름을 예방해준다.

자외선은 피부 속 탄력섬유의 구조를 변형시키므로 일상생활 도중에는 자외선차단제를 반드시 바르는 것이 좋다. 또한, 과도한 각질 제거로 인해 표피층의 피부 보호막이 손상되면 수분과 영양분이 피부 속에 잘 흡수되기 어려운 상태가 되고 수분 증발도 증가하여 건조해지기 쉽다. 따라서 과도한 각질 제거는 지양하는 것이 좋다.

아울러 혈액순환을 촉진 시키고 노폐물이 원활히 배출되게 하려면 꾸준한 스트레칭을 병행하는 것이 좋으며, 불규칙한 생활이나 스트레스, 수면 부족 등은 피부노화를 앞당기는 원인이 되므로 주의해야 한다.

속 탄력 개선을 위해서는 꾸준한 생활 습관 관리를 통해 피부노화의 속도를 지연시키는 것이 가장 중요하지만, 이미 피부 속 탄력이 떨어졌다면 자연스러운 재생이 어렵다. 따라서 아큐스컬프나 울쎄라 등 본인의 피부 상태에 따른 적합한 항노화 시술을 통해 피부의 재생력을 극대화하고 증상이 악화하는 것을 예방하는 동시에 꾸준한 관리를 병행해 '피부 탄력'과 '주름 개선 효과'에 대한 두 마리 토끼를 동시에 잡는 것이 좋다.

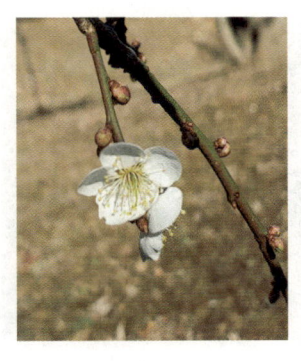

♪ 다크써클

다크써클(눈 그늘)이란 공식적인 의학용어는 아니지만 눈 밑이 어둡게 보이는 증상들의 통칭이다. 이는 아래 눈꺼풀을 둘러싸고 있는 지방을 싸고 있던 막이 약해져서 불룩 튀어나와 코 옆 골격선을 따라 검은 그림자가 생기거나 이를 덮고 있는 피부에 색소침착이 있어서 푸르스름해 보이는 현상이다.

눈 주위에 장기간의 습진 반응으로 인한 이차적인 색소침착 현상과 피부 멜라닌 색소증가, 눈 밑 피부가 얇아서 눈 밑 피하 정맥이 드러나 보이고 어두워 보이는 경우, 눈 밑 잔주름, 눈 밑 지방, 눈 화장 후 깨끗이 지우지 않은 경우, 신장 또는 간에 문제가 생겼거나 림프순환이 안될 때, 충분히 잠을 자지 못한 경우, 월경 전후, 스트레스가 쌓인 경우가 원인이 되며 동시에 혈액순환이 잘 안 되어 심해질 수 있다.

관련된 질병으로는 아토피 피부염 등의 알레르기 피부염, 만성 피부염 등이 있다.

다크써클이 생기는 일반적인 원인은 무엇일까?

충분하지 못한 수면
다크써클은 대부분 피곤해서 생긴다. 그러므로 충분히 잠을 잘 자는 것이 중요한데 점심과 저녁 식전의 수면은 피하는 것이 좋다.

눈 운동의 부족
수면 전과 수면 후에 눈 운동을 하면 좋다.
눈을 감고 위⇒왼쪽⇒아래⇒오른쪽으로 눈알 돌리기를 5회 정도 반복해 주면 좋다.

과도한 스트레스
만병의 근원인 스트레스를 적당히 풀어주지 않는다면, 잠을 푹 자더라도 스트레스로 인해 소화가 잘되지 않고 숙면을 하지 못하기 때문에 스트레스로 인해 다크써클이 생길 가능성도 있다.

눈을 자주 비벼서
눈을 자주 비비거나 어두운 곳에서 활동하면 다크써클이 생기게 된다. 그리고 컴퓨터나 TV를 많이 보게 되어도 다크써클이 생긴다. 이런 활동을 할 때는 눈을 자주 깜빡거린다면 다크써클 예방에 도움이 된다.

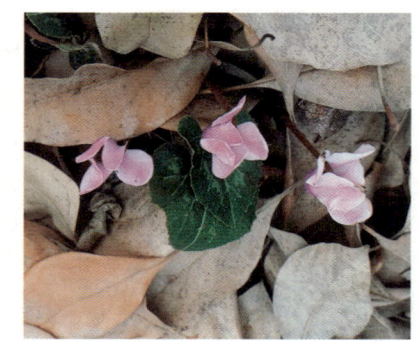

다크써클 치료
원인에 따라 다른 치료가 필요하며 눈 밑 지방이 원인일 경우에는 결막을 통한 레이저 수술을 이용한 지방제거, 피하 혈관에 의한 피부 변색의 경우 혈관 색소레이저를 이용한 혈관의 선택적 파괴, 색소침착에 의한 경우, 비타민C를 이용한 전기영동 치료나 색소레이저, 미백크림, 비타민C 함유 화장품 등을 사용할 수 있다. 그 외에도 규칙적인 운동과 균형 잡힌 식사와 충분한 수면을 하도록 하고 스트레스를 받지 않도록 하며 눈 주위 자극을 피하는 등의 생활 습관 교정도 도움이 된다.

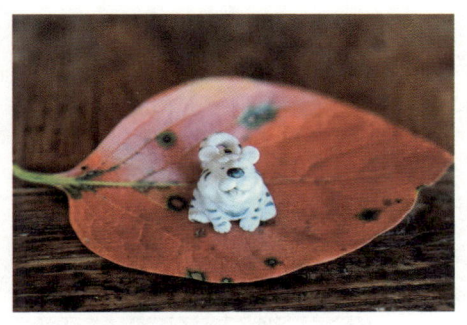

다크써클에 좋은 음식 5가지

브로콜리
브로콜리에는 혈액을 맑게 해주는 성분과 비타민이 많이 들어 있다. 비타민이 많다고 소문난 레몬의 2배씩이나 들어 있다고 하니 자주 먹어주면 도움이 된다. 비타민 A가 풍부해 피부에 좋고 혈액 내의 활성 산소를 없애줄 뿐만 아니라 혈액을 맑게 해주는 효능이 있어 다크써클에 좋다.

연어
연어는 다크써클에 좋다고 알려진 대표적인 식품이다. 연어는 피부의 지방을 빠지게 해주어 지방과 붓기로 인한 다크써클을 완화해 준다. 비타민이 레몬의 2배나 되며 연어를 섭취하는 것도 좋지만 다크써클 위에 얹어주는 것도 큰 효과가 있다.

녹차와 생강
녹차와 생강은 혈의 독소를 없애주고 소화 기능을 도와준다. 또한 몸을 따뜻하게 해주므로 꾸준하게 섭취하면 다크써클 예방에 좋다.

양배추
양배추에는 비타민K, 비타민C가 풍부하게 함유되어 있어 체내의 산화를 막아주고 모세혈관을 탄력 있게 해주는 다크써클에 좋은 음식이다.

당근
당근엔 피부미용에 좋은 비타민 A가 풍부하게 함유되어 있고 체내의 신진대사를 좋게 해주는 비타민C와 식이섬유, 칼슘 등도 풍부하게 함유되어 있어 다크써클에 매우 좋다.

아토피 피부 원인을 알고 답을 찾자

장 기능 회복과 유산균 섭취

최근 아토피 피부염의 치료 방법으로 '유산균'이 떠오르고 있다. 언뜻 피부 질환이기에 피부에 무언가를 바르는 방법이 효과적이지 않을까(?) 하는 인식이 바뀌고 있다. 유산균 복용이 아토피 치료에 있어 효과적인 방법으로 떠오르는 것은 장의 기능과 관련이 있다. 일반적으로 장은 소화기관으로만 생각되기 쉽지만 사실 장은 중요한 면역기관이기 때문이다.

장은 다양한 음식을 소화하면서 많은 균이 체내에 들어오는 통로 역할을 한다. 바로 이 과정에서 장은 인체에 들어온 유해 물질을 소화하지 않고 변으로 배출시키게 된다. 이 같은 과정은 여러 가지 유익균이 있을 때 정상적으로 작동하는데, 이 중 가장 중요한 역할을 하는 유익균 중 하나가 바로 유산균이다. 그러나 장에 들어온 외부 독소 물질이 과도하게

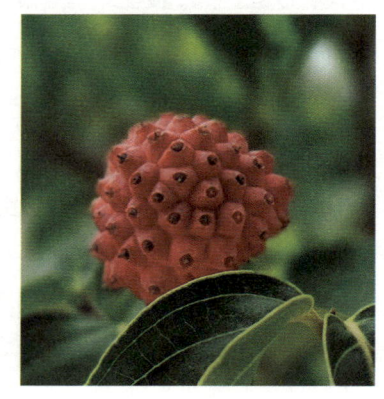

들어오게 되면 장에서 모든 독소를 처리하지 못하게 되고, 부패균이 점차 증가하게 된다. 이 부패균은 장 점막에 염증을 일으킨다. 그리고 이 염증 부위는 투과성이 높아져 독소가 체내에 침투하게 된다. 이를 '장누수증후군(새는 장 증후군)'이라고 한다.

독소가 체내에 침투하게 되면 몸의 면역체계가 교란되게 되는데, 이때 총사령관 역할을 하는 T 면역세포의 일부 기능이 항진되면 아토피 피부염이 생긴다. 따라서 장의 기능을 정상으로 회복하는 것이 바로 아토피 치료의 첫걸음이라고 할 수 있는데, 이때 많은 도움이 되는 것 중 하나가 바로 유산균이다. 유산균은 장내 독소를 중화시켜 장내 세균총을 정상으로 만들어 준다.

물론 장내 세균총을 정상으로 만들어 준다고 해서 바로 장이 회복되지는 않

기 때문에 다른 치료가 동시에 이루어져야 한다. 장의 세포 기능을 회복시키려면 장 세포의 회복력을 극대화해주는 '심부 온열치료' 등이 효과적이다. 유산균 섭취와 장 세포 기능 회복은 동시에 이루어져야 제 효과를 볼 수 있다. 하지만 제대로 된 유산균을 섭취한다는 것은 절대 쉽지 않다. 시판 요구르트에 함유된 유산균은 양이 적고, 당이 많이 함유됐을 뿐만 아니라 사람의 장에서 유래한 균이 아니기 때문, 아토피를 치료하는 목적으로는 부적합하기 때문이다.

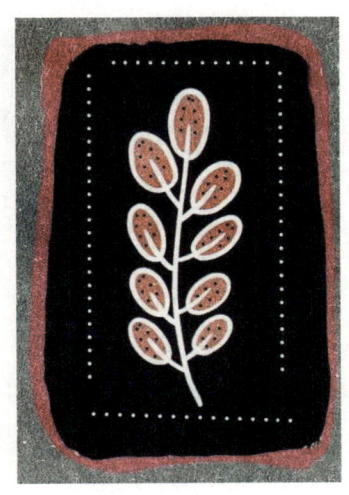

아토피를 비롯한 피부질환은 유입 독소의 양이 인체가 면역, 해독할 수 있는 양 이상으로 들어올 때 생긴다고 한다. 아토피 치료의 기본은 몸을 건강하게 만드는 것이며, 유산균 생식 복용은 물론, 독소 유입의 원인이 되는 즉석식품, 육류 위주의 식생활을 개선해야 재발 없는 아토피 치료가 이루어진다.

면역력 너는 누구니?

면역력은 세균, 바이러스 같은 외부 유해 영향으로부터 체내 시스템을 지키려는 저항력이다. 평소 건강하다고 해서 세균과 바이러스가 몸 안으로 들어오지 않는 것은 아니다. 우리는 생활 속에서 수많은 세균과 바이러스에 둘러싸여 있다. 손에 있는 세균 수만 하더라도 무려 2억 개에 달한다. 다행히 인체에는 자신을 지킬 수 있는 방어체계가 있어 해로운 세균과 바이러스가 침투할 때마다 면역반응을 일으킨다. 그런데 이 방어체계가 약해지면, 즉 면역력이 약해지면 세균, 바이러스에 제대로 대응할 수 없어 질병에 걸리게 된다. '의학의 아버지'라 불리는 고대 그리스 의학자 히포크라테스는 "면역은 최고의 의사이며 최고의 치료법"이라고 했다. 면역력을 강화하는 것이 질병을 예방하고 치료하는 가장 좋은 방법이라는 의미다. 환절기엔 일교차가 커지면서 다른 때보다 면역력이 약해져 독감 같은 바이러스성 질환의 공격에 쉽게 무너질 수 있다. 감기에 걸렸을 때도 이를 항생제, 해열제 같은 약으로만 다스리려고 하면 인체가 스스로 병과 싸우려는 힘을 잃어버린다. 이를 예방하기 위해서는 평소 면역력을 기르는 노력이 필요하다.

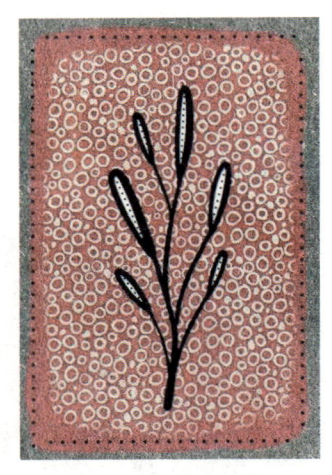

✄ 면역력 강화법 1: 규칙적인 생활 습관

면역력이 약해지는 주범 중의 하나가 불규칙한 생활 습관이다. 면역체계는 정교한 시스템이어서 원활하게 잘 작용하려면 이와 맞물려 돌아가는 체내의 다른 시스템들도 함께 제대로 작동해야 한다. 수면시간이나 식사량, 식사 시간 등이 불규칙해지면 생체리듬이 깨지게 되고 결국 면역체계에도 영향을 미친다. 따라서 면역력을 높이려면 식사, 수면시간을 정해서 지키는 규칙적인 생활 습관을 지니도록 하는 것이 우선이다. 규칙적인 생활과 더불어서 일주일에 1~2회 이상 운동하면 체내 순환이 잘 일어나고 장기의 기능이 활성화되어 면역력 향상에 크게 도움이 된다.

✄ 면역력 강화법 2: 스트레스 조절

스트레스도 면역력을 크게 떨어뜨린다. 인체는 스트레스를 받으면 특정 호르몬을 분비하는데 이것이 림프구를 포함한 체내 면역 성분의 활동을 억제한다. 심리적인 스트레스를 받는 사람은 그렇지 않은 사람에 비해 상처 회복도 느리고, 면역지표 중 하나인 백혈구의 기능도 현저하게 떨어진다.

스트레스를 많이 받으면 체내 비타민 B군이 다량 소모된다. 비타민 B군은 면역체계를 단단하게 만드는 역할을 하는데, 스트레스로 인해 체내 보유량이 고갈되면 결국 면역력이 약해지는 결과를 낳게 된다.

✿ 면역력 강화법 3: 면역 비타민과 아연 섭취

환절기에 반드시 보충해야 하는 영양소는 비타민과 무기질이다. 환절기에는 체온과 체력을 유지하느라 다른 때보다 비타민이 더 많이 소모되므로 비타민과 미네랄을 충분히 먹어야 한다. 그중에서도 특히 면역력 강화에 중요한 영양소는 비타민 B군과 아연이다. 비타민 B군은 '면역 비타민'이란 별명이 있을 정도로 면역체계와 관련이 깊다.

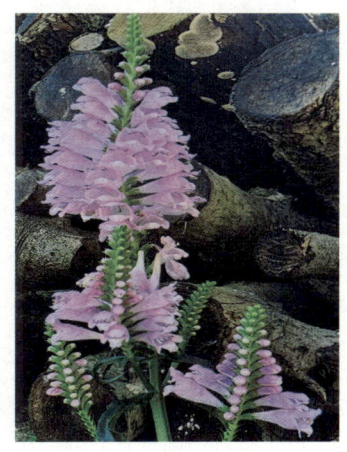

비타민 B군 중에서도 특히 비타민 B6는 면역체계에서 중추적인 역할을 담당하는 흉선을 자극해 면역력을 높여 준다. 체내 면역 시스템인 림프구의 생성과 감소에도 영향을 미친다. 비타민 B6가 부족하면 인체 내 세균 침입을 가장 먼저 감지하는 T-림프구의 생산이 감소하는데, 이렇게 되면 이후에 바이러스가 침입했을 때 제대로 대처할 수 없어 발병 우려가 커진다. 비타민 B12도 면역력 증강에 도움을 준다.

아연은 림프구가 제 기능을 수행하는 데 도움을 주면서 바이러스를 방어한다. 바이러스가 침입하면 고열이나 오한의 증세를 동반하는데, 아연은 이를 억제하는 기능이 있어 감기에 걸렸을 때는 아연을 섭취하는 게 좋다.

비타민B는 스트레스를 받았을 때나 환절기에 유독 소모량이 많아 부족 되기 쉽다. 비타민 B1의 최소권장량은 1mg인데 반해 최적 섭취량은 25~100mg이다. 비타민 B3도 최소권장량은 13mg, 최적 섭취량은 100mg에 이른다. 음식으로 최적 섭취량을 맞추려면 엄청난 양의 식품을 먹어야 하므로 부담스럽다. 이때는 고함량 비타민제로 보충하는 것이 도움이 된다.

체온 1°C 낮아지면 면역력은 약 30% 떨어져...

현대인의 몸은 너무 차가워졌다. 과거 대부분 사람의 평균 체온은 36.8°C이었다고 한다. 하지만 최근에는 평균 체온이 36℃ 전후에 머물고 있고, 35℃ 대로 떨어진 사람도 있다. 체온이 1℃ 내려가면, 면역력은 약 30% 떨어지는 것으로 잘 알려져 있다. 특히 암세포는 35℃에서 가장 잘 증식한다는 데이터도 발표된 바 있다.

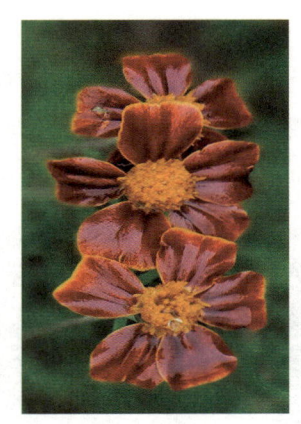

몇 년 전, 이 같은 이유로 일본에서는 '체온 올리기' 열풍이 불었었다. 당시 체온 열풍을 주도했던 이시하라 유우미 박사는 "체온을 1℃만 올려도 대사가 활발해지고 면역력이 높아진다"라고 강조했다. 이시하라 박사는 "지금도 일본에서는 체온상승의 중요성을 이해하려는 움직임이 활발하다"라며 "저체온의 위험성에 대해 많이 인지하고 있는 편이다"고 설명했다.

여성들에게 흔한 하반신 냉증 역시 체온과 관련되어 있다. 자신이 냉증인지 판단하려면 먼저 배를 만져보면 된다. 손발이 따뜻해도 배가 차갑다면 냉증이다. 하반신의 냉증은 대장과 신장, 방광의 활동을 저하한다. 이시하라 박사는 "냉증이 있으면 하반신에 있던 열이나 피가 상반신에 집중되어 얼굴만 뜨거워진다"라며 "땀이 나거나 초조해지고 심하면 불면까지 겪을 수 있다"라고 설명했다. "우선 식생활을 개선하고, 충분히 쉬는 생활 습관을 지녀야 한다"라는 것이 그의 조언이다.

근육 늘리고 찬 음식, 찬 공기 노출 피해야.

체온을 올리기 위해 노력하는 사람들은 우리나라에서도 심심치 않게 볼 수 있다. 체온의 반 이상은 근육이 만들어 낸다. 이 골격근 양이 적은 여성들이 특히 '체온 올리기'에 주목하고 있다. 특히 여성들은 찬 음식을 먹거나 찬 기운에 노출될 때 혈류 순환장애나 내분비 기능장애를 겪기 쉬운데, 에어컨을 과도하게 트는 것과 같은 생활 습관을 고치는 것으로도 도움이 된다. 심한 생리통이나 생리불순, 갱년기 증상도 몸이 찬 여성들에게서 더 많이 나타나기 때문에 평소에 체온을 올리기 위해 음식 관리, 심리적 안정, 충분한 운동 등이 필요하다. 또한 공복감이 느껴지면 냉증을 느끼기 쉬우므로 규칙적인 식사를 하는 것도 중요하다. 다만 임신 중에는 뜸을 뜨는 것과 같은 '체온 올리기' 조치를 하는 것이 바람직하지 않으며, 임신을 계획 중일 때는 미리 체온을 올릴 수 있는 습관을 들이는 것이 중요하다.

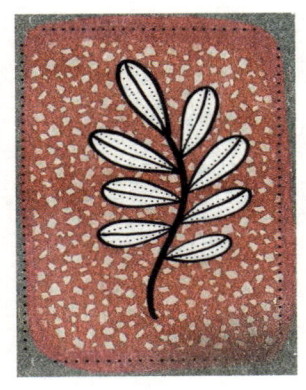

몸을 따뜻하게 하는 운동법

사람의 몸 중에서 가장 체온을 많이 내는 곳은 '근육'이다. 근육은 대사를 통해 체열을 생산하기 때문이다. 지방층은 외부로부터 체온을 유지해 주지만, 한번 차가워지면 쉽게 뜨거워지지도 않으므로 운동을 통해 적절한 근육량과 체 지방률을 유지하는 것이 중요하다. 결국 체온을 올리려면 꾸준히, 자주, 운동해야 한다는 것이다. 하체가 차서 제대로 진액을 올려주지 못하면 얼굴이 건조해지고 열이 나게 되는데 이러할 때는 운동을 통해 아래를 따뜻하게 해주면 갱년기 중기 증상인, 질 건조증과 질염에도 도움이 되고 피부 건조와 요실금 증상도 완화된다.

또한 이시하라 유우미 박사는 "기회가 있다면 조금이라도 걷는 것이 좋다"고 조언했다. 일본에서 알려진 '이시하라식 체온 올리기'는 다름 아닌 운동과 소식, 입욕에 근거하고 있다.

걷는 것은 몸을 따뜻하게 하는 운동법 중 가장 쉬우면서도 효율이 높은 방법이다. 걷기는 근육을 강화해 체온을 올리는 효과도 있고, 체중으로 뼈를 자극해 칼슘이 잘 흡수되게도 한다. 이는 골다공증까지 예방할 수 있다.

운동을 따로 하기 힘든 상황이라면, 시간과 장소에 크게 좌우되지 않는 아이소메트릭 운동으로 저체온증 개선 효과를 노려볼 수 있다. 이시하라 교수는 "이 운동은 근육에 자극을 충분히 줄 수 있고, 혈액순환 개선에도 도움이 된다."라고 말했다.

■ 체온을 올리는 걷기운동
① 얼굴을 아래로 향하지 않게 한다. ② 등을 펴서 걷는다.
③ 엉덩이 근육을 잡아당긴다.   ④ 무릎을 굽히지 않는다.
⑤ 발뒤꿈치부터 땅에 닿도록 걷는다.

■ 아이소메트릭 운동 종류
① 바닥에 앉아서 다리를 위로 올려 몸을 V자형으로 만든다. 그대로
   수 초간 멈춘다.
② 똑바로 서서 양손을 깍지 낀 채 좌, 우로 기울인다. 기울인 다음 힘을 주며
   자세를 유지한다.
③ 제자리에 발끝으로만 서서 근육을 사용하게끔 한다.
④ 한쪽 발로만 서서 다른 한쪽 발을 뒤로 올린다. 힘을 준 상태로 정지 동작을
   취한다.

※ 체온과 면역력의 관계
▫ 체온 1°C 올리면 면역력 5배 증가:
  단백질 활성화, 체내효소 활성화, 신진대사 활발
▫ 체온 1°C 감소하면 면역력 30% 저하:
  면역력 36% 저하, 기초대사 12% 저하, 체내효소 움직임 50% 저하

※ 체온이 인체에 미치는 영향
• 건강함 36.5°C_면역력 상승
• 반 건강, 반 병자
  36.0°C_몸이 일의 생산을 증가시키려 함. 떨리는 증상 등
  35.5°C_지속되면 배설 기능 저하, 자율신경 실조증, 알레르기 증상
  35.0°C_암세포가 가장 잘 증식함
• 생명 유지 곤란
  34.5°C_물에 빠졌다 구출된 사람이 목숨을 건질 수 있는 최저한의 체온
  33.0°C_동사하기 직전에 환각 증상이 나타나는 체온
  30.0°C_의식 상실 /   29.0°C_동공 확대 /   27.0°C_시체의 체온

면역력을 높여 주는 영양 3가지

➢ 유산균:
  장의 산도를 낮추고 항균물질을 만들어 외부 이물질에 대해 저항할 힘을 가지게 만들어 준다.

➢ 비타민 D:
  체내에 들어온 세균과 바이러스를 죽이는 면역세포의 활성화에 관여한다.

➢ 아연:
  호흡기 상피세포 보호, 염증 반응을 억제한다. 우리 몸에서 항산화 작용을 한다.

면역력 강화와 피로회복에 도움을 주는 비타민 B군

➢ 비타민 B가 부족하면 세균 침입을 가장 먼저 감지하는 면역세포의 생산이 줄어들어 면역체계가 약해진다.
➢ 비타민 B1은 신체 세포에 누적된 피로물질인 젖산을 제거하는 역할을 한다.
➢ 비타민 B2는 음식을 에너지로 전환해 준다.
➢ 비타민 B6는 단백질의 대사를 도와서 건강을 유지한다.

일교차가 큰 환절기에는 급격한 온도 변화에 몸이 적응하기 위해 과도한 에너지를 소모하게 된다. 이때 신체리듬이 깨지면 면역력이 저하될 수 있는데 잦은 배탈이나 감기 증상, 염증 질환 등이 그 신호이다.

면역력이 부족하다는 몸의 7가지 신호는

➢ 우리 몸이 스트레스에 대항할 수 없다.

> 노화와 질병에도 취약한 상태가 되어버려서 잦은 잔병치레를 하게 된다.
> 남들보다 감기나 독감에도 쉽게 잘 걸린다.
> 몸이 한번 아팠을 때 잘 낫지 않고 회복이 더디게 된다.
> 몸에 사마귀가 잘 생긴다.
> 입안에 구내염이 잘 생기거나 입술 포진, 아토피가 잘 생긴다.
> 쉽게 피로를 느끼고 피로가 회복이 잘 안 된다.

건강한 몸과 마음 가꾸기

피부가 거칠고 칙칙한 피부는 나이를 들어 보이게 하는 원인이 된다. 촉촉하면서 생기 넘치는 피부를 원한다면 먼저 물을 충분히 마셔야 한다. 수분을 충분히 섭취하지 않으면 피부로 보내는 수분의 양이 줄어 피부가 쉽게 건조해지며 몸속의 노폐물도 제대로 걸러지지 않아 피부가 칙칙해진다. 따라서 하루 8컵 이상 충분히 물을 마셔 피부 속 수분을 보충한다. 키위, 오렌지, 귤처럼 비타민C가 풍부한 식품은 피부의 탄력을 높여 주는 효과가 있다. 비타민C는 콜라겐의 합성을 촉진해 탄력 있는 피부를 만들 뿐 아니라 항염증 효과가 있어 알레르기 증상을 개선하는 데 도움을 준다. 당근처럼 비타민 A가 풍부한 식품도 추천한다. 비타민 A가 부족하면 피부 점막에서 점액 분비가 줄어들어 피부가 거칠고 건조해지기 때문이다.

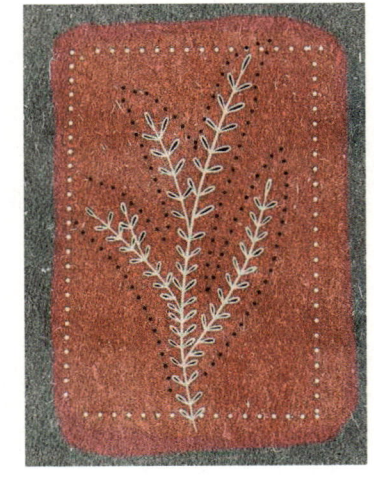

몸속 노화를 앞당기는 대표적 원인 중 하나가 바로 활성산소다. 활성산소는 숨을 쉬거나 음식을 먹을 때, 과도한 운동을 하면 생겨나는데 그 양이 많아지면 자기 몸의 DNA와 세포를 공격해 노화를 촉진하고 암, 동맥경화, 당뇨 등의 질병을 일으킨다. 몸속의 활성산소를 줄이고 싶다면 흰 쌀밥 대신 현미밥을 추천한다. 현미에는 천연항산화제 성분인 토코트리에놀이 많이 들어 있는데 이는 항산화 성분으로 알려진 토코페롤보다 40~60배 정도 강하다. 녹차 역시 노화를 억제하는 효과가 있는데 그 비결은 녹차를 마실 때 느껴지는 쌉쌀하고 떫은맛인 카테킨에 있다. 카테킨 역시 강력한 항산화제로 녹차 한 잔에는 50~60mg 정도가 들어 있다. 브로콜리에는 활성산소 중화작용을 하는 셀레늄이 많이 함유되어 있다.

두뇌 노화로 인해 나타나는 질환 중 하나가 치매다. 이를 예방하기 위해서는 두뇌를 건강하게 하는 뇌에 좋은 음식을 챙겨 먹어야 한다. 호두는 뇌세포를 구성하는 오메가-3 지방산이 풍부하다. 이는 뇌에 영양분을 제공하는 역할을 해 치매나 건망증을 예방한다. 하루 10알 정도가 적당하다.

가을이 제철인 사과는 기억력을 높여 주는 식품으로 꼽힌다.

이는 사과 속에 들어있는 케르세틴 덕분인데 이 성분은 스트레스 호르몬인 코르티졸이 뇌세포를 파괴하는 것을 막아준다. 사과의 과육보다 껍질에 많이 들어 있는 만큼 사과를 먹을 때는 껍질째 먹는 것이 좋다. 또한 달걀의 노른자에는 뇌를 구성하는 레시틴이 풍부하게 들어 있다.

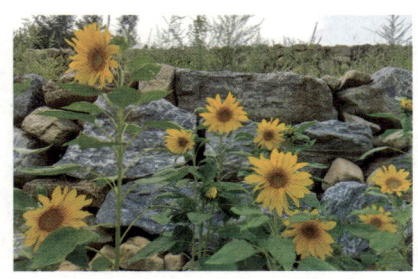

또한 노안은 노화의 대표적인 증상인 만큼 눈 관리도 소홀히 해서는 안 된다. 시금치, 케일 같은 녹황색 채소는 눈 건강에 도움을 주는 식품으로 꼽힌다. 이는 녹황색 채소에 들어있는 루테인이 자외선의 청색광을 흡수하는 선글라스 역할을 하는데 이로써 각막과 망막에 손상을 주는 활성산소가 줄어들기 때문이다. 결명자는 눈의 피로와 충혈을 없애 눈을 밝게 하고 시력 회복을 돕는 역할을 한다. 50세 이상의 경우 굴, 연어, 우유, 쇠고기처럼 아연이 풍부한 식품을 충분히 섭취해야 한다. 아연은 노화에 따른 시력 감퇴를 낮추는 효과가 있다.

우리가 먹는 음식은 신체뿐 아니라 정신 건강에도 영향을 준다. 무조건 약에 의지하는 것보다 평소 노화를 예방하는 음식을 먹음으로써 젊음을 유지하도록 노력하는 것이 중요하다.

[뱃살 감량 도와주는 영양소 4가지]

비타민 B군: 몸속 탄수화물과 지방의 대사 과정에 관여해 체지방이 잘 타도록 돕는다.
칼슘: 지방의 흡수를 방해하고 지방 대사를 촉진한다.
철분: 체지방을 태우려면 체내에 산소가 필요한데 철분은 산소를 공급하는 헤모글로빈의 주요성분이다.
식이섬유: 포만감을 지속시켜 과식을 막고 식후 당분이 몸속에 흡수되는 속도를 조절하는 데 도움을 준다.

● **인체의 세포재생 주기를 고려한 영양과학**

　　3개월 _ 전체 장기의 40%가 사멸과 재생
　　6개월 _ 전체 장기의 80%가 사멸과 재생

　* 세포의 사멸과 재생이 반복될 때
　　얼마나 온전한 세포로 재생되는지가 건강의 핵심이다.

● **장기별 세포재생 주기**

① 위장 점막 세포: 3시간　　② 간, 폐 세포: 2~3주
③ 장기, 혈관: 4개월　　　　④ 난자: 10~24시간
⑤ 피부: 28일　　　　　　　⑥ 손, 발톱: 6개월
⑦ 백혈구: 2일　　　　　　　⑧ 두피: 2개월
⑨ 근육, 뼈: 7개월　　　　　⑩ 정자, 대장, 소장: 2~3일
⑪ 방광 내벽 세포: 2개월　　⑫ 뼈세포 전체: 7년
⑬ 혈소판: 3~4일　　　　　 ⑭ 적혈구: 4개월
⑮ 신경세포: 7년

● **다이어트에 좋은 탄수화물**

현미밥, 통밀, 콩, 메밀, 고구마, 과일, 견과류, 오트밀

● **다이어트에 나쁜 탄수화물**
쌀밥, 라면, 식빵, 파스타, 음료수, 햄버거, 도넛, 과자류
> 곡물류는 최고의 다이어트 탄수화물이다.

● **식이섬유의 5가지 효능**
① 식욕억제 및 포만감을 주어 다이어트 도움 준다.
② 장질 체내에 흡수되는 것을 막아준다.
③ 콜레스테롤 배출을 도와준다.
④ 장내 환경을 개선해준다.
⑤ 변비에 탁월한 효과가 있다.

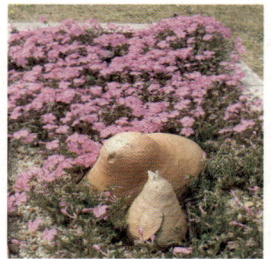

* 여자들의 끝나지 않는 숙제는 변비다.
 다이어트를 시작하게 되면 영양불균형으로 인해 특히나 변비가 심해진다.
 이러한 변비를 예방할 수 있는 영양소가 '식이섬유'이다.
 콜레스테롤 배출을 도와줘 다이어트에 도움이 된다.

● **음양탕 만들기**
 ✍ 음양탕이란?

음기와 양기가 혼합된 물로써 컵에 먼저 뜨거운 물을 약 70%를 붓고 다음에 찬물을 약 30% 부으면 된다. 동의보감에서는 생숙탕이라고도 하며, 토사곽란 위장병의 명약으로 소개하고 있다. 인체의 상하 기운을 원활하게 소통시켜주는 약수의 역할을 한다.

> 아침 공복의 보약 음양탕

냉수는 체온을 떨어뜨리는데 체온이 1도 떨어질 때마다 면역력은 30%가, 기초대사량은 12%가 떨어진다. 냉수는 소화, 혈액순환, 효소의 활성 기능을 떨어뜨리며 체내 산화를 촉진해 노화도 빨리 올 수 있다.

- **음양탕의 효능**
① 초기 감기 증상이 있을 때 복용하면 좋다
② 소화가 잘되지 않을 때 마시면 좋다.
③ 몸이 차가워서 설사하거나 배탈이 자주 나는 경우 섭취를 한다.
④ 위장장애 증상에 좋다.
⑤ 머리를 맑게 하고 집중력 강화에 도움이 된다.
⑥ 인체의 면역력을 높여 준다.
⑦ 숙취 해소 또는 몸속의 독소를 배출해 준다.
⑧ 장의 운동을 촉진해 변비 예방에 좋다.
  * 음양탕을 복용하면 머리는 시원하게 아랫배는 따뜻하게 만들어 주어 신체의 흐름을 원활하게 해준다.

※ 건강을 해치는 10가지 음식
[기름에 튀긴 음식/ 소금에 절인 식품/ 육가공 식품/ 과자류/ 청량음료/ 즉석식품/ 통조림 식품/ 설탕에 절인 과일류/ 냉동 간식류/ 숯불구이 류]

※ 사람은 태어날 때 효소를 가지고 태어나지만, 사람마다 효소의 양은 다르게 타고 난다. 이 효소의 총량은 정해져 있는데, 이 효소를 외부에서 보충하지 않고 체내의 효소를 다 써버리면 몸의 기능들이 떨어지고 노화되어 질병에 걸리게 된다.

- **효소의 역할**
① 소화, 흡수작용: 탄수화물, 단백질 지방 등 주요 영양소를 분해해
            세포 안으로 흡수
② 항염증, 항균 작용: 염증 물질로부터 세포를 보호
③ 면역 작용: NK세포 등 혈액 속 면역 관련 세포의 활성도를 높여
          면역 증강

- **산소를 마시면**
만성두통 해소 / 원활한 혈액순환 / 체내 노폐물 배출 / 피로 감소 / 세포에 영양공급 / 피부노화방지 / 에너지 대사 원활

살고

살아가는 동안
지혜롭게 살고

고 찰

나의 내면을 두드리고 진정한 나와 마주하기

일반적으로 체질을 이야기할 때 사상체질(태음인, 태양인, 소음인, 소양인)을 먼저 떠올리게 되는데 조금 더 정확하게 말하면, 동양인들의 체질은 오행체질(木, 火, 土, 金, 水)이 더 적합하다. 동양의학에서 분류한 오행의 체질과 성향, 해당하는 장기의 건강 상태에 따른 성격, 육체적인 증상과 주로 잘 맞는 직업, 해당 장부의 기능을 좋게 하는 식품에 대해서 알아보도록 하자. 현재에는 무형의 장기인 심포와 삼초를 더하여 상화(相火)형을 포함한 육장육부로 인지되고 있다.

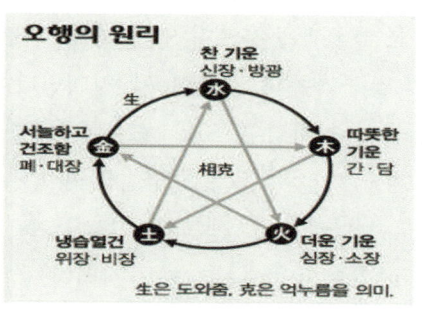 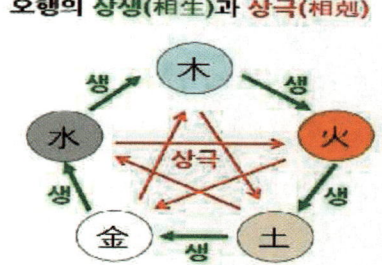

목(木)형

먼저 **오행과 장부와의 관계에서 목(木)에 해당하는** 음의 장기는 간이며 양의 장기는 담이다. **목(木)형의 체질**은 계절로는 봄에 속하고, 하루 중에는 새벽, 색채로는 청색(초록)에 속한다. 따라서 봄과 새벽, 청색(초록)이 주는 느낌을 통해서 목(木)형의 성향을 짐작할 수 있다. 그 외에도 바람을 좋아하거나 싫어하는 것, 계획을 잘 세우는 것, 어떤 일에 관한 결정을 잘하는 것, 학문을 추구하는 것, 한숨을 자주 쉬고 눈물이 자주 나는 것도 목(木)형 체질의 실과 허에서 나타나는 현상이다. 또한 목(木)형은 신맛을 좋아하며 방위로는 동쪽, 일생에서는 유년 시절에 해당한다.

목(木)형 체질의 얼굴형은 직사각형으로 눈과 목, 고관절, 발가락, 근육은 오행 중 목(木)에 속한다. **목(木)형의 성향**은 간과 담이 건강하고 건강하지 못한 상황에 따라 달라진다. **간과 담이 건강할 때는** 성격이 따뜻하고 온화하고 부드럽고 인자하고 시적이고 문학적이다. 또한 교육적이며 매사에 의욕이 왕성하고 잠이 적고 계획을 잘 짜서 행동하며 정신력이 강하고 추진력, 자신감과 인내심, 담력이 있으며 여유와 무게감이 있고 정직한 성향을 지니게 된다. 반면, **간과 담이 건강하지 못할 때** 목(木)형의 성향은 조급하고 불안하며 늘 피로하고 긴장을 잘하고, 신경질적이며 화를 잘 내고 폭력적이다. 폭언과 잔소리, 비웃고 비꼬고 무시하고 소리 지르고 욕하고 약 올리고 심술궂다. 또한 모든 일에 쉽게 결단하고 자포자기하며 한숨을 자주 쉬고 결벽증도 있다.

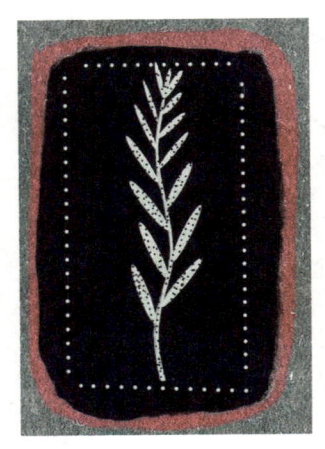

목(木)형의 육체적인 증상을 살펴보면, 닭살이 잘 돋고 얼굴색은 푸르며 입이 쓰고 백태가 잘 생기고 근육통과 경련이 잘 일어난다. 또한 전후 굴신이 어렵고 요통, 편두통, 편도선에 문제가 잘 생긴다. 복통이 있어도 새벽에 통증이 있으며 탈장도 잘 생긴다. 야뇨증, 뇨, 변폐, 살이 야위고 눈물 나고 눈이 시리다. 손이나 발톱에 이상이 생기며 사시가 생기기도 한다. 밤에 자면서 잠꼬대, 이빨을 갈게 되며 몽유병, 음부소양증, 구토, 설사, 경기를 잘하고 가래가 잘 생기며 목이 굵어지고 늑막염도 생긴다. 간과 담에 관계된 모든 질환이 여기에 속한다고 할 수 있다.

목(木)형이 주로 가지는 직업으로는 교육자, 문필가, 문인, 행정가, 화가 등이 있다. **기호식품**으로는 단맛과 매운맛을 좋아한다. 습관으로는 타인에게 칭찬을 잘하고 희망적인 말을 잘하는 것이 특징이다.

간과 담의 기능을 강화할 수 있는 식품은 신맛을 가지고 있다. **곡식으로는** 국수, 메밀, 밀, 보리, 팥이 있고 **과일은** 귤, 딸기, 포도, 모과, 자두, 사과, 앵두, 유자, 매실, 잣, 호두, 땅콩이 있으며, **채소로는** 부추, 깻잎, 신 김치가 있다.

육류로는 닭고기, 달걀, 메추리가 신맛에 속하여 간과 담의 기능을 강화해준다. 여름 삼복더위에 기운을 보충하기 위해서 삼계탕을 먹는다는 것은 신맛의 음식을 섭취하여 간과 담의 기능을 보하고 에너지를 충전시키는 좋은 예라고 할 수 있다. **조미료는** 식초, 건포도, 참기름, 들기름이 있으며 **차 종류로는** 들깨차, 땅콩차, 유자차, 오미자차, 오렌지, 사이다가 있다.

화(火)형

화(火)형의 체질과 성향, 화(火)형에 해당하는 장기의 건강 상태에 따른 성격, 육체적인 증상과 잘 맞는 직업 및 화(火)형에 속하는 장부의 기능을 좋게 하는 식품에 대해서 알아보자. **오행(木, 火, 土, 金, 水)중 화(火)에 해당하는 장부**는 심장과 소장이다. **화(火)형은** 계절로는 여름에 속하고, 하루 중에는 오전, 색채로는 적색(분홍)에 속한다. 따라서 여름과 오전, 적색(분홍)이 주는 느낌을 통해서 화(火)형 체질의 성향을 짐작할 수 있다. 또한 화(火)형은 맛으로는 쓴맛에 해당하며 방위로는 남쪽, 일생에서는 청년 시절에 해당한다. 몸통에서는 얼굴, 얼굴에서는 혀, 관절로는 팔꿈치 관절(주관절), 팔에서는 위팔(상완), 피(혈액)가 화(火)에 속한다.

화(火)형 체질의 얼굴형은 역삼각형으로 화(火)형의 성향은 화(火)에 해당하는 장부인 심장과 소장의 건강 상태에 따라 달라진다. 화(火)형 체질인 사람이 **심장과 소장이 건강할 때**는 밝고 뜨겁고 정열적이며 환하고 명예욕도 강한 성향을 띄게 된다. 또한 이들은 어떤 일에 있어서 탐구적이고 본인이 희생하기도 하고 질서를 중요하게 여긴다. 매사에 아름답고 화려하고 화사하며 환상적이고 추진력 있으며 저돌적이고 용감하고 자신감이 있다. 또한 육감이 예민하며 예술적이고 예절 바르며 체육 계통을 좋아하는 성향을 가지고 있다. 반면, **심장과 소장이 건강하지 못할 때 화(火)형의 성향은** 상황에 맞지 않게 지나치게 울고 웃으며 즐거워하는 경향이 있

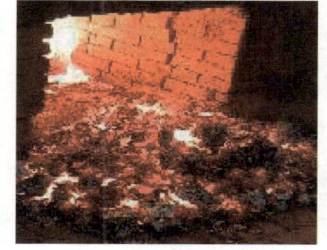

다. 별일 아닌 것에 화를 잘 내며 깜짝깜짝 놀래고 버릇 또한 없다. 신체적인 특징으로는 신경질적이고 딸꾹질을 자주 하며 어떤 일에 있어 돌격 적이며, 사생결단하자고 대드는 성향이 있다. 심장과 소장의 기능이 떨어지게 되면 열을 싫어하고 입에서 쓴 내와 단내가 난다. 가슴이 자주 두근거리며 꿈이 많고 짝사랑과 사치를 잘하고, 야하며 존칭을 잘 사용하지 않고 교만하고 오만하며 불순하고 급한 성향을 지니게 된다.

화(火)형의 육체적인 증상을 살펴보면, 얼굴이 붓고 땀이 많고 심장에 통증을 자주 느낀다. 또한 목이 잘 마르며 어깨가 자주 아프고(어깨뼈 자리 골통) 주관 절통, 양 볼 붉어지는 증상과 소지 부자유(새끼손가락 저리고 뻣뻣해짐), 좌골신경통, 혀에 이상이 잘 생긴다. 말을 잘 더듬고 가슴 시리고 숨이 차며 하혈을 잘하게 된다.

면 종(여드름, 진물), 습관 유산, 불임증, 생리통, 면 홍, 눈 붉어지는 증상, 소장과 관계된 모든 질환(심장, 소장, 심경, 소장 경, 좌골신경통, 류머티즘성 디스크, 팔꿈치 관절, 얼굴, 혀, 피, 혈관)이 화(火)에 속한다고 할 수 있다.

화(火)형이 주로 가지는 직업을 살펴보면 체육인과 예술가, 언론인 등이 있으며, 기호식품으로는 맵고 짠맛을 좋아한다. 언어습관으로는 이상적인 미래를 꿈꾸듯이 표현하며 무조건 예쁘다고 하면 좋아하고 칭찬을 가장 좋아한다.

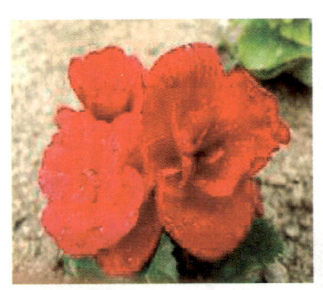

화(火)형의 체질인 사람이 건강을 유지하거나 좋게 하려면 심장과 소장의 기능을 강화할 수 있는 식품을 섭취하면 도움이 된다. 이러한 식품은 대체로 심장과 소장의 기능을 강화하는 쓴맛을 가지고 있다.

먼저 곡식으로는 수수가 있는데 여기서 한 가지 생각해 볼 수 있는 것은 아이가 세상에 태어나서 10세가 될 때까지 생일에 수수떡을 해서 먹게 하는 것도 심장과 소장을 강화하기 위한 옛 선조들의 지혜임을 알 수 있다. 과일은 살구, 은행, 자몽, 해바라기가 있으며 채소로는 상추, 쑥갓, 쑥, 냉이, 건대, 셀러리, 씀바퀴, 고들빼기, 더덕, 도라지, 풋고추,

익모초가 있다. **육류로는** 염소, 사슴, 참새, 메뚜기, 곱창이 있으며 **조미료는** 술, 짜장, 면실류가 있다. **차 종류로는** 홍차, 작설차, 커피, 영지, 쑥차, 녹즙, 누룽지 차가 있다.

토(土)형

오행(木, 火, 土, 金, 水) 중 토(土)에 해당하는 장기는 비장과 위장이다. 토(土)는 계절로는 장하(환절기)에 속하고, 하루 중에는 한낮, 색채로는 황색(노랑)에 속한다.

이와 같은 토의 특징을 통해서 토(土)형 체질의 성향을 짐작할 수 있다. 또한 토(土)는 맛으로는 단맛, 방위로는 중앙, 일생에서는 30~45세에 해당한다. 몸통에서는 배 중앙 부위, 얼굴에서는 이마와 입이 오행 중 토(土)에 속하고, 특히 토(土)에 해당하는 장기인 비장은 윗입술을, 위장은 아랫입술을 나타낸다. 관절로는 넓적다리(대퇴부)와 무릎(슬)관절이 토(土)에 속한다.

예를 들어, 예전에 어른들께서 입술이 부르트면 단맛이 나는 꿀을 바르고 자면 낫는다고 하는 말을 들어본 이들이 있을 것이다. 입술은 토(土)에 속하는 부분으로 입술이 트는 것은 토(土)의 기운이 저하되는 것이므로, 단맛인 꿀을 입술에 발라줌으로써 부족한 토(土)를 보충하는 것이다. 이처럼 오행의 원리를 이해하면 실생활에서 다양한 적용이 가능하다.

토(土)형 체질의 얼굴형은 둥근형이며, 토(土)형의 성향은 토(土)에 해당하는 장부인 비장과 위장의 건강 상태에 따라 달라진다. 토(土)형 체질인 사람이 **비장과 위장이 건강**하면 매사에 확실하고 철저하며 생각이 깊고, 정확하고 틀림없으며 외골수의 성향을 지니게 된다. 마음 변심을 잘 하지 않으며 신용이 있다.

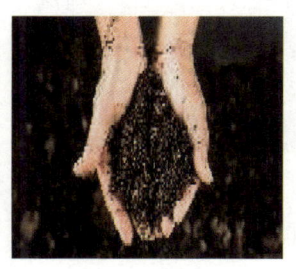

잘 따지고 직접 일하며 완벽주의로 배운 대로 원칙을 중요하게 여기지만, 화합도 잘하고 사람들을 모아서 결집하는 일도 잘한다.

반면에 비장과 위장이 **건강하지 못할 때 토(土)형**의 성향은 공상이나 망상이 많고 호언장담하기를 잘한다. 쓸데없는 생각도 잘하고 모든 일에 의심이 많고 거짓말도 잘한다. 미련하고 게으르며 같은 말을 반복해서 말하는 특성이 있어 어떤 일을 확인할 때는 확인했음에도 거듭해서 확인하기를 반복한다. 또한 트림을 자주 하며 단 음식을 좋아한다.

토(土)형의 육체적인 증상을 살펴보면, 슬냉과 슬통, 전두통, 족1, 2지 부자유, 복명, 비만증, 면 황, 위하수증, 입과 입술 이상, 발뒤꿈치가 갈라지며 이마가 검어진다. 식사 후에 자리에 눕는 것을 좋아하고 몸이 와들와들 잘 떨리며 몸 전면에 열이 잘 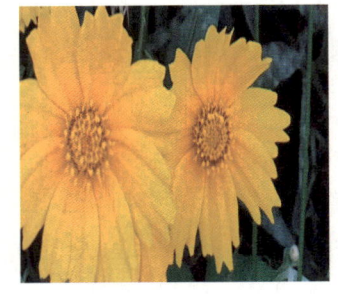 난다. 또한 속이 쓰리고 도포증이 있다. 얼굴에는 개기름이 흐르며 코끝이 빨갛게 된다. 음식의 맛을 잘 모르고 위장이 무력해진다. 비장과 위장이 관련되는 모든 질환(위암, 위궤양, 비장암 등)이 생기게 된다.

토(土)형이 주로 가지는 직업을 살펴보면 농업, 요식업, 생산직이 많다. 실제로 화초를 잘 키우는 사람 중 많은 이들이 토(土)형에 해당한다.

토(土)형의 체질인 사람의 **기호식품**은 짠 것과 신 것을 좋아한다. 습관으로는 비관적이고 슬프게 말하는 습관이 있으며, 토(土)형의 체질을 가진 사람을 설득할 때는 이치에 맞게 잘 설명하면 잘 응하게 된다.

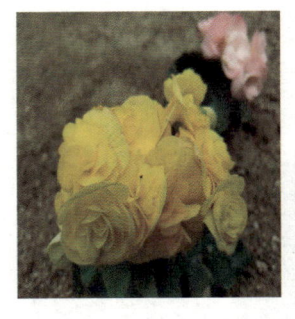

토(土)에 해당하는 장기인 비장과 위장의 기능을 강화하는 식품은 단맛으로 곡식으로는 기장이 있으며, **과일은** 단맛 나는 참외, 호박, 감, 대추가 있다. **채소로는** 미나리, 마, 시금치, 고구마 줄기가 있으며, **육류로는** 소, 토끼, 동물의 위와 지라, **견과류로는** 고구마, 칡뿌리, 감초, 인삼, **조미료는** 꿀, 엿기름, 마가린, 버터, 설탕, **차류는** 꿀차, 칡차, 구기자차, 두충차, 인삼차가 있다.

금(金)형

오행(木, 火, 土, 金, 水) 중 금(金)에 해당하는 장부는 폐와 대장이다. 금(金)은 계절로는 가을에 속하고, 시간으로는 하루를 마무리하는 저녁 시간에 해당하며, 색채로는 흰색에 속한다. 따라서 결실의 계절인 가을과 하루를 마무리하는 저녁 시간, 흰색이 주는 느낌을 통해 금(金)형 체질의 성향을 짐작할 수 있다.

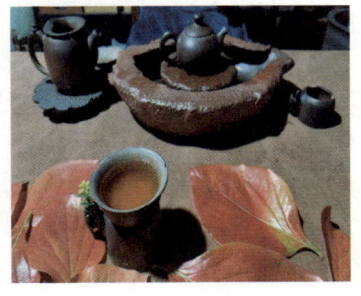

또한 오행 중 금(金)은 매운맛에 해당하며 방위로는 서쪽, 일생에서는 중년에 해당한다. 몸통에서는 가슴 부위, 얼굴에서는 코가 오행 중 금(金)에 속한다. 팔에서는 아래팔(하완) 부분, 관절로는 손목관절이 금(金)에 속한다.

금(金)형 체질의 얼굴형은 정사각형이며, 전반적인 성향은 상대를 긴장시키고 부드러움이 없다. 또한 상대를 제압하는 느낌을 주기 때문에, 지도자 중에는 금(金)형에 속하는 사람이 많다. 금형은 전반적인 느낌이 가을과 유사하며 다소 극단적이고 냉정할 수 있다.

금(金)에 해당하는 장부인 폐와 대장의 건강 상태에 따른 금(金)형 체질의 세부적인 성향에 대해 말하자면, 금(金)형 체질인 사람이 폐와 대장이 건강하면 지도력과 의리가 있으며 준법정신 또한 강하다. 일에 있어서 규칙적인 것을 좋아하고 매사에 일관성이 있으며 마무리도 정확하게 잘한다. 승부욕이 강하고 정리도 잘하며 자존심이 매우 강하다.

하지만 폐와 대장이 건강하지 못할 때 금(金)형의 성향은 비관적이고 슬퍼하며 말을 할 때 우는소리로 말을 한다. 염세주의자가 많으며 자살 확률 또한 높다. 동정심이 지나치게 강하고 고집이 세고 독재적일 수 있다.

금(金)형의 육체적인 증상을 살펴보면, 견비통과 코피, 콧물, 비염, 축농증, 피부병, 기침, 천식, 가슴 팽만감, 변비, 치질, 치루, 탈 항, 장명음, 폐렴, 폐암, 대장암, 직장암 등 모든 병이 동시다발로 올 수도 있고, 항상 폐와 대장 관련된 모든 질환 2~3가지의 병이 함께 한다. 또한 폐와 대장의 상태가 약해지면서 건조한 것을 싫어하고 몸에서는 비린내가 나기도 한다.

금(金)형이 주로 가지는 직업을 살펴보면 군인, 경찰, 정치가, 지도자, 법관, 검찰 등이 있다. 자존심이 강하며 고집이 센 금(金)형의 체질을 가진 사람을 설득하기 위해서는 슬프게 말하면서 동정심을 자극하면 도움이 된다.

금(金)형 체질인 사람의 기호식품은 주로 쓴맛과 신맛을 가진 음식이며, 금(金)에 해당하는 장기인 폐와 대장의 기능을 강화하는 식품은 매운맛 음식이다. **곡식으로는** 현미와 율무가 있으며, **과일은** 매운맛이 나는 배와 복숭아가 있다. **채소로는** 파, 마늘, 양파, 무, 배추, 달래가 있으며, **육류로는** 생선, 조개류, 동물의 허파나 대장, 말, 고양이고기, **조미료는** 박하, 후추, 생강, 겨자, 고추냉이, 계피, **차류는** 생강차, 율무차, 수정과, 계피차 등이 있다.

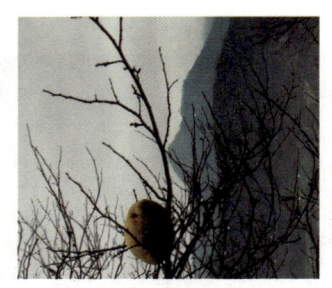

수(水)형

오행(木, 火, 土, 金, 水) 중 수(水)에 해당하는 장부는 신장과 방광이다. 수(水)는 계절로는 겨울에 속하고, 하루 중 밤에 해당하며, 방위로는 북쪽, 일생에서는 말년, 색채로는 검은색이다. 따라서 겨울과 밤의 어두움, 검은색이 주는 느낌을 통해 수형 체질의 성향을 짐작할 수 있다.

그렇다고 **수(水)형 체질의 성향이 겨울이나 밤처럼 차고 어두운 성향만 있는 것은 아니다.** 어둠이 지나면 밝음이 오고, 끝은 시작으로 연결되고, 추운 겨울이 지나면 봄이 오는 것처럼 수(水)형은 새로운 탄생을 하기 위한 모든 준비를 마친 상태로도 볼 수 있다.

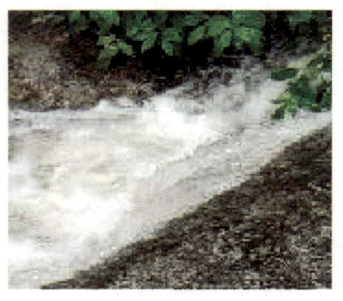

우리의 삶 전체를 오행의 원리에 대입해 보면, 태어나서 성장하는 것은 목(木)의 기운이고, 성인이 되어 남녀가 만나서 서로 사랑하는 것은 화(火)의 기운이며, 결혼해서 아이를 출산하고 가정을 만들어 가는 것은 토(土)의 기운, 아이들이 성장하면서 가정에서 각자의 역할들이 서로 조화를 이루어 가는 것은 금(金)의 기운, 자녀들을 출가시키고 노년의 시기를 정리하는 것은 수(水)의 기운이다. 이렇듯 오행의 원리는 자연의 순리와 상응한다.

우리 **신체 중 수(水)에 속하는 부분**은 몸통에서는 배꼽 아랫부분, 얼굴에서는 귀, 관절에서는 발목관절, 종아리이다. 또한 수(水)형 체질의 얼굴형은 주로 삼각형 꼴이다. 수(水)의 에너지 방향은 아래에서 위로 올라가는 성질을 가지고 있으며, 이러한 수(水)형에게는 하체운동 중심의 수영이나 농구, 걷기와 허리, 종아리, 발목 운동이 권장된다.

수(水)에 해당하는 장부인 신장과 방광의 건강 상태에 따라 수(水)형의 성향은 달라진다. **수(水)형 체질인 사람이 신장과 방광이 건강**하면, 정력이 강하고 생식능력이 뛰어나며 저장성과 지구력, 지혜가 있고 모든 일에 있어서 잘 참고 견디는 편이다. 그리고 새로운 의견제시를 잘하며, 끊임없이 어떤 것에 몰두하는 경향이 있다. 무엇이든 타인에게 잘 양보하고 내성적인 성격의 소유자가 많으며 노래도 잘하는 편이다.

그러나 **신장과 방광이 건강하지 못할 때 수형의 성향**은 매사 부정적이고 안 되는 것을 된다고 생각하고 되는 것은 안 된다고 생각하며, 주어진 것에 저항하고 반항하게 된다. 엄살을 잘 부리고 궁상을 잘 떨며, 자신의 책임을 전과하고 핑계를 잘 대며, 일하지 않고 놀고먹으려고 하는 성향이 있다. 또한, 공포증 있으며 무서움과 겁이 많은 수(水)형 체질의 사람들은 특히 밤과 겨울에 더 심한 공포를 느끼는 경향이 있다.

수(水)형의 육체적인 증상을 살펴보면, 얼굴 두 뺨에 검은색이 감돌며 하품을 자주 한다. 식욕이 부진하고 말할 때는 앓는 소리를 잘 내며 후두통이 있다. 오금과 종아리 통으로 고생하기도 하며 족 관절통이 있다. 소변빈삭, 이명, 중이염, 눈알이 빠질 듯이 아픈 증상을 느끼며, 골과 뼈, 골수 힘줄에 병이 잘

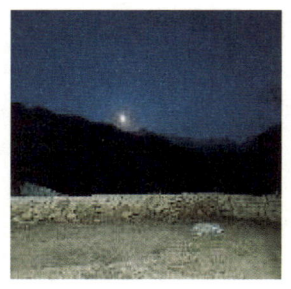

생기고 침을 잘 흘린다. 요통, 신부전증, 신석증, 적혈구 부족증, 부종이 잘 생긴다. 근시나 원시가 많으며 신장과 방광이 관계되는 신장, 방광, 뼈, 골수, 힘줄, 귀, 허리, 이빨, 머리털, 음부, 겨드랑이털 등과 관련된 질환을 가질 수 있다.

수(水)형이 주로 가지는 직업을 살펴보면 수학자, 과학자, 음악가, 연구가 등이 있다. 수(水)형의 언어습관은 말을 할 때 항상 의견을 제시하고 빙빙 돌려서 말하거나 꼬아서 말하는 습관을 지니고 있는데, 이러한 수(水)형의 언어습관을 잘 파악하고 활용하면 고객을 응대하는 직업군의 경우 유용한 팁이 될 수 있을 것이다.

수(水)는 맛으로는 짠맛에 해당하므로 수에 해당하는 장부인 신장과 방광 기능을 강화하는 식품으로는 짠맛을 권장한다. 수(水)형 체질인 사람의 기호 식품은 쓴맛과 단맛을 좋아하는 경향이 있다. 이들에게 좋은 음식은 **곡식으로는** 콩, 서 먹태 콩(약콩), 콩 떡잎, 과일과 근 과로는 밤과 수박, 마, **해조류는** 미역, 다시마, 김, 파래 등이며 **조미료는** 된장과 간장, 소금, 치즈, 죽염 등이 있다. **육류로는** 돼지고기, 해삼, 녹용, 개구리, 멸치, 오징어, 각종 젓갈류(명란, 조개, 새우젓 등)가 있으며, **차류는** 마차, 다시마 차, 콩물, 두유가 있다.

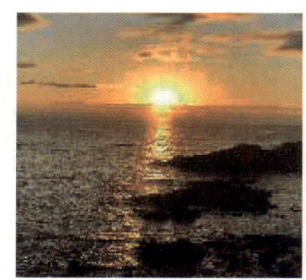

상화(相火)형

상화(相火)에 해당하는 장부는 무형의 장기인 심포와 삼초이다. 심포는 심장을 싸고 있는 막으로 마음(정신)을 의미하고, 삼초는 상초, 중초, 하초로 나누어지며 전신(육체)을 의미한다. 상화(相火)는 오행의 고리 역할을 함으로써 오행의 질서와 조화를 이루게 한다. 이러한 특성이 반영된 상화(相火) 형은 계절로는 환절기에 속하고, 얼굴에서는 표정에 속하며, 관절로는 어깨 관절과 손가락, 그리고 손목에 해당한다.

계란형의 얼굴형을 가진 상화(相火) 형은 오장육부가 가장 발달한 체질로 갖은 재주가 많은 것이 특징이다. 상화(相火) 형의 사람들은 상담업, 중개업, 언론인, 변호인 등의 직업을 갖는 것이 좋다.

심포와 삼초가 건강한 사람은 다재다능하고 능수능란하며 임기응변이 좋다. 이들은 머리가 좋고 차분한 성격으로 순발력이 있고 정력적이며, 한열과 병균에 대한 저항력이 강하다. 이와 반대로 심포와 삼초가 건강하지 않은 사람은, 불안을 쉽게 느끼며 초조해하여 우울증이 생긴다. 수줍고 창피함을 잘 느낌과 동시에, 울화가 잘 치밀고 마음이 복잡하고 심란하며 쉽게 아니꼬움을 느끼며 잘난 척하고 이간질과 간신질을 잘한다.

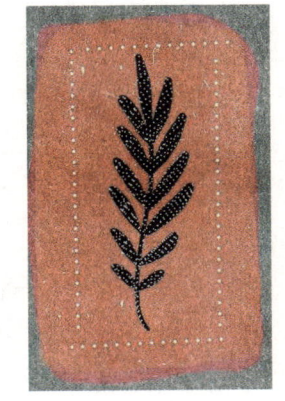

또한, 이들은 요령 피우고 지저분하며, 잔꾀를 잘 쓰고 부산하고 집중력이 없으며 종종 헛것이 보이기도 한다. 이외에도 심포와 삼초가 건강하지 못한 사람은 상황에 어울리지 않는 옷을 입고 상황과 맞지 않는 말과 행동을 하며, 웃고 있지만 우는 것처럼 보이고 우는 표정이지만 웃는 것처럼 보이는 특성을 보인다.

심포와 삼초가 건강하지 않을 때 나타나는 육체적인 증상으로는 각종 저항력이 없고 이유 없이 피곤하고 무기력하다는 특징이 있다. 손바닥에 땀이 잘 나며 뜨겁고 습진이 잘 생기며 갈라지는 증상을 보이고, 몸이 갑자기 떨리거나 진저리를 잘 치고, 몸에 열이 잘 오르며 울화통과 심통이 있다.

멍이나 상처가 잘 생기고 쉽게 아물지 않으며, 신경성, 심인성과 과민성 질환이 있고 갱년기 장애가 있다. 심계항진, 한열왕래, 헛기침, 면 홍, 매핵, 홍반통, 임파액 뭉침(사리, 멍울, 혹, 돌기 된 증상)이 있고, 목이 잘 붓고 갈증이 잘 생기며 말도 잘 더듬는다. 꼬리뼈가 아프며, 소변 곤란, 생리 곤란, 신경성 소화불량이 있고, 각종 신경성 질환과 무명지(새끼 손가락)와 중지가 뻣뻣해 지고 청력이 약화 되며 신진대사 잘 안 된다.

어깨가 무겁고 뻐근하며 빠지는 것 같은 통증이 있고, 손발이 저리고 떨리는 수전증이 생긴다. 손발에 쥐가 잘 나고 부정맥, 빈맥, 전관절염(류마티스), 손관절, 견관절 후증, 통증 이동, 저림증 이동, 혈소판 부종 증이 생긴다. 그 외 심포, 삼초와 관계되는 모든 질환(심포, 삼초, 견관절, 각종 임파액, 손, 표정 관련 질환)이 생길 수 있다.

상화(相火)에 해당하는 맛은 떫은맛이다. 따라서 심포와 삼초의 기능을 강화해주는 식품으로 떫고 담백한 맛을 가진 식품이 권장된다. 해당하는 음식을 살펴보면, **곡식으로는** 옥수수, 녹두, 조가 있고, **과일은** 바나나, 아몬드, 토마토, 땡감, 도토리, 야채는 오이, 가지, 콩나물, 고사리, 양배추, 우엉, 송이버섯, 두릅, 아욱, 숙주나물, **육류로는** 양고기, 오리고기, 오리알, 꿩, 번데기, 오징어, 명태, **근과류는** 감자, 토란, 당근, 죽순, **차류로는** 요구르트, 토마토 주스, 솔잎차, 감잎차, 각종 이온 음료가 있다.

여기까지 육장육부에 속하는 장기와 그에 해당하는 체질 및 성향에 대해 모두 알아보았다. 육장육부의 성질을 잘 알고 활용하면, 건강한 육체와 정신을 가진 균형 잡힌 삶을 영위할 수 있을 것이다.

결론적으로 오행에 관련된 **에너지가 약해져서 병이 들고 육체가 힘들어졌을 때,** 각각의 장기 기능을 강화해주는 식품을 골고루 잘 섭취하고 그에 맞는 운동을 함께하면 건강을 되찾고 유지하면서 새로운 에너지로 생활에 활력을 가질 수 있게 될 것이다.

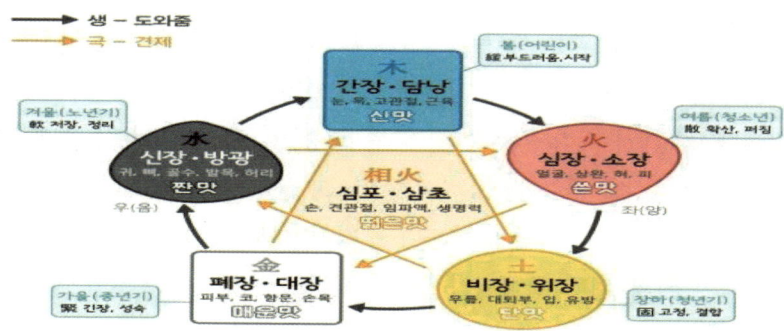

육장육부가 하는 일과 온도를 비교해 색을 살펴보면

　물체는 온도가 낮아지면 검은색이 되고 온도가 높아지면 흰색이 된다. 우리 인체는 스스로 자가 발전하는 용광로로 음식과 호흡을 원료로 하여 온도를 유지한다. 인체 평균 온도는 36.5℃~37.2℃ 정도이지만, 육장육부에 해당하는 장기의 온도는 각각 그 기능과 역할에 따라 차이가 있다. 육장육부의 장기는 1~2℃의 미미한 온도 차이에도 아주 민감하게 반응하는데, 이는 체온의 1℃ 차이가 신체에 미치는 영향이 크기 때문이다. 일반적으로 체온의 1℃ 차이는 용광로에서의 1,000℃ 차이에 해당한다고 보면 된다.

　우리 몸은 32℃ 이하이면 저체온증으로 인한 심장마비로 사망할 수 있으며, 41℃ 이상이면 체온조절을 담당하는 중추 뇌의 연수가 손상되어 더는 체온조절을 하지 못하게 됨에 따라 뇌세포가 죽어가 뇌사에 이르게 된다.

　그렇다면 육장육부가 하는 일을 온도 그리고 색이 가지고 있는 특성과 연관지어 살펴보자.

◎ 육장육부가 하는 일

수(水)

　먼저 수(水)에 해당하는 신장과 방광이 하는 일은 신체 정화 작용이다. 신장은 신체 노폐물을 제거하고 정화된 혈액을 재공급하며, 방광은 신장으로부터 제거된 노폐물을 신체 밖으로 빼내는 일을 한다. 오행에서는 이러한 역할을 하는 장기들은 다른 장기들보다 온도가 높을 때 장기 내 염증이 생기기 쉬우니, 신장과 방광이 다른 장기들에 비해 상대적으로 온도가 낮을 때에야 비로소 제 기능을 잘 수행할 수 있다고 본다. 온도가 낮은 장기인 신장과 방광은 빛을 흡수하여 온

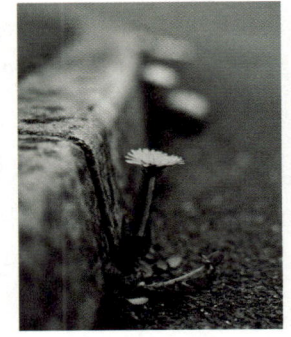

도를 낮추는 특성을 가진 어두운색 계열의 색깔에 상응하는데, 신장은 검은색, 그리고 방광은 검은색보다 다소 밝은 쥐색과 연결된다.

화(火)

화(火)에 해당하는 장기는 심장과 소장이 있다. 그중 심장을 두고 동양의학에서는 군왕에 빗대어 말하곤 한다. 심장이 하는 일은 단순한 펌프질이지만, 심장이 멈추면 모든 장부의 기능도 더불어 멈추어 생명이 멈추기 때문이다. 언뜻 생각하기에 심장은 따뜻한 특성을 가져야만 하는 장기일 것 같지만 사실 그렇지 않다. 오행에서는 심장은 신장과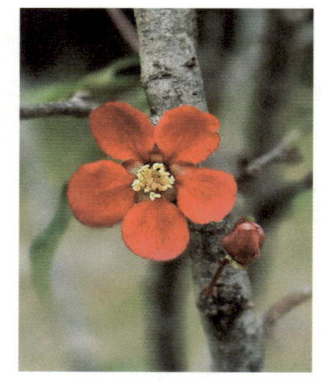
방광 다음으로 온도가 낮아야 하는 장기로 본다. 심장과 소장에 해당하는 색은 파장이 긴 붉은 계열이다. 심장은 빨간색, 그리고 소장은 분홍색과 상응한다.

토(土)

토(土)에 해당하는 비장과 위장의 주된 업무는 음식물의 소화이다. 동양의학에서 말하는 비장은 해부학적으로 확인할 수 있는 신체 내 비장을 뜻한다기보다, 인체 내 비장과 췌장을 아울러 표현한 관념적 장기로 보는 것이 타당하다. 동양의학에서는 비장을 섭취한 음식물의 소화와 흡수를 돕느라 분주히 일하는 장기이며, 동시에 신체 기혈순환을 돕고 두뇌 사고작용에까지 영향을 끼치는 장기로 본다. 소화를 담당하는 장기는 음식을 발효하고 산화시키기 위해 근본적으로 열이 필요하다. 그러나 열이 과하면 음식이 너무 빨리 소화되어 금방 허기지게 만듦으로써 비만과 당뇨병과 같은 성인병을 유발하는 원인이 되기도 한다.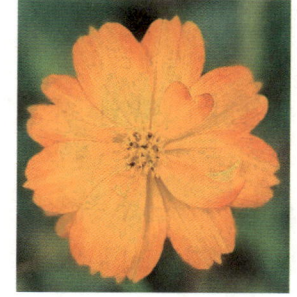

반면 해당 장기에 열이 없어 냉해지면 소화가 잘 안 된다. 이는 비장과 위장이 건강하지 않은 사람들이 무의식적으로 얼굴을 자주 찡그리게 되는 이유이기도 하다. 이렇듯 적당한 온도를 유지해야 하는 비장과 위장에 상응하는 색은 빨간색보다 짧은 파장의 색으로서, 비장은 주황색, 위장은 노란색에 해당한다.

목(木)

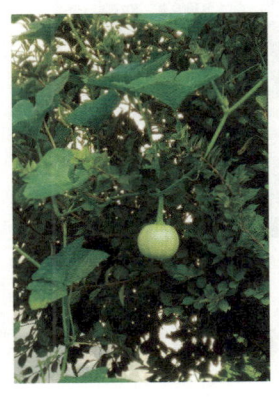

목(木)에 해당하는 간과 담낭의 주요 기능은 음식물의 소화를 돕는 것이다. 간에서 소화액인 담즙이 만들어져 이는 담낭에 저장되며, 십이지장에서 음식물과 섞여 소장으로 들어가 지방의 소화를 촉진한다. 흔히들 우리 몸이 천 냥이면 간은 구백 냥이라고 말하곤 한다. 간은 소화 기능 외에도, 대사기능, 순환 기능, 해독기능 등을 담당하여 다른 장기보다 하는 일이 월등히 많다. 오행에서는 이렇게 쉼 없이 일하는 간에 열이 과하게 있으면 질환을 일으키게 되므로, 이 장기에 열이 쌓이지 않게끔 해야 한다고 말한다. 간과 담에 해당하는 색은 소화를 담당하는 비장과 위장의 색인 빨간색과 주황색보다 짧은 파장을 가진 색으로, 담낭은 초록색, 그리고 간은 초록색보다 짧은 파장의 파란색에 상응한다.

금(金)

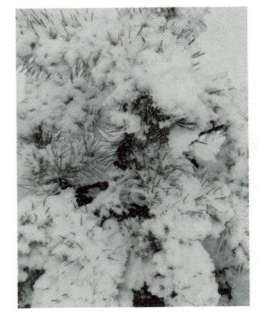

금(金)에 해당하는 장기는 폐와 대장이다. 호흡을 일분일초도 멈출 수 없는 폐는 온도가 높은 장기로서, 이 장기와 연결되는 색은 백색이다. 대장 역시 장기가 따뜻할 때 노폐물을 배출하고 노폐물로부터 나오는 가스 처리 작용이 원활하게 이뤄진다. 대장에 상응하는 색은 폐에 해당하는 흰색과 비슷한 은색이다.

상화(相火)

마지막으로, 오행 중 상화(相火)에 해당하는 무형의 장기인 심포와 삼초가 있다. 심포와 삼초는 정신적인 일과 관계가 깊은 장기이다. 정신의 일은 두뇌의 소관으로, 정신적인 피로가 과할 때는 머리가 아프고 열이 나기도 한다. 이를 진정시키고 장기의 기능을 건강하게 유지하기 위해 심포 및 삼초는 파장이 짧은 색채와 상응하게 되는데, 심포는 파장이 짧은 남색과 삼초(상, 중, 하초)는 파장이 가장 짧은 보라색과 연결된다.

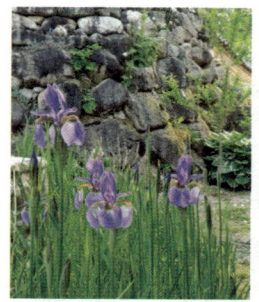

● 육장육부와 색의 관계

이렇듯 육장육부의 장기와 색과의 관계를 잘 살펴보면 인체는 평형을 원함을 알 수 있다. 우리 인체는 어느 한 장기가 잘났다고 툭 비어져 나오지 않고 각각의 장기가 색과 조화를 맞추어 일함으로써 균형을 이루어 낸다. 장기가 열이 높으면 차가운 색으로, 열이 낮으면 따뜻한 색에 상응하여 제 기능을 유지한다. 인체에는 잘난 장기도 없고 못난 장기도 없다. 두드러지게 잘난 척하는 장기가 있다면 그것은 병든 장기이고, 주눅 들어 뒤처지는 장기 또한 병든 장기이다. 자연이 조화와 균형을 이루듯, 인체 또한 이러한 자연의 원리를 따른다.

그리고 한 가지 더 주목 해야 할 점은 각각의 장기의 색이 과잉되거나 부족하여 장기마다 적절한 온도를 유지하지 못하면 질병을 유발한다는 것이다. 외부 환경이나 먹는 음식, 정신적인 스트레스 등의 요인으로 장기의 온도 유지가 되지 않으면 병이 들게 된다. 따라서 고열이 발생했을 때는 병증을 유발함에 관계된 주된 장기를 파악한 후에 치료함이 중요하다.

예를 들어, 열이 심하여 헛소리하고 잠을 못 이루는 이는 장기 중에 '간'이 건강하지 않은 것으로, 이때 간의 연결색인 파란색을 간 부위나 간 경락에 칠하게 되면 치유에 도움이 될 수 있다.

실제로 인도 아유르베다 의학에서는 물을 통해서 태양 빛의 색을 치료에 이용하고 있다. 한 예로 아유르베다 의학에서 담낭(쓸개) 기능이 나쁜 환자 치유법으로 담낭(쓸개)의 색인 초록색 병에 물을 담아 햇빛에 장시간 둔 후 그 물을 계속 마시게 하는 처방이 있다. 이는 초록색 병으로 인하여 그 안에 든 물이 태양 빛 중에서 초록빛 에너지를 많이 받게 되어 초록색 에너지가 결핍된 담낭(쓸개)을 치료하는 원리이다.

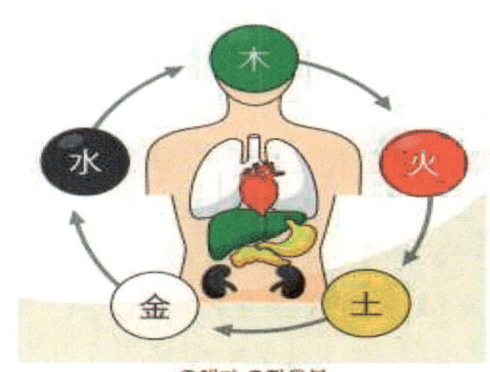

오행과 오장육부

정리하면, 인체의 장기들은 각각 고유한 색을 가지고 있다는 것이고, 이러한 고유한 색이 부족하거나 과잉될 때 질병은 생기게 된다는 것이다. 광선이나 색을 신체에 쪼이거나 칠하면 몸의 질병을 치료하는 데 도움이 될 수 있다. 그러나 빛(색)에 과다하게 노출될 시에는 인체에서 색의 균형이 깨지면서 병을 유발할 수도 있으니 주의해야 한다. 우리가 먹는 음식에도 색이 있어서 음식의 양과 음식의 색에 따라 신체 색 체계에도 영향이 미칠 수 있다는 것 또한 기억하자. 각각의 장기가 지니는 색에 잘 맞추어서 식생활의 습관을 유의한다는 것은 신체의 조화와 균형을 잘 유지하면서 건강한 삶을 즐기기 위한 한 가지 방법이 될 것이다.

내면의 에너지로 행복해지자

인도의 아유르베다 의학에서는 인체를 일곱 등분하고, 각각의 부분마다 특별한 에너지 센터(차크라, Chakra)를 가지고 있다고 본다. 이 에너지 센터들은 일곱 가지 무지개색과 상응하는데, 아유르베다 의학에서는 인체가 이 색들을 통하여 외부와 내부의 에너지를 소통함으로써 건강한 삶을 영위할 수 있으며, 특정한 부위의 질병이 생기는 이유는 특정 에너지 센터에 해당하는 색 에너지의 부족이나 과잉으로 인한 것이라 주장한다.

인체의 일곱 차크라와 마찬가지로, 우리 몸의 축소판이라 불리는 손에서도 인체와 상응하는 일곱 개의 차크라를 찾을 수 있다. 몸 가까이에 부족한 차크라의 색을 노출하는 것이 가장 이상적이지만, 이것이 여의치 않을 때는 부족한 차크라 에너지를 손쉽게 활성화하기 위해서 손 위에 특정 차크라의 색을 칠하거나 색 테이프를 붙여도 괜찮다. 이렇게 함으로써 균형이 맞춰진 차크라는 건강한 몸과 마음을 유지하는 데 도움이 된다.

동양의학에서는 인간을 물질적인 육체인 '정', 에너지 정보 체인 '기', 영체인 '신'이라는 세 가지 생체 에너지가 합쳐져서 이루어진 존재로 보고 있다. 그리고 동양의학은 인체의 상, 중, 하단전의 에너지가 무지갯빛 색과 반응하여 기운이 순환된다고 보는데, 이는 아유르베다 의학의 관점과 비슷하여 흥미를 자아낸다.

상, 중, 하단전의 위치와 연결되는 색을 살펴보면, 상단전은 머리 부분으로 파란색 계열인 파란색, 남색, 보라색과 연결되고, 중단전은 흉부(몸통) 부분으로 녹색 계열인 노란색, 녹색, 초록색과 연결되며, 하단전은 하복부(배꼽 아래) 부분으로 붉은색 계열인 빨강, 주황과 연결된다. 이렇게 상, 중, 하단전에 미치는 색은 빛의 삼원색이다. 이 빛의 삼원색이 가진 에너지는 인체의 에너지와 상응하여, 인체의 정과 기와 신에 영향을 미치게 된다.

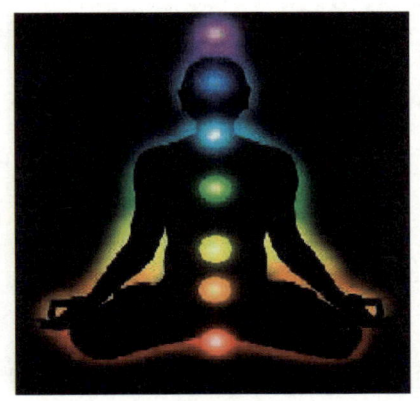

차크라 이미지

❖ 인도 아유르베다와 동양의학의 차크라 비교 ❖

일곱 개의 차크라와 관련하여, 인도 아유르베다 의학과 동양의학의 관점을 비교해보면 다음과 같다.

➢ 1차크라는 인도에서는 물라다라(muladhara), 동양에서는 회음 차크라로 명하고, 부신 호르몬과 유사한 역할을 하여 생존의 차크라로 불리며, 항문과 생식기 사이(미저골 신경총)에 위치한다.

➢ 2차크라는 인도에서는 스와디스타나(svadhishana), 동양에서는 단전 차크라로 명하며 활력과 움직임, 성적표현에 관여하는 차크라로 척추 맨 끝 꼬리뼈(천골 신경총)에 위치한다.

➢ 3차크라는 인도에서는 마니푸라(manipura), 동양에서는 위장 차크라로 명하며 췌장의 기능과 유사한 에너지, 욕망에 관여하는 차크라로 배꼽 뒤 척추 내벽(태양 신경총)에 위치한다.

➢ 4차크라는 인도에서는 아나하타(anahata), 동양에서는 가슴 차크라로 명하며 흉선의 면역력을 향상하는 호르몬 분비와 관련된 곳으로 사랑과 봉사에 관여하는 차크라이다. 이 차크라는 심장 뒤의 척추 내벽(심장 신경총)에 위치한다.

➢ 5차크라는 인도에서는 비슈다(vishudda), 동양에서는 목 차크라로 명하며 갑상선과 연계되며, 자기주장, 창조 투쟁력에 관여하는 차크라로 척추 내의 목 부위(경부 신경총)에 위치한다.

➢ 6차크라는 인도에서는 아즈나(ajna), 동양에서는 미간 차크라로 명하며 뇌하수체와 연계되며, 직관, 지능, 투시력에 관여하는 차크라로 두뇌 중앙의 뇌간에 위치한다.

▶ 7차크라는 인도에서는 사하즈나라(sahasrara), 동양에서는 두정 차크라로 명하며 송과체와 연계되며, 초월, 초 의식, 정신적인 기능에 관여하는 차크라로 머리끝 정수리에 위치한다.

1 차크라부터 7 차크라는 빨, 주 노, 초, 파, 남, 보라색의 무지갯빛 색이 순서대로 적용된다. 각각의 색은 해당하는 차크라에서 에너지가 되어 힘과 활력을 주게 된다. 만약 특정 색 에너지가 과하거나 부족하게 된다면, 에너지 불균형을 초래해 정신적 및 육체적 질환을 유발할 수 있다. 따라서 건강한 생활 리듬을 유지하기 위해, 인체의 원활하고 균형 잡힌 색 에너지를 유지하는 것이 차크라 색채 요법의 핵심이라 봐도 무방하다. 그럼 이제부터, 일곱 개의 차크라에 대한 세부적인 내용을 살펴보자.

1 차크라 : 회음 차크라

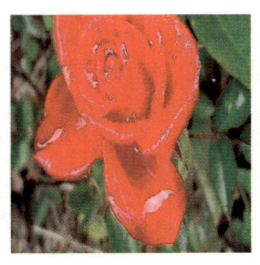

아유르베다에서는 인간은 빛의 존재이자 색의 존재이며 일곱 개의 차크라를 통한 자연의 무지개색으로 인체는 에너지를 얻을 수 있다고 본다. 인도에서는 물라다라(muladhara), 동양에서는 회음 차크라로 명하는 1 차크라는 일곱 개의 무지개색 중 빨간색을 통해 특별한 에너지와 활력을 받을 수 있다.

빨간색은 1 차크라인 회음 차크라를 조절하는 역할을 하며, 빨간색 에너지의 조화가 원활할 때와 그렇지 못할 때, 그리고 빨간색 에너지의 과잉과 결핍에 따라 사람들의 성향과 육체적 증상은 다르게 나타난다. 이를 잘 이해하면 몸과 마음의 건강을 더 좋게 유지할 수 있을 것이다.

척추 맨 아래에 있는 미저골 부위(생식기와 항문 사이)에 위치하는 회음 차크라는 원초적인 생명 에너지의 흐름을 관장하여 신체에 힘과 활력을 주며, 순환계 및 생식계 작용과 사지 기능이 연결되어, 고환과 난소의 기능, 팔과 다리의 활동에 영향을 준다. 또한 이 부분은 육체를 지탱하여 뼈와 척추를 다스리고, 직장과 항문에 관여하며, 신체 전반적인 면역체계를 관장한다.

아유르베다에서는 회음 차크라를 정서적, 정신적, 영적 건강의 기초가 된다고 본다. 따라서 회음 차크라의 쿤달리니(산스크리트어로 인간 안에 잠재된 우주 에너지를 뜻한다)를 적절히 자극하면 두려움을 해소할 수 있으며, 자각의 시작, 질병으로부터의 자유, 개화, 생명력, 정력, 안정성, 순결을 얻게 해준다고 믿는다.

회음 차크라는 처음으로 가족을 인식하게 하는 차크라이며 더 나아가서는 집단, 부족, 민족적 동질성을 느끼게 하는 차크라이다. 빨간색을 생각하면 생명의 불꽃이 떠오르게 되는 것처럼, 회음 차크라에는 인체의 핵심 생명 에너지인 쿤달리니가 들어 있으며, 이는 곧 인간 생명의 완성을 원한다.

※ 빨간색 에너지가 하는 역할

1 차크라인 회음 차크라의 빨간색 에너지가 원활한 사람은 신체가 건강하다. 이들은 정력적이고 활동적이며 면역력이 강하다. 체격은 마른 편으로 근육질의 몸매를 가지고 있으며, 외향적인 성격과 빠른 말과 행동, 포용력과 지 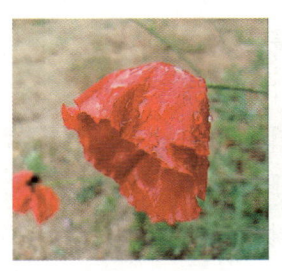 도력이 있는 특징을 보이며, 매사에 용감하고 자립적 의지와 사회 적응 능력 또한 뛰어나서 목표 성취율이 높은 까닭에 성공한 사람이 많다.

반면에 회음 차크라의 빨간색 에너지가 원활하지 못한 사람은 돈에 대한 욕구와 집착이 강하고 폭력적인 행동을 하며 타인의 언행에 대하여 민감하고 공격적인 경향이 있고, 소유욕이 있으며 보수적이고, 권력을 추구하는 성향이 강하다. 또한 생각 없이 행동하고 매사에 감정조절이 잘 안 되며 분노가 많고 이기적인 면이 많다. 이러한 회음 차크라 에너지 불균형으로 오는 육체적 질환을 살펴보면, 좌골신경통, 다리 통증, 뼈가 시린 증상, 골다공증, 정맥류, 직장 종양, 암, 우울증, 면역체계 이상, 만성 요통 등이 생길 수 있다.

자신의 회음 차크라의 현재 에너지 상태를 확인해 보기 위한 간단한 방법으로 오링테스트가 있다. 오링테스트를 하는 방법은 먼저 테스트를 받고자 하는 사람이 자신의 회음 차크라에 한 손을 대고 다른 한 손의 엄지와 검지로 링(○)을 만들면, 다른 사람이 이 두 손가락을 잡아당겨 링을 끊는 것이다. 이때 오링이 힘없이 벌어지면 회음 차크라의 에너지가 약한 것이고, 오링이 쉽게 끊어지지 않으면 에너지가 강한 것이라고 짐작할 수 있다.

1 차크라인 회음 차크라의 빨간색 에너지가 과잉된 사람은 삶에 대한 의지와 활력이 지나쳐서 오는 부작용을 감하기 위해 넘치는 에너지를 안정시킬 필요가 있다. 이때 빨간색의 보색인 초록색을 이용하여 빨간색의 과한 에너지를 차분히 가라앉게 하면 도움이 된다. 예를 들어 빨간색 에너지가 과잉된 사람이 셔츠나 양복 상의를 초록색으로 입으면 심장이 안정되고 긴장이 풀리며 불안감이 없어진다.

반대로 회음 차크라의 빨간색 에너지가 결핍된 사람은 신체적으로 만성피로를 느끼며 매사 기운이 없고 불안함과 우울함이 올 수 있는데 이때, 빨간색 속옷 착용 등의 방식으로 빨간색 에너지를 부족한 회음 차크라에 주게 되면, 이내 기운을 얻게 되고 불안함과 우울함의 증상 등을 해소할 수 있다. 또 다른 예를 보면, 혼수를 준비할 때 만드는 전통적인 신혼부부 이불 색상을 보면, 몸의 상체 부분에 해당하는 이불의 색은 청색, 이불의 아랫부분은 홍색으로 꾸미게 되는데 이는 1 차크라인 회음 차크라에 에너지를 주고 홍색과 청색을 서로 대비하여 회음 차크라의 에너지 균형을 잡기 위한 것이다.

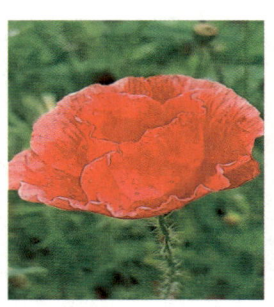

빨간색 에너지를 보충하는 방법

빨간색 에너지는 1 차크라인 회음 차크라 에너지의 힘을 가지게 하므로 빨간색을 통해서 회음 차크라의 부족한 부분을 해결할 수 있다. 빨간색과 관련된 1 차크라인 회음 차크라의 문제 부분을 대처하는 방법을 정리해 보면, 빨간색의 속옷을 입음으로 인해서 회음 차크라의 문제 부분을 해결하는 것처럼 **빨간색을 입고, 빨간색을 먹고, 빨간색을 칠하는 것이다.**

　빨간색을 먹는 방법으로는 토마토, 붉은 체리, 딸기, 빨간 사과 등의 빨간색 과일과 적포도주가 있다. 적포도주는 하체의 기운을 주고 심장을 안정시키게 한다. 대부분의 빨간색 과일은 그 껍질 속에 라이코펜과 안토시아닌이라는 붉은 색소를 많이 가지고 있는데 라이코펜과 안토시아닌은 몸에 쌓인 유해산소를 제거하는 청소부 역할을 하므로 피를 맑게 하고 정화하는 작용을 한다.

　특히 라이코펜은 암을 유발하는 독소 제거에 좋으며 토마토에 많이 함유되어 있다. 딸기와 빨간 사과에 많이 함유된 비타민C는 발암물질 형성을 억제하고 변비 예방에도 좋다. 항산화 물질인 안토시아닌을 함유한 적포도주를 적당량 음용하면 심장병이나 뇌졸중을 예방한다고 한다. 그리고 살찌기를 원하는 사람도 붉은색 음식을 먹으면 도움이 되는데 이는 붉은 계통의 색이 식욕을 돋우기 때문이다.

　그러나 붉은색 고기나 자극성이 있는 진한 빨간색이 들어있는 음식을 많이 먹으면 적개심, 성급함, 조바심, 분노를 유발할 수도 있으니 고혈압, 동맥경화, 협심증, 뇌졸중 등의 증상이 있는 사람은 삼가야 한다.

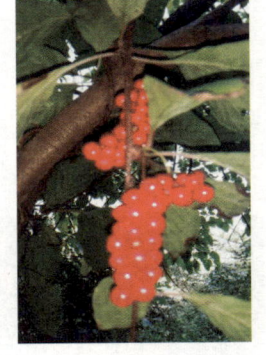

　빨간색을 칠하는 방법으로는 손바닥의 회음 상응 부위에 빨간색을 칠하는 방법으로 문제의 근원을 회복하는 것이다. 손바닥 부분의 회음 상응 부위에 가로, 세로로 약 2cm 크기의 정사각형 모양으로 빨간색을 칠해주면 생식, 정력, 전립선에 강한 영향을 주기 때문에 회음 차크라의 문제를 해결하는 데 도움이 된다. 빨간색을 정사각형 모양으로 칠해주는 것은 인체에서 원초적인 힘을 상징하는 것으로 인체를 안정시키며, 원기부족으로 하체에 힘이 없는 사람, 중환자, 수술 환자도 좋은 반응을 볼 수 있다. 1 차크라인 회음 차크라에 에너지가 부족할 때 참고해서 실천해 보는 것도 좋은 방법이 될 것이다.

2 차크라 : 단전 차크라

동양에서 단전 차크라라고 불리는 2 차크라는 인도에서는 스와디스타나(svadhishana) 차크라로 불린다. 이 차크라는 배꼽 아래 단전에 위치하는데, 이 부분은 인체의 경혈 중 가장 기운이 많이 모이는 에너지의 중심으로 하단전이라 일컬어지기도 한다.

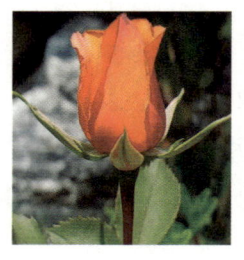

신체적으로 단전 차크라는 생식기 부분과 관련이 있다. 단전 차크라와 연관된 신체 부위는 생식기, 대장, 요추, 골반, 엉덩이, 방광, 신장, 자궁 등이며, 배설기 계통의 활동 또한 돕기 때문에 신체의 해독작용에 영향을 미치는 중요한 중추로서 작용한다. 단전 차크라에 기운이 원활하게 흐를 때는 생명의 창조와 인체 내 해독작용을 돕지만, 기운이 원활하지 못할 때는 불임이나 자궁근종, 생리통, 자궁암, 난소암, 성병, 전립선 질환, 정력 감퇴, 소변 질환, 허리와 엉덩이의 만성 통증 등을 유발할 수 있다.

단전은 비단 신체 건강에만 영향을 미치는 것이 아니다. 이 부분은 육체뿐만 아니라 정신을 지탱하는 역할을 하여, 외부세계와의 상호작용이 원활하도록 돕는다. 정신적으로 단전 차크라는 계획을 실행시키는 결단력과 관계가 있다. 세상을 살아가며 난관에 부딪혀 생존본능의 에너지가 필요할 때 단전 차크

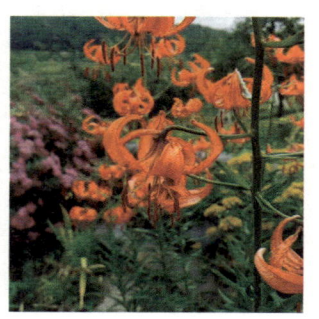

라에 에너지 흐름이 집중되는데, 이는 무엇을 선택해야 하는 상황에서 필요로 하는 기운이 단전에서 비롯되기 때문이다.

만약 단전 차크라의 기운이 부족하다면, 중요한 결정에 있어 후회되는 선택을 잘하거나 사회생활에 적응을 잘하지 못하는 경우가 발생할 수 있다. 이처럼 단전 차크라의 에너지는 인간관계에 영향을 미치기도 한다. 하지만 반대로 인간관계를 경험함으로써 얻게 되는 지혜와 통찰력으로 단전 차크라의 기운이 강해지기도 한다.

단전 차크라는 삶 속에서 인간과 인간관계를 경험하면서 나타나며, 가족과 부모를 떠나 또 다른 관계를 만드는데 필요한 에너지이다. 20세 전후에는 자신과 에너지가 맞는 사람들과 관계를 만들어 인생을 논하고 우정이 지배하는 시기이다.

※ 주황색 에너지가 하는 역할

2 차크라인 단전 차크라에 상응하는 색채는 주황색이다. 앞서 말한 단전 차크라의 특징을 주황색과 연결해 다시 말해 보자면, 주황색은 인간관계에 영향을 주는 색이 될 것이다. 실제로 주황색은 호감과 친근감을 불러일으키는 색이라고 한다. 주황색에 노출이 많이 되면 단전 차크라의 에너지도 함께 고조된다.

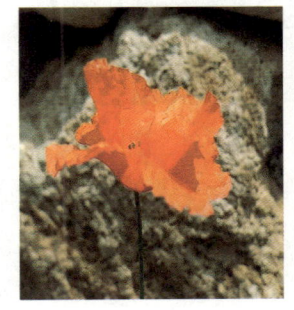

단전 차크라의 주황색 에너지가 발달한 사람은 성격이 발랄하면서도 환하고 생각이 편중되지 않으며 균형을 취할 줄 알고 헌신적이고 융통성이 있어 주변 사람들을 즐겁고 행복하게 해준다. 평화를 사랑하고 사려가 깊고 행동이 조심스럽고 협조적이며 삶에 대해 긍정적, 창의적이고 모험을 즐기며 낙천적이다. 또한 감수성이 예민하여 감성을 요구하는 일에 종사하면 자신의 능력을 잘 발휘할 수 있다. 생산적이고 창조력이 있으며, 욕망, 분노, 탐욕, 불안, 질투 등의 감정에서 벗어난다.

반대로 단전 차크라의 주황색 에너지의 조화가 깨진 사람의 경우에는, 감정적, 육체적으로 충격을 심하게 받게 되면 그 상처에서 쉽게 헤어나지 못한다. 이기적이고 교만하거나 허영심이 있어 타인과의 관계가 원만하지 못하고 진실을 실속 없이 부풀리고 사회적 신분을 중요시하여 다른 사람의 시선을 과하게 의식한다. 그리고 매사 자신감이 없으며 우유부단함과 책임 전가를 하는 성격으로 타인과의 관계에 부정적인 에너지를 형성하기도 한다. 게다가, 신체적으로는 소화 흡수 체계에 문제가 생겨 소화장애와 식욕 저하 현상이 나타나기도 한다.

하지만, 주황색 에너지가 결핍된 이들에게 주황색을 자주 보여주게 되면 이러한 상황의 개선에 도움이 될 수 있다. 예를 들어, 주황색 속옷을 입거나, 식탁보, 그릇 등의 도구를 주황색으로 사용하거나, 귤, 오렌지, 늙은 호박과 같은 주황색 음식을 섭취함으로써 단전 차크라의 기운이 부족한 이들에게 식욕과 자신감을 북돋아 줄 수 있다.

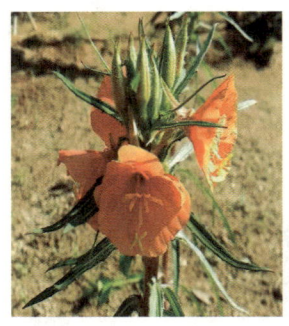

자연에서 얻을 수 있는 주황색 과채는 단전 차크라에 특히 좋은 음식이다. 이러한 음식을 섭취하면 우리 몸에 유해 한 독소가 쉽게 배출된다는 특징이 있다. 특히 주황색 과실에 많이 함유된 베타카로틴은 대기오염의 독성을 중화시킬 뿐 아니라 노화 방지에도 좋다.

이 외에 **단전 차크라의 기운을 강화하는 방법** 으로, 몸의 경락과 혈 자리를 모두 가지고 있는 손의 단전 차크라에 해당하는 부위(엄지와 약지가 손바닥 중간 자리에서 만나는 부분)에 마름모 모양으로 주황색을 칠하는 방법이 있다. 특히 원기부족으로 복부에 힘이 없는 사람, 장이 무력하고 과민하여 만성 설사를 잘하는 사람, 소변 이상, 골반통, 만성 요통, 불임증, 자궁질환, 생리 질환일 때 해당 부위에 주황색을 칠하면 건강에 도움이 된다. (오링테스트를 통하여 단전의 상태 점검이 가능하다.)

3 차크라 : 위장 차크라

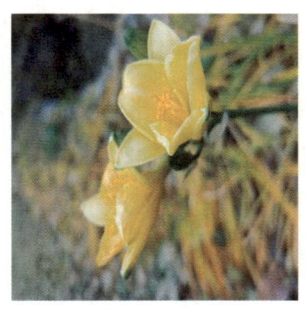

3 차크라는 위장과 밀접한 관련이 있어 위장 차크라라고 불리며, 따라서 위장 차크라의 기운이 강한 사람은 대체로 자기 성찰을 통해 자신을 바꾸는 힘을 가지고 있다는 특징이 있다. 인도에서는 3 차크라인 위장 차크라를 마니푸라(manipura) 차크라로 명한다. 인체에서 제일 큰 차크라인 3 차크라는 신체의 태양신경총

부위와 연결되어 소화기계를 다스리며 췌장, 위장, 신장, 부신, 간장, 쓸개에도 영향을 미친다. 복부에 미치는 영향력이 강한 3 차크라의 기운을 북돋우면 위장질환 중에서도 심인성으로 인한 위장질환과 위장과 연결된 척추 부위 질환 개선에 효과적이다.

　실생활에서 차크라의 활용은 그리 어렵지 않다. 요즘 스트레스성 위장 장애로 식후에 등이 뻐근한 증상을 호소하는 직장인들이 많은데, 이때 이들에게 위장 차크라 에너지를 보충해 주는 것만으로도 위장 장애로 인한 통증을 상당 부분 감소시킬 수 있다. 3 차크라인 위장 차크라의 에너지는 위장을 다스릴 뿐만 아니라 내면의 자아 성찰을 이끈다. 1 차크라가 가족과 관련이 되어 있고 2 차크라가 대인 관계와 관련되어 있다면, 3 차크라는 자기 자신과의 관계를 조화롭게 만드는 에너지이다.

　나는 누구인가에 대한 고민이나 무엇 때문에 이 세상에 왔는가에 대한 의식은 위장 차크라의 작동과 밀접하게 연결되어 있으며, 위장 차크라 에너지는 책임감과 자기 신뢰, 자기 존중 등이 확고해지도록 도움을 준다. 자신을 존중하고 스스로에 대해 믿음을 갖게 되면 자아를 한 차원 높은 단계로 나아가게 하는 힘이 되므로, 일과 인간관계에서의 성공 가능성이 커짐은 물론이고 개인의 삶의 질이 향상된다. 그러므로 우리는 몸과 마음의 건강, 그리고 조화로운 삶의 균형을 유지하기 위해 위장 차크라에 세심한 주의를 기울일 필요가 있다.

　위장 차크라의 대표적인 신체 질환은 급만성 소화불량, 위나 십이지장궤양, 췌장염이나 당뇨, 식욕부진이나 항진, 간 기능장애 등이다. **위장 차크라의 에너지가 부족한 경우 나타나는 정신적인 현상**은 정서불안과 의심, 강한 두려움과 완벽주의 성향이 나타나며, 보수적이며 완고하고 융통성이 없다. 계획은 잘 세우지만, 실행에 잘 옮기질 못하며, 자신을 믿지 못하게 되고 우유부단한 성격의 소유자가 된다. 이러한 특징을 미루어 볼 때 셰익스피어의 햄릿은 대표적으로 위장 차크라에 장애가 있는 사람이다.

❋ 노란색 에너지가 하는 역할

위장 차크라의 문제로 인하여 자신감이 없고 자기를 믿지 못하며 우유부단한 사람에게는 노란색을 가까이하는 것이 도움이 된다. 아유르베다에서 노란색은 하늘에서 내려주는 은혜와 은총의 색이자 인간이 이 지상에서 자신의 의지와 계획대로 굳건히 발을 디디고 설 수 있도록 힘을 주는 색으로, 3 차크라인 위장 차크라에 힘을 주어 자기 자신을 알 수 있도록 용기와 능력을 주는 색이다.

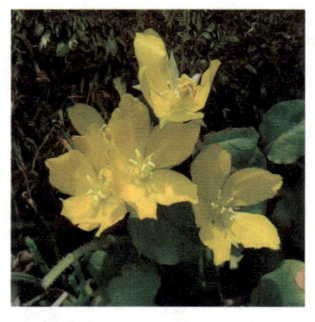

그러므로 공부에 흥미가 없고 매사 자신감이 없는 자녀로 인하여 고민이 되는 부모들은 자녀의 방을 노란색 위주로 꾸며주거나 아이에게 노란색 잠옷을 입힌다면 자녀의 자기 긍정감을 높여줄 수 있다. 또한 이러한 노력은 위장 차크라가 정서적인 문제뿐만 아니라 신체적으로 영향을 미쳐 위장 장애로 인하여 소화력이 떨어져 몸이 마른 아이의 건강을 개선하는 데도 도움을 줄 수 있다.

명상을 통해서도 위장 차크라의 에너지를 고양 시킬 수 있다. 노란색을 떠올리는 명상만으로도 위장 차크라가 가동되어 자신감이 생기게 되고 자기의 생각을 상대방에게 매우 효과적으로 전달할 수 있게 되는 효과가 있다. 만약 사업이 부진하여 자신감이 떨어진 사람이 노란색을 떠올리는 명상을 자주 하게 된다면, 자기 자신의 정체성이 확실해지고 자신을 믿게 되어 신념도 강해지고 자기의 뜻을 의심 없이 실천하여 목표를 이룰 확률이 높아질 것이다. 이처럼 노란색을 직접 접하거나 혹은 명상을 통해 3 차크라를 활성화함으로써 긍정적인 사고를 갖게 되어 인생을 더 활기차게 만드는 결과를 가져올 수 있을 것이다.

노란색 음식들을 골라 먹는 것 역시 3 차크라를 활성화해 긍정적이고 행복한 마음을 유지하게 도와주며 유머 감각을 유발하게 만든다. 노란색 음식으로는 카레, 오렌지, 레몬, 쌀눈 포함된 곡류, 기장쌀, 씨앗, 배, 바나나, 멜론, 옥수

수, 귤, 파인애플, 버터, 노란색 식물성 기름 등이 있다.

혹은 손바닥에 노란색을 칠하는 방법으로도 3 차크라를 활성화할 수 있다. 손바닥 중앙의 위장 상응 부위에 삼각형 모양으로 노란색을 칠하면 위장치료에 도움이 된다. 위궤양으로 속이 아파서 밤잠을 설치는 사람이 자기 전에 노란색을 손바닥 위장 상응 부위에 삼각형으로 칠하면 숙면할 수 있고, 이는 만성 위장병에도 도움이 된다. 정신적으로 자신감이 없고 지쳐있는 사람들 역시 이 방법을 통해 도움을 받을 수 있다.

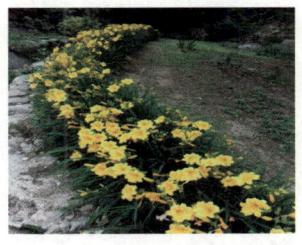

위장 차크라의 에너지를 측정하는 방법은 어렵지 않다. 위장 차크라 부위에 손을 대고 오링테스트를 했을 때 오링이 힘없이 벌어지면 위장 차크라의 노랑 에너지가 결핍된 것으로, 3 차크라인 위장 차크라 칼라인 노란색을 접하고, 먹고, 칠하면서 위장 차크라의 에너지를 보충할 수 있다.

> ➢ 3 차크라인 위장 차크라의 에너지는
>   위장을 다스릴 뿐만 아니라 내면의 자아 성찰을 이끈다.
> ➢ 1 차크라가 가족과 관련이 되어 있고
> ➢ 2 차크라가 대인 관계와 관련되어 있다면,
> ➢ 3 차크라는 자기 자신과의 관계를 조화롭게 만드는 에너지이다.

4 차크라 : 가슴 차크라

가슴 차크라로 인한 문제점을 해결하는 방법의 하나로, 사랑의 차크라 색인 초록을 보고 초록을 입고 초록을 칠하면서 에너지를 얻게 되고, 그로 인해 문제점을 완화할 수 있다. 스트레스로 인하여 긴장이 잘되고, 속에서 화가 많이 나는 사람들은 등산이나 여행을 하면서 초록색 에너지를 많이 받으면 도움이 된다.

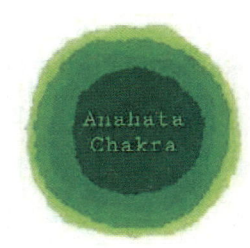

동양에서 가슴 차크라로 불리는 4 차크라는 자신의 내면에서 일어나는 감정의 유혹에 빠지지 않고 자신과 타인을 사랑할 수 있는 단계의 깨달음을 말하며

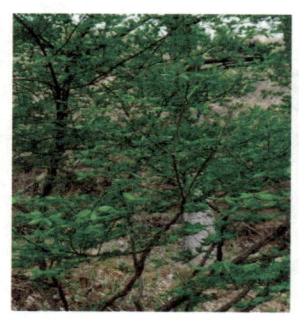

인도에서는 아나하타 차크라(anahata chakra)로 불린다. 4 차크라는 인체의 에너지 체계에서 중심이 되는 발전소로 가슴 한가운데 위치하며, 심장과 순환 체계, 소화 질환, 흉선, 갈비뼈, 폐, 어깨, 팔, 손과 연관되어 에너지를 공급한다. 가장 강력한 에너지로 사랑과 자비를 행동으로 옮기게 하는 일명 '사랑 차크라'로 불리기도 한다.

  가슴 차크라가 원활히 움직이면 심장마비, 협심증, 심근경색 등의 심장질환과 연계되는 질병에서 벗어날 수 있다. 가슴 차크라가 막히면, 가슴이 답답하고 숨쉬기가 힘들어지며 천식도 생길 수 있다. 어깨와 흉추가 아프며 오십견이 올 수도 있다.

  어깨가 아픈 증상이 있으면 배신으로 인한 마음속의 증오나 사랑이 메마르지 않았는지 등등 다른 사람과의 관계 상실을 의미하기도 한다.

  또한 가슴 차크라는 신체 중심에 위치하며 아래로는 몸을 다루는 1, 2, 3 차크라와 위로는 영혼을 다루는 5, 6, 7 차크라를 중재하는 중추로서 감정적인 문제를 다루며 정서적인 인식을 넓혀주어 의식이 있고 자비롭게 행동하도록 힘을 준다. 가슴 차크라는 내면의 갈등을 넘어서 고통을 참고 자신의 욕심을 포기함으로써 신성으로 향하게 하는 능력이 나타나는 곳이다.

  가슴과 용서의 눈물은 신과 통하는 문을 여는 열쇠라고도 하는 4 차크라(가슴 차크라)는 가슴에서 심장 기능과 연관이 있지만, 경락 상으로는 초록색이 쓸개 경락의 주파수와 공명하기 때문에 옳고 그름을 판단하는 담의 기능을 도와주어, 자기가 가야 할 길을 분명히 알고 결단을 밀고 나가는 의지가 있으며, 진리를 탐구하고자 열정적으로 노력한다.

  가슴 차크라의 에너지를 상실하면, 사랑이 변하여 질투가 되고 미움, 증오가

되며 자신과 타인을 용서하지 못하는 사람이 된다. 사랑하는 사람과의 이혼이나 죽음, 우정의 배신 등으로 인하여 가슴 차크라와 연관된 고혈압, 저혈압, 부정맥, 심장불안, 가슴 답답증, 협심증, 심근경색, 심장마비, 폐암, 기관지, 폐결핵, 폐렴 등의 질병이 생길 수도 있다.

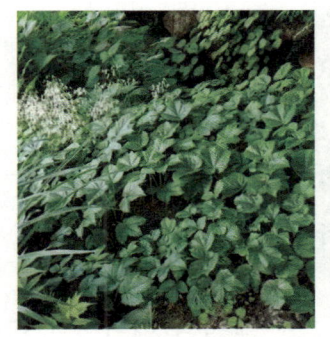

가슴 차크라로 인한 문제점을 해결하는 방법의 하나로, 사랑의 차크라 색인 초록을 보고 초록을 입고 초록을 칠하면서 에너지를 얻게 되고, 그로 인해 문제점을 완화할 수 있다. 스트레스로 인하여 긴장이 잘되고, 속에서 화가 많이 나는 사람들은 등산이나 여행을 하면서 초록색 에너지를 많이 받으면 도움이 된다. 특히 간이나 심장질환이 있는 사람들은 규칙적인 등산을 하면 큰 도움이 된다. 주변 환경을 초록색으로 만들면, 욕심이 적어지고 심장질환도 회복되며 사회나 타인에 관한 관심을 가지게 되고 이해심도 깊어진다.

가슴 차크라의 에너지가 잘 유지되고 있는 사람은, 자연을 사랑하고 조화를 지키는 사람으로 주변인을 편안하게 해주며 인간관계를 부드럽게 조화시켜주고 욕심이 적고 소박한 인생을 꿈꾸며 매사에 감사할 줄 안다. 육체적 기능과 욕망, 언어와 시 등 모든 구술 능력이 터득되며, 자신을 규제할 줄 알고 지혜와 내부에 힘이 있어 독립적이며 자신을 조절할 수 있게 된다. 또한 자신 내부에서 평화와 고요를 발견하는 것으로 인하여 타인들에게 더 깊은 영감을 주게 된다.

가슴 차크라 중추에 장애가 생긴 사람은 마음속에 사랑이 결핍되어 오히려 사랑을 소유하려고만 하게 되는데 그 과정에서 잘 안 되면 화내고 의심하고 시샘하며, 소유욕이 많이 심해지면 질투가 지나쳐 남의 것을 욕심내고 탐내게 된다. 인정받기를 기대하고 그렇지 못하면 자신의 감정을 너무 억누른 나머지 자신 없는 발언과 태도를 보이며, 책임을 회피하고 정서 결핍이 되어 남 앞에 나서지 못하고 지나친 수줍음과 조심스러움, 불안함이 함께한다.

그리고 자신의 인생에 자기중심적으로 충분히 참여하지 못하게 되고, 그 결

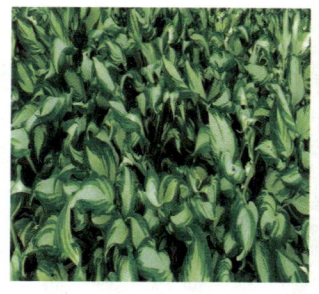

과 삶 자체가 불공평하고 정의롭지 못하다고 생각하며, 자신을 인생의 낙오자로 여겨 비참해지고 매사에 무관심하고 냉담한 사람이 된다. 또한 금전적인 불안정이 있어 남을 돕는 데도 인색하다.

※ 초록색 에너지가 하는 역할

초록색 에너지를 많이 가지고 있는 음식은 신선한 느낌을 주고 녹색의 엽록소가 있는 녹색 사과, 양상추, 양배추, 오이, 그린 포도, 키위, 라임, 셀러리, 양 엉겅퀴, 깍지 강낭콩, 완두콩, 브로콜리, 씀바귀, 치커리, 취나물 등의 산나물을 '푸른 혈액'이라고 부를 만큼 중요한 식품이다.

가슴 차크라의 형태는 사랑을 상징하는 모나지 않은 초록색 동그라미로 균형과 조화, 보호의 성격을 가진다. 끊임없는 헌신과 희생의 초록빛 사랑은 마음의 병도 치유 할 수 있는 최고의 묘약이며, 평소 규칙적인 생활과 명상 등을 통하여 마음 관리를 잘하는 것은 초록의 색채가 빛나는 4 차크라의 가슴 차크라(사랑 차크라)를 활성화함에 도움이 될 것이다.

5 차크라 : 목 차크라

동양에서 목 차크라로 불리는 5 차크라는 자신의 의지를 신의 의지와 하나 되게 하려는 힘을 주는 차크라로 자기 삶의 목적과 방향을 내면의 신성에 맞추게 되는 시기로 인도에서는 비슈다 차크라(vishuddha chakra)로 불린다. 5 차크라는 인체의 목과 연결되어 신체의 신진대사와 평형을 조절해 주는 갑상선, 부갑상선의 기능을 주관하며 경추, 목, 입, 치아, 턱, 호흡계통, 기관지, 발음기관 등의 기능에 영향을 미친다.

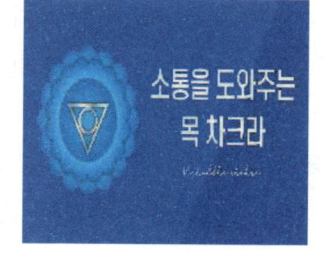

목 차크라가 조화로우면 목소리를 통하여 표현하는 능력이 뛰어나서 언어를 통한 활동을 하기 쉽다. 이에 속하는 가수나 성우, 아나운서, 연설자는 목 차크라가 더 크다. 또한 목 차크라에 에너지 상승이 이어지면 어떠한 결정을 내리더라도 그것은 신성이 이끄는 선택이라고 믿게 되며, 인체에서도 목은 가슴의 사랑과 신성의 머리를 연결하는 중간에 위치하며 신으로 향하는 다리라고 표현한다. 자신의 의지를 신의 의지에 맞추는 힘, 이것이 바로 목 차크라의 에너지이다.

※ 파란색 에너지가 하는 역할

목 차크라에 해당하는 색인 파란색은 평화와 평가의 색으로 정욕의 붉은색과 이기적인 노란색과 감정의 초록색을 넘어 평화를 찾은 색이다. 우리가 바다와 하늘을 접하면서 마음이 편안해짐을 느끼는 것도 파란색이 가지는 힘이다. 그리고 목 차크라 에너지가 충만하면, 평화적, 온화함, 깊은 관용과 자비심으로 인해 많은 사람으로부터 사랑을 받게 된다. 양심적이고 책임감이 강하고 공정한 행동으로 신용과 신뢰를 얻고 매사에 분석적이고 합리적이며 이해력과 소통 능력 또한 뛰어나다. 이러한 모두는 곧 타인들을 치료하고 봉사하는 자세로 이어지게 된다.

목 차크라의 에너지가 부족하거나 조화가 깨진 사람은, 자신보다 우월한 사람에게는 항상 복종하며 고정관념을 가지고 있어 변하려 하지 않고 전통에 집착하여 타인과 의사소통이 잘 안 되며, 고독과 외로움으로 인하여 타인을 지나치게 간섭하게 되고 현실감각이 둔해지고 감상적이며 자기 자신을 표현하기를 힘들어하고 자기만족에 머무르게 되므로 타인과 멀어지는 경향을 보인다.

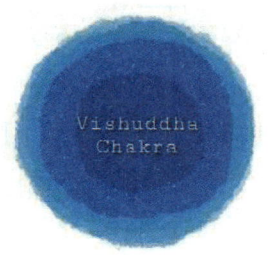

파란색 음식을 먹으면 자기 표현력이 촉진되게 된다. 한 예를 들어보면, 면접시험을 볼 시에 붉은 음식을 먹으면 의욕적이고 용기를 가지게 되지만, 빨간 에너지로 인하여 말을 할 때 조리를 잃게 되는

경향이 있다. 목 차크라와 연관된 파란색 에너지가 부족하여 갑상선이나 후두 혹은 폐, 기관지, 천식 등의 병을 앓고 있는 사람들은 파란 하늘을 생각하며 자주 하늘을 올려다보거나 바닷가로 여행을 떠나는 것도 좋은 방법이다. 이는 인간의 신체를 가장 많이 적실 수 있는 곳이 바로 바다이기 때문이다. 바다의 파랑 에너지로 인하여 평화와 만족을 얻게 되고 마음이 편안해지게 된다.

5 차크라(목 차크라)는 거꾸로 된 삼각형 모양으로 위에서부터 아래로 정신 에너지를 집중시키는 형태로 정신적인 안정과 아래를 향한 에너지 사이에 변화가 많다. 목 차크라에 손을 대고 오링 테스트를 했을 때 힘이 빠지면 이곳 목 차크라의 에너지가 결핍되었다는 증거이므로 손 상응 부위에 파란색을 붙이고 다시 오링테스트를 해보면 힘이 들어가는 것을 느낄 수 있다. 노래하기 전에 목 차크라에 파란색을 붙이면 잘 안 되던 고음도 잘 올라간다. 파란색 음식으로는 블루베리, 포도, 푸른 자두, 월귤나무열매, 해초류 등이 있다.

파란색에 너무 많이 노출되게 되면 쉽게 피곤해지거나 게을러지고 나태해져 우울해질 수 있다. 10분 정도 집중적으로 파란색 광선 치료를 받고 난 후에 정신적 우울 증세가 일어나는 일도 있다. 일반적으로 파란색 의상과 살림살이들은 사람에게 피로를 느끼게 한다. 우리 일상생활에서의 모두는 너무 부족해도 과해도 문제가 된다는 것을 알 수 있다. 또한 파란색은 빨간색(팽창과 활력)과는 상반되게 작용한다.

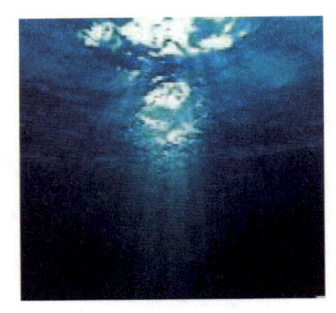

육체적인 면에서 느끼는 갈등과 유혹에서 벗어나기 위해서는 평화와 안정을 주는 파란색 에너지를 적절하게 잘 공급하면 도움이 된다.

6 차크라 : 미간 차크라

동양에서 미간 차크라로 불리는 6 차크라는 인도에서는 아즈나 차크라(ajna chakra)로 불린다. 미간 차크라인 아즈나 차크라는 눈 사이의 눈두덩과 송과선에 연관되어 시각 및 청각기관을 포함한 뇌하수체와 신체 전반의 내분비계 기능에 영향을 미친다. 미간 차크라는 두뇌 우반구 기능과 마음의 창조적 작용과 연관되어 있다. 미간 차크라를 자극하면 정서적으로 매우 예민해지며, 육감이 발달하고 의식이 열려있어 자연의 흐름과 같은 진정한 법칙을 통찰하게 된다.

 영적인 의식으로 인해 삶의 질을 향상하기 위한 명상과 같은 자신만의 세계에 자주 몰입하게도 된다. 또한 인류의 존재 목적을 철학적으로 탐구하고 자신의 모든 것을 신께 헌신하고 자신의 본 면목을 찾으려는 경향이 강하여 자신의 부귀나 영화는 눈에 보이지도 않고 귀에 들리지도 않으며, 분별심도 없어지고 어떠한 선택의 여지도 없어진다.

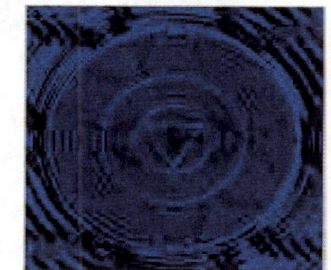

 미간 차크라와 연관이 있는 송과선은 수면을 조절하는 역할을 한다. 송과선이 멜라토닌 호르몬을 조절하지 못하게 되면, 잠을 잘 자지 못하게 되고 그로 인해 인체의 저항력도 떨어지게 된다. 면역체계와도 관련된 송과체는 두뇌의 시냅스(신경세포 연결부)에 영향을 미치며 두뇌의 좌우 반구 기능에 균형을 잡아주기도 한다.

 송과선이 가장 잘 발달한 동물은 조류이며, 조류의 뇌 속 송과선은 피부를 통과하여 들어오는 빛을 직접 감수한다. 미간 차크라가 민감하게 되면, 빛이 없는 밤에는 일찍 잠들게 되고 빛이 있는 새벽에는 깨어서 활동하게 된다.

 미간 차크라가 주는 에너지는 살아가는 동안 여러 가지 일의 참모습을 깨닫게 해주고 집착을 버리고 지혜를 얻을 수 있게 한다. 또한 내부에서 오는 두려움이나 오감에서 느끼는 분별하는 마음을 잠재우고 초연해져서 자신의 의식에 아무런 영향을 미치지 못 하게 하는 힘이 있다.

※ 남색 에너지가 하는 역할

 미간 차크라의 영성을 높이는 색은 남색이다. 남색은 높은 수준의 영성을 나타내며 치유와 투시, 투청, 텔레파시 등의 초능력과 관계가 있다. 남색은 고

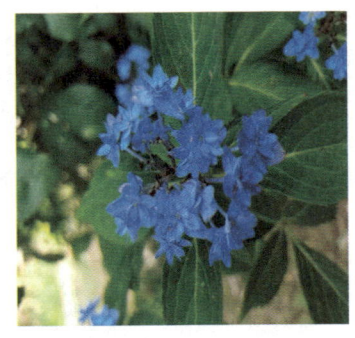
차원의 선명한 지각 능력과 상상, 창조적 과정과 밀접한 관련이 있으며, 마음의 균형 유지와 강박관념과 두려움을 해소하게 해 주며, 직관과 상상력을 자극한다. 미간 차크라에 남색을 칠하고 명상을 하면 모든 부정을 제거해 주고 7번째 차크라로 인도한다. 양미간에 정신을 집중하면, 사람을 여러 방향으로 어지럽히고 삶에 대하여 갖가지 동기를 유발하는 욕망을 뛰어넘을 수 있다.

남색이 풍부한 사람은 깊은 집중력과 명상에서 평화를 찾아내고 어떠한 일에 대한 상황을 꿰뚫어 보는 능력이 있어 매사를 객관적으로 접하고 정확한 판단 아래 결단을 내리는 힘이 있다. 인간관계에서도 논리적이고 고귀하고 때가 묻지 않고 성실하며, 적절한 거리를 두고 중립적인 입장에서 이상적인 관계 유지를 잘한다.

남색이 부족한 사람은 미간 차크라가 병든 상태로 매우 불안정한 상태를 유지하게 된다. 깊은 우울증이 있게 되며 지나치게 내성적이고 자기표현이 힘들어진다. 극단적으로 자기 불신이거나 자기 이외의 것에 대하여 무관심해진다. 매사를 극단적으로 이상화시키는 경향이 있어서 생각대로 잘 안 되면 심하게 낙담한다. 근심과 의식이 없는 상태를 두려워하며 외적인 지능에 매혹되어 이기적인 이유로 힘을 추구하고 타인의 재능을 부러워하며 끈질기지 못하고 약속을 잘 못 지킨다. 미신적이고 비능률적이며 현재 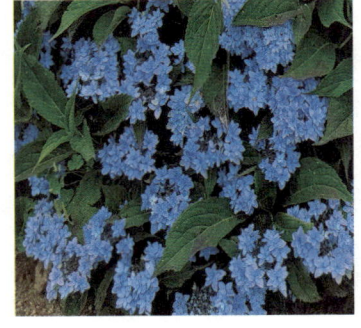 에 살지 못하고 미래를 두려워하며 타인을 얕잡아보는 성향이 있다. 타인이 느끼는 자신의 인상에 대하여 매우 과민하며 생각한 일에 대한 실천력 또한 부족하다.

남색과 그 음식은 눈과 귀, 코, 얼굴에 생기는 질병과 폐 질환, 천식 및 소화불량에 효과가 있다. 음식으로는 검은콩, 간장, 블랙올리브, 블랙베리, 보이젠베리, 블랙체리, 깐포도, 까치밥나무열매, 바닐라콩 등이 있다.

손의 상응 부위에 육각형 형태로 남색을 칠해주면 미간 차크라를 강화하는 데 좋다. 육각형 형태에서 위쪽 꼭짓점은 영적인 지혜와 통찰력을 열망하고 아래쪽은 남색의 보색인 주황색이 지니는 육체적인 에너지를 향해서 있다.

7 차크라 : 두정 차크라

동양에서 두정 차크라로 불리는 7 차크라는 인도에서는 사하즈나라 차크라(sahasrara chakra)로 불린다. 두정 차크라는 내면의 신과 합일된 상태의 삶을 말하며, 모두 환상이고 오직 신성만이 있을 뿐이다. 인체의 정수리에 위치하는 두정 차크라는 두개골 체계와 신경계통, 골격계통 전반의 기능과 연결되어 있으며 송과선, 모든 신경 통로, 신체 내의 전기적 흐름 등에 영향을 미친다.

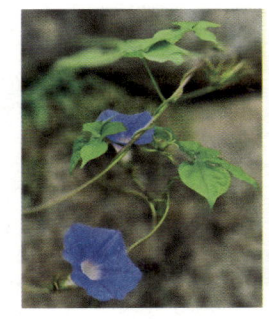

두정 차크라는 영적 핵심과 이어져서 우리를 높은 차원의 우주 힘과 공명되게 하며, 섬세한 신체들을 정화하고 신체 하나하나를 의식의 도구로써 준비시키는 데에 큰 힘을 발휘한다. 기도와 명상에 관여하여 내면의 각성을 얻게 해주고 직관력이 생기고 자신의 운명을 깨닫게 해준다.

두정 차크라의 에너지가 교란되면, 피해의식으로 인하여 우울해지며 자기 자신에 대한 부정적이고 불신감을 가지게 되며 건망증, 치매, 인내력 부족, 무관심, 두려움, 고뇌 등의 증상이 생긴다. 또한 보라색 에너지는 류머티즘, 뇌진탕, 간질, 뇌종양, 뇌척수막염, 신장 및 방광 등의 질환 치료에 응용되며 평정을 잃은 신경과민과 고도 과민한 정신 상태를 진정시키는 중요한 역할도 한다.

❋ 보라색 에너지가 하는 역할

보라색이 충만하면, 자신감에 가득 차게 된다. 난해한 색의 하나인 보라색은

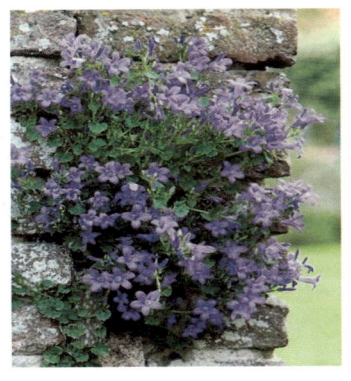
마음을 열리게 하고 창조적인 에너지를 얻게 하며, 마음을 안정되게 하여 주며, 강박관념과 두려움을 해소하게 해주는 힘이 있다. 명상이나 기도가 잘 안 될 때, 보라색을 이용한 명상을 하면 정신적으로 깊이 명상에 들어갈 수 있도록 하여 평화와 고요함을 느낄 수 있고 감수성이 풍부해져서 정신적으로 고양되고 자신이 가야 할 길을 깨닫게 해준다. 만일 누군가 보라색을 과하게 원할 때는, 분리와 죽음에 대한 두려움을 강하게 느끼고 있을 수 있으므로 특별한 치료가 필요하다는 것을 인지하면 도움이 된다.

보라색 에너지를 많이 가진 음식으로는 가지, 퍼플색 포도, 오디, 보라색 브로콜리, 보라색 양파와 양배추, 사탕무우 등이 있다. 이들 음식은 혈액을 정화하고 중 종양이 자라는 것을 멈추게 하는 데 도움이 된다.

보라색 형태는 거꾸로 된 오각형으로 영적인 것과 육체적인 것이 현실에서 잘 어우러지기를 바라는 것이 보라색이 가지는 특징이다. 손에서의 상응 점은 가운데 있는 손가락(중지) 끝 부위로 인체에서는 백회에 해당하는 상응 점이다. 두뇌의 건강과 밀접한 곳인 손가락 백회 상응 점을 보라색으로 칠하거나 자극을 주면 창조성, 예술성, 영감, 감수성, 동정심을 자극하게 된다.

두정 차크라의 에너지 상태를 체크 하기 위해서 정수리에 손을 대고 오링테스트를 했을 때 힘없이 벌어지면 두정 차크라의 에너지가 고갈된 상태이다. 이런 경우에는 가운데 있는 손가락 끝에 항상 보라색을 칠하고 다니면 도움이 된다. 수험생들 대부분은 정신적으로 너무 혹사당하고 있는 관계로 두정 차크라의 에너지가 결핍되어 있다고 볼 수 있어서 참고하면 도움이 될 것이다. 또한 수험생들은 일상에서 보라색을 많이 사용하거나 보라색 음식을 많이 섭취하면 정신적으로 안정되고 평정을 찾게 되어 원하는 목적을 이루는 데 도움이 된다.

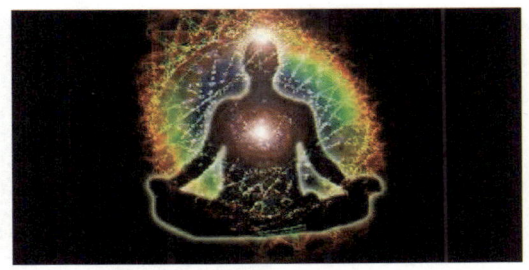

지금까지 7가지 차크라에 대한 각각의 성향에 대해서 알아보았다.

결국 아름다운 인생은 7가지 차크라 칼라인 빨, 주, 노, 초, 파, 남, 보라색을 모두 함께 조화롭게 잘 사용하는 것이라는 것을 알 수 있다.

육체가 건강해지려면 7개의 차크라가 모두 완전하게 그 기능을 다 하여야 한다는 것이다. 결국 깨달음은 육체에서 시작되기 때문에 육체를 건강하게 하는 7개의 차크라가 완전히 열려야만 육체를 통하여 영혼을 각성할 수 있다는 것이다.

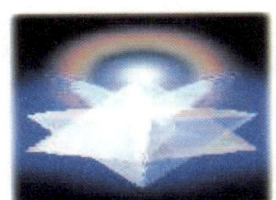 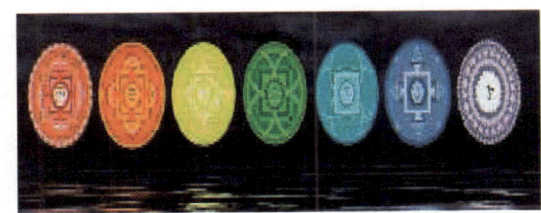

[7개의 차크라]

색채를 알고 실천하고 변화하자

◉ 색과 색채에 대한 탐구

색채 요법(Therapy)을 적용하기 위해서 기본적으로 알아야 하는 색의 연상과 공감각, 색이 가지는 이미지 스케일, 색과 색채에 관한 내용을 먼저 살펴보도록 한다.

색에는 각각 특유한 감정이 있다. 성별이나 나이, 환경, 국민성과 문화 수준,

개인의 성격 등에 차이는 있지만, 대부분 사람에게서 공통으로 색에 따른 특유한 감정이 연상되어 나타난다. 어린아이들의 경우에는 색을 구체적인 사물과 관련 지어 연상하는 경우가 많으며, 나이가 들수록

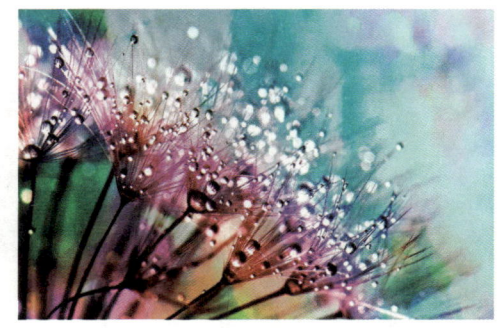

그동안의 경험과 더불어 문화, 사회, 정치적, 추상적인 것까지 연상의 범위가 확대되어 나타나게 된다.

색상과 연상

각각의 색상에 있어서 구체적인 연상과 추상적인 연상을 살펴보면,
빨강색의 경우 구체적인 연상으로는 태양, 불, 사과, 딸기, 입술 등을 볼 수 있고 추상적으로는 정열, 활력, 혁명, 위험, 흥분을 연상할 수 있다.
주황색의 경우 구체적인 연상은 오렌지, 추상적으로는 위험, 경고, 맛있음, 촌스러움을 연상할 수 있다.
노랑색의 경우 구체적인 연상은 레몬, 병아리, 민들레 등을 볼 수 있고 추상적으로는 풍부, 밝음, 즐거움, 달콤함을 연상할 수 있다.
연두색의 경우 구체적인 연상으로 새싹, 완두, 추상적으로는 봄, 자연, 파릇파릇한 생명력 등을 연상할 수 있다.
초록색의 구체적인 연상은 나무, 매실을 볼 수 있고 추상적으로는 생명, 여름, 평화 등의 연상을 할 수 있다.
청록색의 구체적인 연상은 깊은 바다, 추상적으로는 두려움, 자연을 연상할 수 있다.
파랑색은 구체적으로 바다를 연상할 수 있으며 추상적으로는 시원함, 맑음, 상쾌, 희망 등을 연상할 수 있다.

남색은 구체적으로 쪽, 가지, 도라지꽃 등을 연상할 수 있으며 추상적으로는 차분함, 냉정함을 연상할 수 있다.

보라색은 구체적으로 멍, 포도, 자수정, 라일락 등을 연상할 수 있으며 추상적으로는 죽음, 젊음, 신비로움, 화려함, 우아함 등을 연상할 수 있다.

자주색은 구체적으로 모란꽃, 체리, 팥 등을 연상할 수 있으며 추상적으로는 화려함, 사치 등을 연상할 수 있다.

흰색의 구체적인 연상은 눈, 소금, 설탕을 볼 수 있고 추상적으로는 순수, 겨울, 평화, 청결 등을 연상할 수 있다.

회색은 구체적으로 먹구름 등을 연상할 수 있으며 추상적으로는 조용함, 기회주의자 등을 연상할 수 있다.

검정색은 머리카락이나 숯, 먹 등을 구체적으로 연상할 수 있으며 추상적으로는 어둠, 죽음, 밤, 불안, 공포, 모던함, 견고함, 대담함, 도시적, 세련됨 등을 연상할 수 있다.

색의 공감각

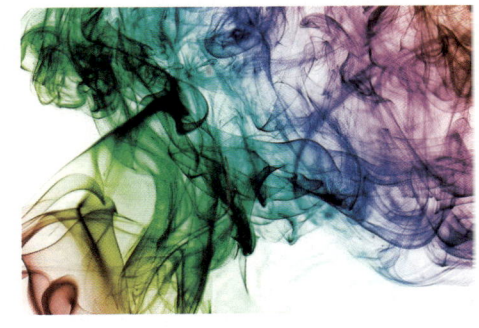

인간의 감각 중에서 가장 신속하게 상황을 전달하는 것은 시각이다. 색채의 감각은 미각과 후각, 청각, 촉각 등이 동시에 작용하여 맛과 냄새, 음색, 촉감 등의 느낌을 수반하게 된다. 이처럼 하나의 감각이 다른 영역의 감각을 불러일으키는 현상을 우리는 '색의 공감각'이라고 한다.

색의 공감각은 청각, 촉각, 후각, 미각으로 나눌 수 있다.

청각에는 음 자극으로 인한 높은음과 낮은음, 예리한 음, 탁 음이 있다.

촉각은 색채를 통해 촉감과 관련된 것으로 촉촉한 느낌, 미끈미끈하거나 끈끈한 느낌, 부드럽거나 딱딱한 느낌, 매끈매끈하거나 거칠거칠한 느낌을 말한다.

후각은 색채와 후각의 공감각 현상으로 특정한 냄새를 가지게 된다. 생활 주변의 대상과 같은 색채를 볼 때 그에 따른 냄새가 느껴지기도 한다. 후각으로 느낄 수 있는 것으로는 생활 주변에서 접할 수 있는 꽃향기나 커피 향, 과일 향, 신선한 향, 박하 향, 잘 구워진 빵 등을 들 수 있다.

미각은 색채를 보고 맛을 느끼는 것으로 색채에 따라 식욕이 증진되기도 하는 감각을 말한다. 색을 통해서 달콤한 맛과 매운맛, 신맛, 쓴맛의 느낌을 받게 되는 것이다.

색의 이미지 스케일

색의 이미지 스케일은 일정한 색을 보고 사람들이 보편적으로 느끼는 감정을 특정 기준에 따라 하나의 공간좌표 안에 위치시킴으로써 색에 대한 상대적인 비교를 할 수 있도록 만든 것이다. 이미지 스케일을 통해서 색의 이미지와 일상적인 감각이 일치하는 질서를 찾아낼 수 있다.

예를 들면, 디자인 컨셉이나 클라이언트의 디자인에 대한 요구를 보면 '귀여우면서 깔끔하게' '여성스러우면서도 고급스럽게' 등과 같이 이미지를 사용하여 제시하는 경우가 그렇다. 이미지를 구성하는 것으로는 형태와 재질, 색상, 크기 등의 여러 가지 요소가 있게 된다.

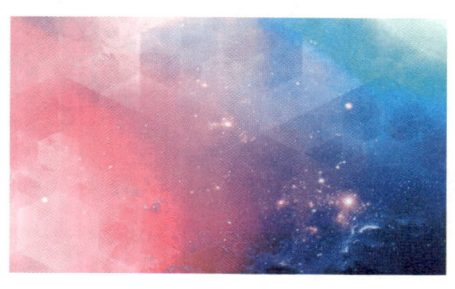

어느 심리학 연구보고에 의하면 사람들은 어떤 대상에 대한 이미지의 70~80%를 색에 의해 인식한다고 한다. 이는 이미지 구성 요소 중 색이 차지하는 부분이 매우 크다는 것을 알 수 있다. 따라서 어떤 분야의 상품이든 그 상품의 이미지를 연출하는 데에는 색이 가장 큰 역할을 하고 있다는 것도 생각할 수 있다.

색의 이미지 스케일은 귀여운(Pretty), 캐주얼한(Casual), 다이나믹(Dynamic), 모던한(Modern), 내추럴(Natural), 우아한(Elegant), 로맨틱(Romantic), 깨끗한(Clear), 호화스러운(Gorgeous), 품위 있는(Chic), 멋있는(Dandy), 고전적인(Classic) 느낌으로 정리해 볼 수 있다.

각각의 이미지 스케일을 좀 더 구체적으로 살펴보면,

귀여운(Pretty) 이미지는 따뜻하고 밝은 색상을 여러 가지 사용하면 전형적인 느낌의 '귀여운' 이미지가 된다. 노랑색 비옷을 입고 뛰어가는 아이들의 모습에서 받는 명랑하고 사랑스러운 느낌처럼, 귀여운 이미지의 배색은 유아나 아동을 대상으로 할 때 많이 사용되며, '키덜트족'을 위한 상품에서도 많이 볼 수 있다.

캐주얼한(Casual) 이미지는 산뜻하고 화사한 색으로 이루어진 배색에서는 유쾌함과 건강함을 느낄 수 있고, 선명한 색에 톤의 차이를 크게 하여 배색하면 활기찬 리듬감을 느낄 수 있다. 개성적이면서도 자유로운 젊은이의 옷차림이나 민첩하고 액티브한 스키의류에서 우리는 캐주얼한 이미지를 떠올릴 수 있다. 격식에 메이지 않는 편안함과 건강함, 자유로움을 표현할 수 있는 것은 캐주얼함이 주는 또 다른 이미지이기도 하다.

다이나믹(Dynamic) 이미지는 용수철처럼 튕겨 오를 것 같은 힘, 용광로 안에 타오르는 쇳물의 이미지처럼 강렬한 에너지를 연상시키게 한다. 예를 들면, 거친 운동을 하는 선수들에게서 느껴지는 열기나 강한 컨트라스트로 우리에게 강렬한 인상을 주는 게임용품 등에서 다이나믹한 이미지를 느낄 수 있다.

모던한(Modern) 이미지는 '현대적' '근대적'이라는 의미로서 도회적인 감성과 미래 첨단의 분위기, 진취적이고 개성적이며 선진적인 감각의 이미지를 추구하는 것을 말한다. 모던한 이미지는 주로 정감이 느껴지는 따뜻한 색보다는 차갑고 단단한 느낌의 색을 사용한 배색으로 이루어진다.

내추럴(Natural) 이미지는 자연이 나타내는 신선함과 친근함, 아늑함의 느낌으로 평화로운 자연풍경에서 느껴지는 상쾌한 기분을 생각할 수 있다. 내추럴 이미지는 싫증 나지 않고 부드러우며 친근감이 있는 이미지로 연한 갈색이나 빛이 바랜 듯이 보이는 색에 다양한 톤의 녹색을 조화시켜서 정감 있고 편안한 자연의 느낌을 주는 것이 좋다.

우아한(Elegant) 이미지는 우리 전통 조각보나 전통 복식에서 많이 볼 수 있는 배색으로 연한 분홍색이나 약간은 그레이쉬(Grayish)한 보라색을 적절히 사용하면 감각적이면서도 기품 있는 느낌을 표현할 수 있다. 또한 양반가의 기품이나 정제된 행동에서 느껴지는 고귀함과 지나치게 화려하지 않으면서도 화려함을 표현해 주는 명품들에서도 우아한 이미지를 느낄 수 있다.

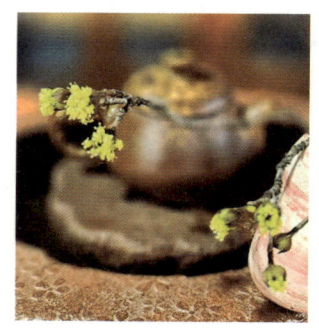

로맨틱(Romantic) 이미지는 유연성과 적당한 탄력성이 있으면서 아름답다고 하는 특징도 있다. 로맨틱 이미지의 색으로는 탁색은 피하고 밝은 청색을 중심으로 정리하면 좋다. 로맨틱 이미지의 색의 상태로는 현실적으로는 없는 꿈을 추구하고 아직 세상 물정을 모른다고 하는 상태를 나타내기도 한다.

깨끗한(Clear) 이미지는 밝은 청색을 사용해 맑고 투명한 분위기를 표현하는 것이 기본이다. 백색과 밝은 회색은 반드시 배색하고 채도가 높은 청색 계열은 차갑게 느껴지므로 피하는 것이 좋다. 깨끗한 이미지는 단어의 뜻은 청결이지만, 시원한 느낌이 들어 있기도 하다.

호화스러운(Gorgeous) 이미지는 품질 면에서도 고급이라는 이미지이다. 고급을 표현하는 색은 보라색 계열이지만 깊이가 있는 색을 보조적으로 사용함으로써 더욱더 중후한 느낌이 증가하게 된다. 호화스러운 이미지는 모든 면에서 최고라는 이미지로, 겉보기만의 이미지가 아니기 때문에 단순히 화려하기만 하면 안 된다.

품위 있는(Chic) 이미지는 고급품이지만 멋을 부린 느낌으로 고급품인 쪽에 중점을 두고 청자색 계열을 중심으로 배색을 하게 되는데 이 색을 보조하는 색은 밝고 그레이쉬한 색이 좋다. 이때, 회색이나 그레이쉬한 색만으로 이루어지면 탁한 느낌이 나서 상품의 이미지가 손상되므로 주의해야 한다.

멋있는(Dandy) 이미지는 주로 중년 남성 이상의 멋쟁이를 가리키는 말로, 단순히 멋지다거나 훌륭하다는 의미로 사용하기도 한다. 규칙과 관계없이 자신의 주장을 굳게 지킨다고 하는 이미지이기도 하다. 어두운색은 전반적으로 멋있는 이미지가 있으며 그레이쉬한 색을 보조적으로 배색하면 좋다.

고전적인(Classic) 이미지는 고풍스러운 이미지로 단순히 오래되었다고 하는 것뿐만 아니고 과거에 완성되었다고 하는 의미와 전설이나 계승되어온 예술적인 것을 표현하는 말이다. 깊이 있는 색이나 어두운색, 그레이쉬한 색 등에는 각각의 고전적인 분위기가 있고 목적에 따라 배색의 중점을 변화시킬 수 있다.

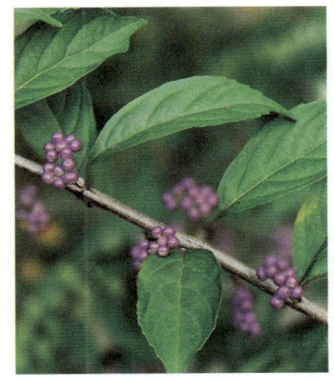

이미지와 비주얼의 21세기

21세기는 이미지와 비주얼의 시대이다. 그러나 이미지와 비주얼이 무엇인지에 대해서 진지하게 생각해 보지는 않는다. 이미지와 비주얼은 시각, 후각, 미각, 청각, 촉각 등 오감을 통해서 얻게 되는 인상의 총합이라고 할 수 있다. 특히 시각은 오감 중에서도 가장 빠른 감각으로 가장 많이 사람과 사물을 인식한다. 그리고 우리의 눈은 형태와 색 중 색을 더 먼저 보게 된다.

'색'이라는 단어는 그 말 하나만으로도 많은 이미지를 떠오르게 한다. 사람의 개성을 나타내기도 하고 건강이나 감정의 상태를 표현하기도 하고 '성'에 관련된 표현 등에 사용되기도 한다. 이렇게 색은 다양한 어휘 속에 녹아 있게 되는데 이는 우리 생활과 우리의 감각이 색과 떨어져서는 이루어질 수 없기 때문이다.

우리 전통의 색과 의식

우리 조상들이 지니는 고유한 색의 의식으로 우리는 음양오행에 영향을 받은 '오방색'이 있음을 알 수 있다. 음양오행이란 우주 만물은 음양오행으로 이루어져 있으며, 그 요소들이 서로 균형 있는 통합을 이루어야 세상의 질서가 유지

된다는 이론이다.

　이러한 음양오행 사상에서는 세상의 모든 현상이 '목화토금수'의 오행과 직접적인 관계가 있다고 여겨서 모든 현상을 오행을 기준으로 나누고 있다.

　오방색은 음양오행설에 따른 '적, 청, 황, 백, 흑'의 다섯 가지 원색을 말한다. 이는 삼라만상의 기본색으로 '오정색'이라고도 한다. 또한 오방색과 대별 되는 색은 오간색이다. 오간색(오방색)은 녹색(청색), 홍색(적색), 유황색(황색), 자색(흑색), 하늘색(백색)이다. 오방색은 자연과의 조화, 남성적, 상승적, 밝은 양의 기운을 뜻하는 특징을 가지고 있는 반면에 오간색은 여성적, 어두운 음의 기운을 뜻하는 특징을 가지고 있다.

　우리 민족의 또 다른 색으로 순수성과 간결성을 담은 색인 '백색'이 있다. 백색은 아무것도 없어 탈고 인의 노력 끝에 이룩된 합일된 결과로서의 백색, 색깔 없는 강한 빛, 힘은 없으나 항복 없는 저항의 색, 꽉 채워져 더는 첨가될 수 없는 무(無)로서 완성된 색으로 표현되기도 한다.

　한국인의 삶 속에서 백색과 함께 살펴보아야 하는 색으로 '청색'이 있다. 청색은 백색의 한(恨)과 의지와는 다른 모습으로 색의 의식과 생활에 자리 잡았다. 시각적인 푸른색이 아닌 상징적이고 은유적인 푸르름을 의미한다. 또한 '청색'은 심리적 이중성을 가지고 있다. 의식 속에서나 말, 상징적 정서 속에서는 무한히 긍정적으로 쓰인 색이다. 예를 들면, 학력이 높은 사람을 '청운 이사', 이상향의 상징을 '청학동', 입신출세하려는 희망을 '청 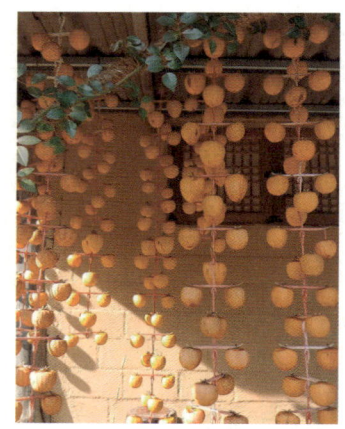 운의 꿈', 염원과 동경을 담은 청자의 색을 '청자의 비취색'으로 표현한 것을 보면 짐작할 수 있다.

　그러나 의복에서는 극단적, 부정적 의미로 사용하기도 했다. 예를 들면, 권력 계에서 벼슬 계급이 낮을수록 청색의 옷을 입은 것이다.

이처럼 백색과 청색에 대한 선호는 오늘날까지 우리 의식 속에 뿌리 깊이 잠재되어있는 것은, 백색과 청색에 대한 기호가 시각적 특징 외에 백색과 청색에서 느껴지는 부차적인 의미가 우리 역사 속에 심어져 사람들의 독특한 심성과 잘 맞아서 떨어지기 때문일 것이다.

색의 상징과 이미지

색을 보면 어떤 이미지를 떠올릴까?
매일 일상생활에서 우리는 색을 만나고 색을 판단하고 각자의 기준에서 색에 대해 생각을 하기도 한다. 이러한 색에는 역사적, 사회적으로 형성된 상징과 이미지가 있다. 우리가 어떠한 색을 접했을 때 그 색이 가지는 상징과 이미지는 우리들의 마음속에 각인이 되어 있는 상태로 자연스럽게 연상하게 된다. 예를 들면, 장례식장을 방문하면서 분홍색 옷을 입었을 경우 기본예절에 맞지 않는다고 생각하는 것은 색에 대한 상징과 이미지와 관련되는 것이다.
빨간색과 주황색, 노란색, 초록색, 파란색, 보라색, 갈색, 흰색, 회색, 검정색에 대한 이미지를 살펴보자.

빨간색은 태양이나 피, 불 등을 연상시키게 되며, 화려하고 강하고 격렬하며 매우 자극적인 색으로 반항의 상징과 정열, 사랑을 표현함과 동시에 위험한 느낌을 주는 색이다. 또한 권력과 힘의 의미를 지니나 신중함과 차분함과는 거리가 멀다. 역동적인 에너지와 귀하고 고급스러운 이미지로 인하여 절대 권력을 치장하기에 적합한 색이며, 열정적인 사랑을 표현할 때 쓰게 되며 식욕을 자극하는 색이다.
한국인들은 빨간색을 따뜻하고 강한 이미지의 색으로 판단하게 되는데, 이는 붉은 계열에 대해 민감한 감각을 지니고 있어 서로 다른 빨간색의 차이를 잘 구별하기 때문이다. 아이들이나 여성, 노인들이 좋아하는 색이 빨간색이라고도 생각한다.
또한 빨간색은 선명한 빨강의 이미지와 어두운 빨강의 이미지로 나눈다. 선

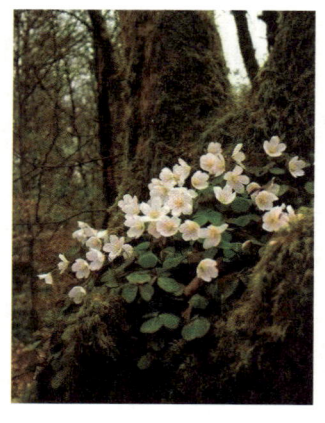

명한 빨강 이미지는 따뜻함과 화려함의 이미지를 가지고 있고, 어두운 빨강 이미지는 점잖고 강한 이미지를 가지고 있다.

최근에는 패션이나 제품 디자인에서 빨간색을 대담하게 사용하기도 하며 동서양을 막론하고 정치적, 종교적 의식에서 빨간색은 자주 쓰이고 있다.

주황색을 살펴보면, 개방적인 느낌으로 인해 닫혔던 마음을 열게 하고 긍정적인 기운을 만들어 주며, 빨간색이 가지는 흥분과 열정, 노란색의 따뜻한 이미지를 모두 가지고 있는 색이다. 또한 활기차고 즐거운 인상을 주며 노랑과 함께 어린이들이 좋아하는 색으로 파티와 같은 즐거운 이벤트에서도 효과적으로 사용되는 색이다. 사회성이 높은 사람들이 주로 선호하는 색으로 생기발랄한 인상을 주기도 한다.

주황색의 이미지는 흙빛에 가까운 주황색, 채도가 높은 주황색, 탁한 주황색, 선명한 색조의 주황색의 이미지로 나눌 수 있다. 흙빛에 가까운 주황색은 차분하고 가라앉은 인상을 주며 채도가 낮다. 채도가 높은 주황색은 광고나 간판 색으로 많이 사용하며 위험이나 경고(주의)의 이미지도 가지고 있다. 탁한 주황색은 차분한 이미지를 주며 선명한 색조의 주황색은 촌스러운 느낌의 이미지를 가지고 있다. 특히 주황색은 식욕을 돋게 하는 색으로 일상생활에서 광범위하게 사용되고 있다.

노란색은 색 중에서 가장 밝게 느껴지는 색이다. 태양을 상징하는 색으로 따뜻하고 풍부한 느낌과 봄날의 햇살 같은 에너지가 느껴지며, 가을의 풍년을 기원하는 의식에도 많이 사용되고, 동양에서의 노란색이 주는 이미지는 신선함을 상징하며 주로 왕실이나 불교계에서 많이 사용한다. 서양에서의 노란색이 주는 이미지는 비겁, 편견을 상징하는 부정적인 이미지로 많이 사용되는데 노란색 별이나 옐로카드 등을 생각해 볼 수 있다.

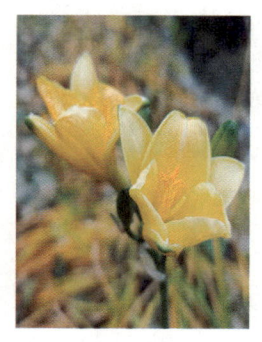

또한 노란색은 명도가 높아 주목성이 아주 높아서 검정과 노란색을 함께 사용하여 안전 시설물에 많이 사용된다. 밝고 두드러져 보이는 색으로 조용하기보다 시끄러운 이미지 쪽에 가까워서 노란색 표지를 사용한 리포트는 점수를 획득하기에 좋은 역할을 하기도 한다.

한국인은 노란색을 따뜻하고 부드러운 색, 밝고 귀여운 색, 즐겁고 단순한 색이라고 생각한다. 주황색이 미각에 있어서는 더 강하지만, 노란색도 다른 색과 비교해 미각과 관련된 느낌을 강하게 받는다.

노란색의 이미지는 밝은 노란색, 어두운 노란색, 탁하고 어두운 색조의 노란색으로 나눌 수 있다. 밝은 노란색은 달콤한 이미지를 주며, 어두운 노란색은 씁쓸하고 지저분한 이미지, 탁하고 어두운 색조의 노란색은 나이가 많은 이미지를 준다. 노란색에서 녹색으로 갈수록 식욕을 느낄 수 없는 썩은 색이 되며, 녹색에서 청록으로 갈수록 식욕이 증가하는 색이 되고, 청록에서 파랑으로 갈수록 식욕이 저하되는 색이 된다.

초록색은 자연의 색으로 나무와 풀, 이끼, 숲, 잔디, 풋과일 등을 연상시키며, 평화와 안전, 중립을 상징하고 사람을 편하게 만들어 준다. 봄을 지배하는 색으로 생명의 색이라고도 하며 젊음을 상징하고 신선하고 건강한 색이다. 왕성한 생명력을 보여주지만, 때로는 전혀 반대의 이미지를(핏기없는 얼굴) 나타내기도 한다. 또한 초록색은 환경보호, 오염되지 않은 깨끗함을 의미하기도 한다.

한국인들은 초록을 보고 '즐거운, 젊음, 맑은'이라는 형용사를 떠올리며 대부분 긍정적인 인상을 주고 있으며 선호도도 매우 높은 편이다. 그리고 청색과 초록색 구별을 잘하지 못하는 것이 한국인들의 특징이라는 것을 참고로 알아두면 좋을 것이다.

파란색은 하늘, 바다, 차가움, 시원함, 상쾌함, 맑음, 희망 등을 연상시키는 색으로 아주 시원한 느낌으로 보는 이에게 청량감을 준다. 한색 중에서 가장 차가운 색으로 빨간색이 육체적이고 능동적이라면, 파란색은 정신적이고 수동적이다. 또한 마음을 차분하게 안정시켜주는 힘을 가지고 있는 색이지만, 과하면 우울증이 올 수 있음을 기억해야 한다.

물의 깨끗한 이미지를 닮아 고급스러운 색으로 세련된 이미지가 있으며, 젊음, 자연, 신뢰를 상징하는 긍정적인 이미지와 더불어서 상상력과 창의력을 상징하기도 한다. 식욕을 떨어뜨리는 힘과 우울함, 근심의 부정적인 의미도 있다. 파란색의 매력은 즐겨 입는 블루진처럼 어디서나 볼 수 있는 흔한 색이지만, 결코 물리거나 지겹게 느껴지지 않는다는 것이다.

한국인은 노란색, 초록색과 함께 파란색을 좋아하는 색으로 꼽으며, 파란색에 대해 차갑고 남성적인 색이라고 생각한다. 파란색은 자연계에서 비율이 낮으며, 음식에서 파란색을 찾아보기는 쉽지 않은데 이는, 식욕을 저하하는 효과 때문이다. 파란색은 모든 사람에게 호감을 느끼게 하는 색으로 창의력과 상상력을 키워준다.

보라색은 복합적이고 신비로운 이미지를 가지고 있는 특별한 색으로, 화려하고 우아하고 신비롭고 환상적인 이미지를 가지고 있으며 현대에서는 많이 사용하는 색이다. 보라색을 좋아하는 사람은 예술적, 감성, 상상력과 창의력이 풍부하다고 볼 수 있다. 보라색은 다른 색들에 비해 긍정적 이미지와 부정적 이미지의 간격이 매우 크다. 긍정적 이미지로는 염료추출이 어려운 관계로 고귀함과 권력을 상징하는 왕이나 종교권력자들이 보라색 옷을 즐겨 착용함으로써 '권력과 부'를 상징하는 이미지이다. 부정적 이미지로는 우울하거나 허영의 이미지가 있다. 특히 어두운 보라색은 병적인 이미지가 있다.

한국인은 수수하고 밝은 톤의 보라색을 좋아하며 선명하거나 어두운 보라색은 부담스러워하는 경향이 있다. 동양인에게 보라색은 피부색과 잘 어울리지 않기 때문에 보라색을 이용한 디자인이 적은 편이다.

갈색은 가을, 풍성함, 논, 커피, 빵 등을 연상시키며 주위에서 가장 편하고 쉽게 접할 수 있는 색으로 식욕을 끄는 힘을 가지고 있다. 갓 구운 빵과 같이 맛있게 요리된 음 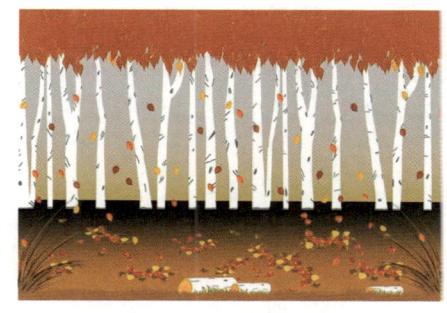 식에서 갈색을 볼 수가 있다. 부드럽고 고급스러운 색으로 건강한 느낌을 주며, 연륜과 안정감, 풍요로움의 상징이 있지만, 자연에서 초록색 꽃나무가 봄과 여름을 지나 가을에 낙엽으로 지듯이 쇠퇴의 의미도 있다.

흰색은 비타민을 만들어 주는 비타민의 역할을 하며 '탄생'의 의미가 있다. 청결하고 순수하고 평화로움 등을 연상시키는 색으로 흰색 자체는 특성이 없으므로 공허하고 영원한 느낌을 주기도 한다. 또한 경건하고 숭고한 이미지를 가지고 선과 악, 밝음과 어둠에서 선과 밝음을 나타낸다. 자동차 색상으로 사랑받는 색이기도 하다. 흰색의 부정적인 의미는 백치, 백수와 같은 무지함을 상징하고 인종차별의 의미를 지니고 있다.

회색은 조용함, 무(無) 등을 연상시키며 자발성 없는 무의미한 색으로, 우유부단, 기회주의적인 사람 등의 이미지를 가지고 있다. 회색은 어떠한 색과 배색하더라도 분위기를 잘 맞추는 동조자의 역할을 하는 색이다. 상징적 의미가 뚜렷하지는 않지만, 무기력과 불안한 심리의 표현이 되기도 한다. 자극적이지도 않고 개성적이지도 않은 부담 없는 색으로 여러 분야에 많이 사용되고 있다. 자기 뜻을 분명하게 말하지 않고 이러지도 저러지도 못하는 사람을 두고 '회색분자'라는 표현을 쓰는 것도, 회색의 이미지와 무관하지 않다.

검정색은 죽음, 밤, 어둠 등을 연상시키며 흰색과 반대의 이미지를 지닌 색으로 악의 표현, 어둠의 색으로 여겨지는 등 주로 부정적인 묘사에 쓰인다. 불안과 공포를 내재한 색으로 은밀하고 폐쇄된 느낌을 주는 색이다. 또한 검정색은 의류의 색으로 가장 인기가 있으며 멋쟁이들이 선호하는 색이다.

젊은 층의 관심과 사랑을 받으며 현대적이고 도시적인 이미지와 잘 어울린다. 제품에 적용된 검정색은 기능성과 대담함, 견고함, 통일감을 표현하는 데 사용된다.

**각각의 색이 가지고 있는 상징과 이미지를 잘 살펴보고
일상생활에서 색을 통한 자신의 감정표현, 이미지 연출, 분위기 전환 등등에
잘 활용하면 긍정적인 부분으로 많은 도움이 될 것이다.**

많은 것을 말해주는 색…심리, 연상 효과, 패션

색의 심리적인 영향과 색의 연상 효과, 색과 패션에 대해서 알아보자.
색은 그 색을 표현하는 이미지가 있고, 그 이미지는 사람들에게 심리적으로 공통된 느낌을 주는 경우가 많다.

● 색의 심리적인 영향

색의 심리적인 영향을 5가지 정도로 구분해 보면,
① 따뜻한 색과 차가운 색
② 크게 보이는 색과 작게 보이는 색
③ 가벼운 색과 무거운색
④ 활기 있는 색과 차분한 색
⑤ 부드러운 색과 딱딱한 색

먼저 따뜻한 색과 차가운 색을 보면 빨강, 주황 등과 같이 붉은색 계열의 따뜻한 색과 파랑, 초록이나 중성색(자주, 보라, 연두)과 같은 차가운 색의 구분에서 색은 온도감을 가지고 있다는 것을 알 수 있다. 또한 색은 크고 작은

느낌에도 영향을 주게 되는데 명도가 높으면 크게 보이고 명도가 낮으면 작게 보이게 된다. 예를 들면, 같은 디자인과 크기의 옷이라도 흰색보다 검은색이 더 날씬해 보이며, 같은 공간이라도 밝은 베이지로 꾸민 공간이 진한 회색으로 꾸민 공간보다 더 넓게 보인다는 것이다. 색은 무게감에도 영향을 미치며 사용된 명도에 따라 가볍고 무거운 느낌을 받게 되는데 명도가 높은 밝은색은 가볍고, 명도가 낮고 어두운색은 무겁게 느껴진다.

이러한 색의 무게감을 알고 실내 공간을 장식한다면, 명도가 낮은 부분은 아래에, 명도가 높은 밝은색은 윗부분에 적용하게 되면 안정감 있는 구도가 될 것이다. 또한 색은 활기찬 기분을 유도하기도 하고 차분한 감정을 끌어내기도 한다. 이는 채도가 높은 붉은색 계열은 활기가 있고, 채도가 낮은 차가운 색은 심리적 안정을 주고 차분하게 느껴진다.

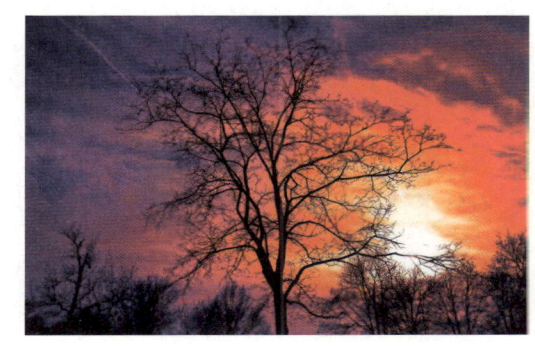

이렇게 보통 명도와 채도(원색)가 높은 색은 활기 있는 느낌을 주고, 이러한 색을 보색대비 하면 효과는 더욱 커지게 된다. 색을 통해서 부드럽고 딱딱하고 굳어있는(명도와 채도가 낮은 색) 등의 촉감을 느끼는 것이 가능하며 이것을 색의 경연감이라고도 한다.

색으로 맛과 소리, 냄새는 어떻게 표현할 수 있을까? 맛과 색을 연결하는 것은 지역과 문화의 차이에 따라 얼마든지 다르게 나타날 수도 있다. 먼저 입으로 느끼는 '맛'을 보면 단맛과 신맛, 쓴맛, 짠맛, 매운맛이 있다. 단맛은 달콤한 사랑과 셰이크 같은 빨강, 주황색이 어울리며 신맛으로는 사과, 매실, 레몬을 떠 올리게 하는 초록이나 연두, 노랑색이 어울린다. 쓴맛은 파랑, 보라색 등 주로 음식에서 찾아보기 힘든 색이 떠오르게 되며 짠맛은 연한 초록색으로 표현되기도 하고, 매운맛은 붉은색 음식을 떠올리게 된다.

소리는 어두운 저명도의 색인 낮은음과 밝고 강렬한 고명도의 색인 높은음으로 구분된다. 뉴턴이 표준음계의 색을 빛의 스펙트럼과 연결한 것은 좋은 예다. (도, 레, 미, 파, 솔, 라, 시, 도 ⇒ 빨, 주, 노, 초, 파, 남, 보라의 빛 파장에 연결함) 즉, 세상의 모든 자연현상에는 일정한 법칙이 있다고 믿은 뉴턴의 주관적인 색감이라고 할 수 있다. 맛과 색을 연결하는 것은 지역과 문화의 차이에 따라 얼마든지 다르게 나타날 수 있다. 예를 들면, 유럽인은 단맛으로 빨간색을 연상하는 반면에 한국인은 빨간색을 보면 매운맛을 연상하게 되는 것은 문화의 차이에서 오는 것이다.

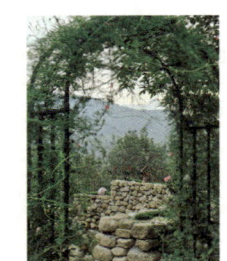

● **색의 연상 효과**

우리는 디지털 기술의 발전으로 삶의 속도가 빠르고 다양해진 사회에 살고 있다. 그러나 멋있는 삶에 대하여 생각해 본다면, 현재가 아닌 지난 과거의 삶 속에 강하게 각인되어 이미지를 떠올릴 것이다. 디지털 기술이 앞서갈수록 기술은 속으로 숨어들고, 보다 인간적이고 감성적인 교감의 디자인이 표면으로 부상된다. 이렇게 멋진 삶으로 우리를 유혹하는 디자인의 전면에는 색이 있다.

색을 아는 삶이 멋스러운 것은, 색이 담고 있는 오감의 메시지를 총체적으로 이해하고, 이를 삶 속에 지혜롭게 응용할 수 있기 때문이다. 예를 들면, 같은 오렌지도 담는 그릇의 색에 따라서 미각을 자극하는 정도가 달라지며, 음식을 즐길 수 있는 분위기를 다르게 한다. 이렇게 같은 기능의 제품을 사용하더라도 창의적인 색의 메시지가 담긴 제품은 전혀 다른 사용의 경험을 제공하게 된다.

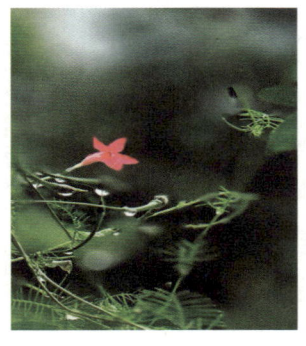

창의적인 색채의 사용이란, 색을 많이 사용하는 것이 아니라 지나치지도 모자라지도 않게 적당히 사용하는 중용의 도리를 뜻한다. 우수

한 제품일수록 그 제품과 사용자 간의 교감이 중요하고 그런 경험을 유도하는 이야기가 필요하다. 색과 맛을 음미할 줄 아는 사람을 우리는 멋이 있다고 한다. 멋을 아는 사람은 맛의 깊이를 알며, 색의 중요성을 알기에 안에서 배어 나오는 향기가 난다. 또한 멋을 아는 사람은, 단편적 지식에 몰입하거나 작은 부분에 집중하지 않고 여러 분야의 지식과 경험을 공유하고 넘나들 수 있는 자유로움이 있어 음과 양을 조화할 수 있는 지혜를 갖출 수 있다. 색이 지닌 원초적 메시지에 머물지 않고, 색이 담고 있는 다양한 역사와 문화의 소리를 이해할 수 있는 사람이 가지고 있는 멋이 아마 진정한 멋일 것이다.

● 색과 패션

각각의 인종의 피부색에 따라 어울리는 색이 있다. 피부색이 희고 붉은색이 도는 사람인 백인종은 파스텔 계열의 색이 잘 어울리고, 피부색이 노르스름한 황인종은 검정이나 중간색이 잘 어울리며, 검게 그을리거나 검은 피부를 가진 흑인종은 원색계열의 색이 잘 어울린다. 그러나 다양한 색을 입고 싶으면, 피부색에 변화를 준 후에 자신이 입고 싶은 옷의 색상을 조절해서 입어보는 경험을 해볼 수 있을 것이다.

개인 맞춤형 색이란 개인에게 가장 잘 어울리는 색으로 개인의 단점은 보완하고 장점을 극대화해 긍정적이고, 자신감 있는 이미지를 연출하게 하며, 더 나아가 개인의 생활 방식, 심리상태, 바이오리듬에도 영향을 주게 되어 보다 풍요롭고 안정된 삶을 가능하게 한다.

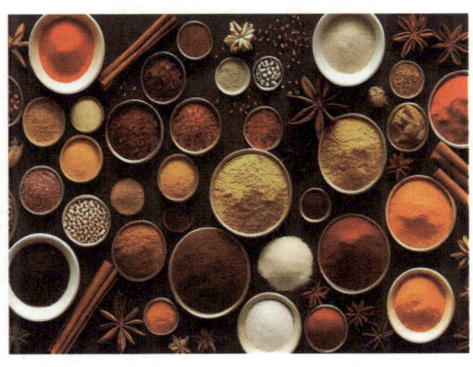

이때 자신의 피부색이 따뜻한 색(warm color)인지 차가운 색(cool color)인지를 확인하는 것이 중요하다. 따뜻한 색은 봄과 가을, 차가운 색은 여름과 겨울의 색채이다. 따뜻한 색과 차가운 색을 구분하기 위해서는 피부색 도표를 민얼굴에 대어보면 가장 비슷한 색을 발견할 수 있다. 피부색 도표가 없으면 얼굴색, 목 언저리, 팔 안쪽, 손, 손끝의 색으로 따뜻한 색과 차가운 색의 구분이 가능하다. 예를 들어 피부색이 핑크를 띠면 차가운 톤, 오렌지나 노란색을 띠면 따뜻한 톤으로 구분한다.

코디네이트에 있어서 색채는 디자인 소재와 함께 아주 중요한 요소가 된다. 따뜻한 색 중 봄은 부드러운 색이고 가을은 단단한 색이다. 소프트와 하드의 구별은 사람의 인상을 보고 구분하게 되는데 부드러운 인상은 소프트 색채, 강한 인상은 하드 색채로 구별된다.

사람들의 피부색을 보고 구분하는 방법으로는 피부색이 노란색을 띠는 사람은 따뜻한 색/ 푸른색을 띠는 사람은 차가운 색/ 노란색을 띠면서 가볍고, 밝은 색이면 봄 색/ 노란색을 띠면서 깊고 탁한 색이면 가을 색/ 푸른색을 띠면서 가볍고 빛이 바랜 색이면 여름 색/ 푸른색을 띠면서 깊고 빛이 나는 색은 겨울 색으로 구분된다.

사람마다 타고난 개인 맞춤형 색이 있다. 자신에게 어울리는 색을 입으면 얼굴이 밝아 보이고 얼굴선이 뚜렷하고 작아 보인다. 눈빛도 반짝이고 얼굴색도 살

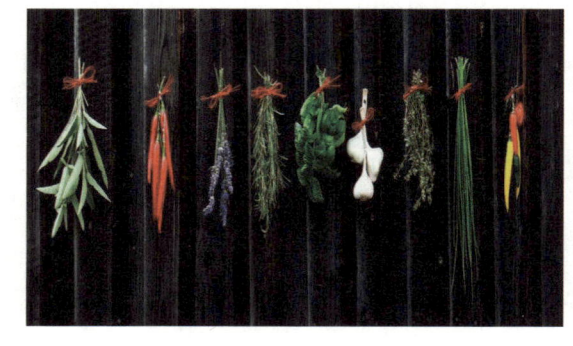

아난다. 반면에, 어울리지 않는 색을 입으면 얼굴은 검고 누렇게 떠 보이며 얼굴선은 흐려지면서 더 크게 보일 수 있다.

색채 전문가들은 눈동자, 피부, 머리카락 색을 기준으로 개인 맞춤형 색을 10가지로 분류했는데 대표적인 5가지 타입을 살펴보면, ①클리어(clear) 타입 ②소프트(soft) 타입 ③딥(deep) 타입 ④쿨(cool)타입 ⑤웜(warm)타입이다.

클리어(clear) 타입은 눈동자는 밖으로 쏟아질 듯 빛나고 머리카락에 윤기

가 흐른다. 채도가 높은 색이 잘 어울리며 파스텔 색조나 회색은 잘 안 어울린다. 여러 색이 섞인 중간색을 입으면 눈빛이 사라지고 얼굴이 검어 보인다.

소프트(soft) 타입은 눈빛이 부드러우며 피부는 분을 바른 듯한 느낌이 나고, 머리카락은 광택이 없다. 중간톤의 색깔이 잘 어울리며 원색에 흰색이나 회색을 섞은 파스텔 색조가 좋다. 검은색을 입으면 얼굴보다 옷만 두드러질 수 있으니 주의하도록 한다.

딥(deep) 타입은 머리숱이 많고 눈썹도 짙은 타입으로 옷도 짙은 밤색이나 회색 같은 무거운 색일수록 좋다. 가벼운 색을 입으면 얼굴이 창백해 보일 수 있다.

쿨(cool)타입은 피부가 누렇거나 붉으며 대체로 한국 남성에게 많은 스타일로 푸른색이 도는 모든 색이 어울린다.

웜(warm)타입은 머리카락이나 눈동자가 밝은 갈색으로 우리나라에서는 드문 편이다. 노랑이나 금색, 오렌지색 등이 잘 어울리며 자주색은 피하는 것이 좋다.

체형이 마른 사람은 명도가 높은 밝은 색깔이 잘 어울리며, 뚱뚱한 사람은 검은색이 잘 어울린다. 키가 작은 사람은 상, 하의를 같은 색으로 입는 것이 키가 더 커 보이고, 얼굴이 남들보다 흰 사람은 순색 계열의 색이 좋다. 채도가 높은 색이 하얀 얼굴을 더 드러나 보이게 하기 때문이다. 그리고 얼굴이 누렇거나 검붉은 사람은 파란색이나 남색 등 차가운 계통의 색이 잘 어울린다.

이렇게 자신에게 맞는 색조를 찾아서 생활 속에 지혜롭게 적용해 간다면, 그 과정에서의 삶은 한층 더 멋지고 활력 있는 시간으로 채워갈 수 있을 것이다.

색채와 식욕 그리고 실내장식

좋은 색의 음식을 보면 먹어보고 싶다는 심리가 자연스럽게 생기게 된다. 색채와 식욕, 색에 따른 음식 색의 이미지, 색채와 요리, 색채의 생활 성(실내장식)에 대해서 알아보자.

색채와 식욕

어떤 색이 식욕을 돋우는지 살펴보면, 가장 식욕을 돋우는 색은 빨간색과 빨간색의 주변 색(동색)이며, 식욕을 떨어지게 하는 색은 황색과 황색 주변 색 사이의 색이다. 그중에서도 식욕을 올라가게 하는 색은 황색, 식욕을 떨어지게 하는 색은 황록색으로 음식 색으로는 낙제인 색이다.

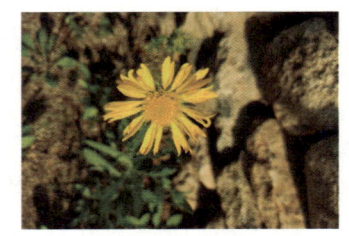

식욕을 자극하는 색의 순위를 보면 적색부터 오렌지색, 복숭아색, 황갈색, 갈색, 버터 색 순이 된다. 식욕에 있어 불쾌감을 주는 색의 순위는 적자색, 자색(보라색), 짙은 보라색, 황록색, 오렌지색, 황색, 회색 순이다. 이렇게 산뜻한 색일수록 식욕을 자극하게 된다. 색과 식욕에 있어서는 개인차가 있고 나라에 따라 다르며, 향이나 모양과의 관계로도 변하고 시대에 따라 다소 변하기도 하는데 이는 '색은 감각이다'라는 것을 알게 한다.

색에 따른 음식 색의 이미지를 보면,
백색은 청결함과 부드러움, 차가움, 담백함의 이미지를 가지고 있다.
회색은 불결함, 맛없는 이미지를 가지고 있고,
복숭아색은 달콤함과 부드러운 이미지다.
적색은 달콤하며 영양가 있고 신선한 이미지,
짙은 빨강은 진한 맛과 따뜻하고 달콤한 이미지다.

어두운 갈색은 딱딱함과 따뜻하고 진한 이미지,
오렌지색은 영양가 있고 달콤하고 독이 있어 보이는 이미지를 갖는다.
희미한 오렌지색은 오래되고 딱딱한 이미지, 크림색은 영양가 있고 달콤하고 맛있고 부드러운 이미지,
황색은 영양가 있고 맛있는 이미지를 나타낸다.
희미한 황색은 오래된 이미지,
어두운 황색은 오래되고 맛없는 이미지이며
엷은 황록색은 산뜻하고 시원한 이미지,
황록색은 오래되고 맛없는 이미지,
어두운 황록색은 불결한 이미지이다.
엷은 녹색은 산뜻한 이미지,
녹색은 신선한 이미지,
푸른색은 시원한 이미지를 준다.

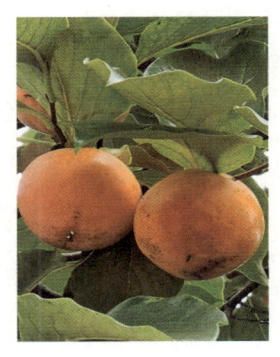

색채와 요리를 살펴보면, '중국 사람은 맛으로 먹고, 일본 사람은 눈으로, 한국 사람은 배로 먹는다'라는 속설이 있지만, 다른 나라에 비하면 일본은 그릇과 요리의 배색을 중요시하는 것을 알 수 있다. 특히 일본 요리의 좋은 점은 재료의 종류가 풍부하고 색채적으로 우수하다는 것이다.

예를 들면, 적색에 해당하는 새우, 연어, 붉은 조개, 생강, 홍당무/ 황색에 해당하는 달걀, 밤, 단무지/ 녹색에는 채소, 엽채 류/ 흑색에는 다시마, 김/ 백색으로 오징어, 흰살생선, 두부, 산마, 무 등이 있다.

일본과는 반대로 한국의 음식은 자연 그대로의 색채를 죽이는 요리법이 많다. 예를 들면, 오랜 시간 약한 불에 끓인 진국과 김치, 나물, 젓갈 등 갖은양념과 발효의 영향으로 전통적인 한국의 조리법은 음식의 형태와 재료가 가지는 고유의 색채를 없앤다. 반면, 김치 등의 고춧가루의 붉은색과 황색의 계란지단,

검은색의 김 가루로 음식물의 색채를 장식하기도 한다.

또한 요리의 배색을 계절이나 경조, 의례에 따라 변화시키기도 한다. 여름에는 시원함을 느끼게 해주는 녹색과 백색 계를, 가을에서 겨울로 추위가 더해감에 따라 고명을 이용해서 면역계를 사용하게 된다. 적색이나 황색의 난색 계는 식욕을 돋우지만, 많이 사용하면 조악해 보여 식욕을 오히려 감퇴시키게 된다. 특히 적색은 적게 쓸수록 보기에도 좋다.

색채는 시각적으로 가장 먼저 인지되며 재료, 질감과 더불어 공간을 구성하는 핵심적인 요소로 인간의 감성과 태도 변화를 일으키게 된다. 노란색은 희망을, 붉은색은 정열과 사랑을, 흰색은 순수함, 초록색은 청순함, 푸른색은 지성과 냉정의 느낌을 준다.

또한 일반적으로 색채이론이 정확하게 영화에 적용되지는 않지만, 전형적으로 알려진 색의 상징성은 영화의 적재적소에 필연적으로 도입되고 있다. 영화에 색채가 도입되면서 그 색채는 희망과 절망, 사랑과 이별 그리고 삶과 죽음에 관해서 많은 이야기를 해준다. 예를 들면, 트란 안 홍(Tran An Hong) 감독의 '그린 파파야의 향기(The sent of green papaya, 1993)'는 영화에서 적용되는 색채가 무엇인가를 확실하게 보여주는 영화이다.

색채의 생활 성(실내장식)

✿ 행운을 부르는 색채 실내장식

모든 사람에게는 부족한 색채가 있다고 한다. 그렇다고 부족한 색채로 온 집안을 도배한다는 것은 무리다. 색채 구성을 할 때는 **베이스와 키, 악센트로 나누어 색채 구성을 적절히 배색함이 중요하다.** 즉 눈에 보이는 공간을 100%로 본다면, 70%를 차지하는 천정이나 벽은 베이스로, 25%를 차지하는 커튼이나 가구들은 키(보조색채)로, 나머지 5%는 소품이나 그림 등 악센트로 색채를 구성하면 된다.

　이러한 원칙을 가지고 색채를 구성할 때 공간 전체를 지배하는 것은 비중이 큰 베이스이지만, 공간의 일상을 좌우하는 것은 키와 악센트이다.

　집안 실내장식을 할 때 추천하고 싶은 **베이스 색채**는 명도가 높은 베이지 계통이다. 반면에 갈색 계열은 근육의 이완을 도와주고 정신적으로 편안한 상태를 유지하게 한다. **키 색채로**는 편안한 분위기를 만들고 공간을 넓게 보이게 하는 차가운 색 계열의 후퇴색을 사용하면 안정감을 주고 공간을 넓게 보이게 하여 쾌적함을 준다. 선명도가 높은 좋아하는 색으로 **악센트**를 주면 건강하고 편안한 공간이 완성된다.

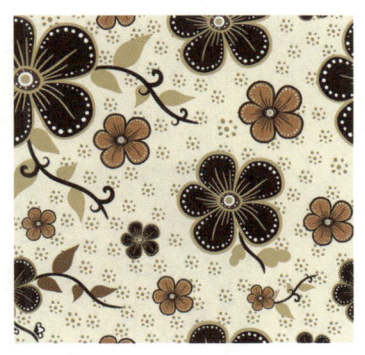

　그리고 블랙이나 화이트 혹은 차가운 계열의 명도 차가 많이 나는 배색은 에너지양이 적고 무거운 색채로 우울하고 답답한 기분에 빠지기 쉬우므로 피하는 것이 좋다. 사무실도 마찬가지이다. 아무리 실내장식을 잘해서 좋아도 적절한 색채의 조화가 없다면, 그 안에서 생활하는 사람이 건강하고 편안할 수 없다. 이때는 파스텔 색채를 악센트 색채로 사용해도 좋다.

　에너지양이 적고 무거운 색채가 지배하는 공간에서 일하는 사람들은 자신도 모르는 사이 우울하고 답답한 기분에 빠지기 쉬워진다. 이런 경우 근무 의욕을 높이고 싶다면, 블랙 & 화이트로 사무실 색채를 구성하는 것을 지양해야 한다. 컴퓨터 앞에 오래 앉아 있는 사무실 환경에는 피로감을 덜어주는 파스텔 색조들을 활용하면 도움이 된다. 예를 들면, 만성적인 어깨결림이 있는 사람이라면 밝은 파스텔 색조의 소품을 책상 주변에 두는 것도 도움이 된다.

　만일 어깨가 아파서 고생하고 있다면 검정, 파랑, 보라와 같이 무거운 색채는 멀리하고 하양, 노랑, 초록과 같은 가벼운 색채를 가까이하면 도움이 될 것이다.

✿ 기운을 북돋아 주는 붉은색 실내장식

빨강은 명도와 채도에 따라 가장 다양한 스펙트럼을 지닌 색이다. 베이스 색채로 채도가 낮은 빨강을 사용하면, 공간이 여성스러우면서 온화하고 평화로운 분위기가 되며 주로 침실에 많이 사용하게 된다. 빨강에 명도가 높은 하양과 크림색을 많이 섞을수록 분홍색 계열이 되면서 온화함과 여성스러움은 더욱 짙어지는데 이 공간에 좀 더 생기와 균형을 불어넣고 싶다면 보색인 초록을 악센트 색채로 함께 쓰는 것도 좋다.

빨강은 혈행을 자극하고 에너지를 회복시켜주는 효과가 있다. 특히 정신적 에너지가 부족해서 아무것도 하고 싶지 않을 때 도움이 된다.

우리가 빨간색 의자에 앉아 있으면 예민해지고 판단력이 빨라진다는 것을 알 수 있다. 붉은 장미꽃을 사랑을 고백할 때 사용하는 것도 자신의 감정을 표현하는 방법으로 빨간색이 주는 에너지와 무관하지 않다. 반면, 빨강을 많이 사용한 공간은 좁게 느껴지고, 색감이 너무 진하거나 선명하면, 압박감이 들어 쉽게 피로해진다. 침실이나 사무실, 공장 등의 장소에는 빨간색을 사용 시에 악센트 색채로만 적용하는 것이 현명하다. 빨강이라고 하면 대부분 순색 빨강을 떠올리게 되지만 실제 색채를 적용할 때는 분홍, 다홍, 주황, 연한 자주 등을 많이 사용한다.

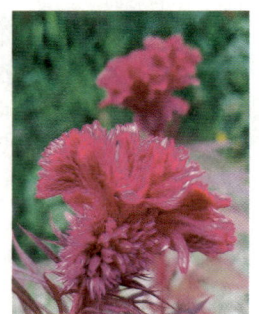

✿ 사람이 모여드는 주황색 실내장식

황색은 따뜻함이 있는 색으로 유기체의 움직임을 자극한다. 통신회사의 광고나 쇼(show), 광고 등의 가벼운 이미지로 많이 사용한다.

주황색 방에서 생활하면 기관지염이나 호흡기 질환이 완화되고 목이 확 트이는 효과를 볼 수 있어서 주황색을 비타민 색채로 부르기도 한다. 정신적인 면에서도 인생의 기쁨과 흥미가 샘 솟는 효과를 얻을 수 있는 주황색 공간은, 쾌감 호르몬의 분비를 자극하기 때문에 방문자들을 기분 좋게 해 준다. 사람이 모여드는 공간을 만들고 싶다면, 현관 매트나 벽지 등에 주황색을 적극적으로 활용하는 것도 방법이다.

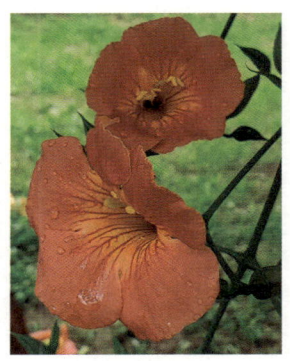

주황색은 활발하고 힘 있는 선명한 색이기 때문에 주황색 벽지나 소품은 식당이나 오락실에 적당한 색이다. 반면에 주황색은 주의력을 떨어뜨리는 색이기 때문에 공부방이나 작업장에서는 절제하는 것이 좋으며 공부방에는 집중력을 높여주는 파란색을 권장한다.

✿ 젊고 캐주얼한 노란색 실내장식

노란색은 운동신경계를 활발하게 작용시켜 근육의 에너지를 증대시키고 날카로운 지성과 비판력을 높여 주는 효과가 있다. 우울증이 있다면, 실내장식에 생기 있는 노랑을 사용하는 것이 도움이 된다.

노란색은 소화불량과 변비에도 탁월한 효능을 보이므로 식당이나 화장실에서는 노랑을 적극적으로 사용하면 도움이 된다. 반면에 단절감과 불안감을 가져와서 맥박과 호흡을 떨어뜨리는 부작용도 있으므로 순색 노랑보다는 귤색, 살구색, 황금색, 모래색, 황토색 등 채도를 다소 떨어뜨린 노랑을 선택하는 것이 좋다. 또한 노랑은 진출색이기 때문에 실제보다 공간을 좁게 보이게 한다. 빛이 모자라는 어두운 방에 밝은 이미지를 표현하려고 할 때 좋다. 연한 노랑은 베이스 색채로, 레몬이나 복숭아색은 키 색채로, 초록색은 포인트 색채로 사용하면 밝고 쾌활한 환경을 만들 수 있다.

✿ 피로를 풀어주는 초록색 실내장식

자연을 흉내 낸 초록 공간은 잘못하면 둔하고 단조로워 보일 수 있다. 초록에는 진정과 안정 효과가 있지만, 울창한 숲을 연상하게 하는 초록으로 공간을 가득 채우는 것은 피해야 한다.

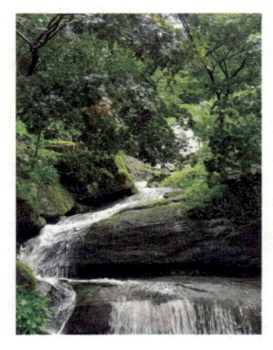

실내장식에 초록을 도입할 때는 원하는 색채에서 한, 두 톤 더 밝게 써야 조화롭다. 빨강, 노랑, 분홍 등의 선명한 색과 배색해도 잘 어울리는 색채이다. 초록을 베이스 색채로 하고 노랑이나 오렌지를 키 색채로 사용하면 캐주얼 하고 화려한 분위기가 된다. 또한 짜증과 다툼이 잦고 불면증과 집중력 저하, 만성피로에 시달리고 있다면 초록 공간을 찾아가면 도움이 된다. 이는 초록색이 모세혈관을 넓혀 혈관의 흐름을 원활하게 하고 마음을 침착하고 편안하게 해 주기 때문이다.

✿ 공부방의 베스트 파란색 실내장식

파란색에는 부산하고 산만한 아이를 책상 앞에 붙어 앉아 있게 하는 힘이 있다. 파란색 방에서는 정신적으로 기분이 안정되고 육체적으로 혈압과 심박수가 떨어져 침착한 기분이 들게 된다. 파랑은 어느 색과도 잘 어울리지만, 흰색과 매치했을 때 방이 넓어 보이고 이지적인 느낌을 준다. 푸른색 계열은 노랑, 빨강, 크림색 배경에 훌륭한 악센트 색채가 된다. 반면에 차가운 느낌을 주는 색이므로 북향 방이나 난방이 잘 안 되는 공간에는 사용을 피하는 것이 좋다.

✿ 규칙적인 생활을 유도하는 갈색 공간의 실내장식

중후함의 느낌을 들게 하는 갈색은 화합을 촉진하는 힘이 있어서 일반 가정집 거실에 키 색채로 갈색을 사용하면, 첫눈에 화목한 가족이란 느낌을 준다. 갈색 실내장식은 첫눈에는 격조 있고 다소 무거운 분위기를 풍기지만, 내면에 오렌지를 숨기고 있는 따뜻한 색채로 그 공간에서 생활하는 사람들의 기분을 누그러뜨리는 효과가 있다.

갈색으로 실내장식을 할 시에 기분이 요동치는 것을 억제해 주는 효과가 있어 바이오 리듬이 안정 곡선을 그려 규칙적인 생활을 할 수 있게 된다. 또한 갈색은 어떠한 색과도 잘 어울려서 소품들이 돋보이는 장점이 있다. 갈색에 빨강을 악센트 색채로 쓰면 대단히 고전적인 느낌이 들고, 보색인 초록을 배치하면 운동감과 생동감이 살아나게 된다.

✿ 미인을 만드는 흰색 실내장식

흰색은 다른 색을 받쳐주는 색으로 그 자체의 아름다움을 충분히 나타내주는 효과를 내므로 상품광고의 배경을 흰색으로 사용하는 경우가 많다. 흰색의 방에서는 누구나 실제보다 아름답게 보인다. 아름답게 보이는 자신의 모습을 보고 있으면, 호르몬 분비가 활발해져 몸과 마음이 함께 젊어지게 된다.

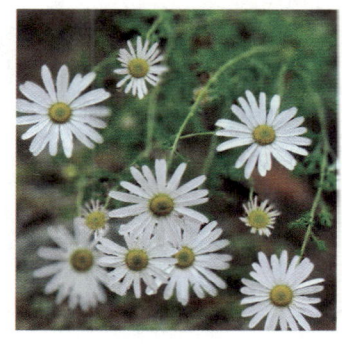

젊고 아름다운 인생을 오래 구가하기를 원한다면, 실내장식에 흰색을 도입해 보면 좋다.

흰색 일색인 공간은 병원을 연상시켜 차갑고 메마른 느낌을 줄 수 있으므로 부분적으로 악센트를 주는 것이 필요하다. 흰색에는 모든 색상이 다 잘 어울린다. 베이지색과 코디하면 우아한 느낌을, 좀 더 색감 있는 색상과 코디하면 흰색의 청량감을 더욱 살릴 수 있다. 베이지색과 흰색을 사용한 공간은 확장된 느낌을 줄 수 있다.

색을 사용한 실내장식을 고려할 때는 장소의 특성을 잘 살펴보아야 한다.

빨간색은 진출색으로 방을 좁게 느끼게 하고, 지나치게 선명할 때는 피로감을 초래하기 때문에 침실이나 사무실, 작업장에서는 부적절한 색이다. 침실의 경우에는 포인트 색으로 사용할 수 있다. 또한 난색 계열인 오렌지도 주의력을 상실시키기 때문, 공부방이나 침실에서는 잘 쓰지 않는다. 빨간색과 오렌지색은 오락실, 놀이방 같은 경쾌한 곳이나 주방이나 식당 혹은 잠깐 머무는 복도 같은 공간에 적합한 실내장식 색채이다.

노란색은 수수한 색으로 스포츠 공간이나 명상 공간에는 적합하지만, 안정이 필요한 곳에서는 자제하는 것도 필요하다.

군청이나 **갈색**은 무난한 색채로 흔히 생각하며, 기분을 안정시키는 효과는 있지만, 분위기 다운을 유도하는 색채로 여러 사람이 모이는 장소에는 적합하지 않다.

보라색은 교회나 회의실 같은 장소에는 어느 정도 어울리지만, 마음을 산란하게 하는 색채이기 때문에 절대안정이 필요한 병동이나 휴식 공간에는 적합하지 않다.

붉은 보라색은 화려함이 있고 연한 자주(붉은색이 가미된 보라)색은 균형적이고 방어적이다.

이처럼 실내장식 규칙은 널리 알려졌지만, 절대적인 것은 아니다.
무엇보다 자신의 느낌이 중요하며
자기만의 색깔을 말하는 사람이 많아질수록
세상은 살맛 나는 즐거운 곳이 될 것이다.

색채로 인생을 바꾸는 색채의 힘!

지갑의 색이 지니는 의미와 각각의 색채가 우리 몸에 작용하는 부분에 대해서 살펴보자. 각각의 색채가 가지고 있는 특성을 잘 살펴서 우리들의 생활 속에서 지혜롭게 잘 풀어나간다면 '지금'을 살아가는 삶의 의미를 더할 수 있을 것이다.

❂지갑의 색과 의미

초록색 지갑

부자가 되려면 초록 지갑을 지니라는 말이 있다. 초록색 지갑은 금전운을 높여 주어 묘하게도 지출 이상으로 수입이 생기게 한다. 초록은 깨어있는 색이고, 생성의 색이며(초록 속에 있는 노랑), 싹이 트이고 열매를 맺는 봄의 색이다. 봄은 성장을 의미하며 초록은 번영을 나타내기도 한다. 또한 초록은 풍성한 자연의 상징이고 자연은 가장 훌륭한 인간의 자산이자 부의 원천이다. 서양에서는 일생을 통해 아무것도 이루지 못한 사람을 '**초록 가지를 한 번도 잡아보지 못한 사람**'이라고 표현한다.

초록 지갑은 부와 번영의 상징으로 봄에 식물이 성장하고 잎이 무성하듯이, 초록 지갑 속에서 돈도 늘어나게 된다. 지구촌에 유통되는 화폐 색깔 중 70% 이상이 초록색인 것도 우연 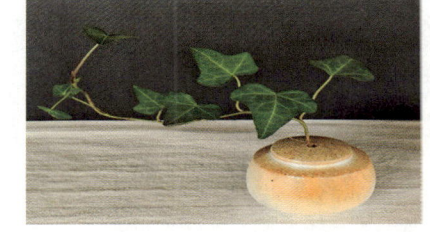 은 아닐 것이다. 한국의 일 만원도 초록 색깔이고 미국 달러도 초록을 주조색으로 하고 있다.

초록은 자족적이고 중립적인 색이다. 초록을 좋아하는 사람은 남녀 모두 솔직하며 도덕성이 강하고 품위가 있고 겸허하며 여간해서 잘못된 일을 하지 않아 경리나 재무 관계의 일에 딱 맞는다. 반면에 너무 솔직한 나머지 타인에게 이용당할 우려가 있으므로 주의해야 한다.

검정색 지갑

검정색 지갑을 가진 분은 구두쇠에 속한다. 검정 지갑에는 돈이 한번 들어오면 도무지 나갈 줄을 모르게 되는 경향이 있어 구두쇠라는 표현을 사용한다. 검정은 좁고 각지고 불편하고 딱딱한 느낌을 주는 색으로 돈이 들어가는 지갑으로는 잘 맞지 않는다. 검정은 강한 개성으로 돈의 흐름을 막는 색이다. 또 다른 생각으로는 돈이 나가지 않으니 부자가 된다고 생각할 수도 있지만, 유통되지 않는 금전은 죽은 돈이고 이윤을 창출하지 못한다. 자본주의 사회에서는 돈을 움켜쥐고 있는 사람보다는 돈을 잘 굴리는 사람이 부자가 된다.

검정 지갑을 선호하는 사람은 일단 들어온 돈은 무슨 일이 있어도 꺼내지 않기 때문에 모처럼 돈을 불릴 기회가 있어도 놓치게 되고 주위로부터 인색한 사람이라는 소리를 듣기 때문에 돈을 융통하는 재주를 갖출 수 없으며 부자가 되기 어려운 타입이다.

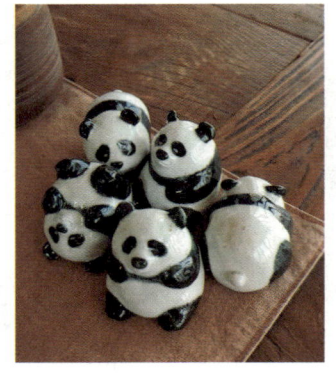

갈색 지갑

갈색 지갑을 가진 사람은 돈을 잘 쓴다. 갈색 지갑은 '방만'과 통하는 색으로 들어오고 나가는 것이 많아 금방 지갑이 비게 된다. 갈색 지갑은 넣고 꺼내기를 자주 하는 성향이 있어 분실물 보관 센터에 접수되는 지갑 중에서 갈색이 가장 많은 이유가 되기도 한다. 또한 갈색 지갑을 가진 경우 수지 균형이 잘 맞지 않고 빈털터리인 경우가 많다.

갈색은 자연스러운 색채의 대표적인 색으로 침착하고 안정된 분위기를 만드는 데 좋다. 변덕스러운 애인의 마음을 갈색으로 잡으라는 말도 있는데 이는, 이랬다저랬다 도무지 갈피를 잡기 어려운 애인의 마음을 붙잡고 싶을 때는, 갈색을 잘 활용해 보면 도움이 된다는 뜻으로 풀이된다. 검정색 머리카락 색을 갈색으로 하거나 갈색의 손수건이나 명함집 같은 소품을 선물하는 방법으로 적절하게 활용해 볼 수 있다.

사랑은 움직이는 것으로 움직이는 특성이 묘해서 남의 일일 때는 너무 당연하게 인식되는데, 자기 일일 때는 '있을 수 없는 일'이 된다. 그러나 사랑은 변하는 것이다. 한순간에 타오르는 사랑보다 보슬비와 같이 내리는 듯 마는 듯 적셔주는 사랑이 더 오래간다. 만일 지금 사랑을 하고 있고 그것을 깊고 긴 사랑으로 만들고 싶다면 갈색을 잘 활용해 보면 도움이 될 것이다.

갈색은 스트레스를 주지 않는 색이기 때문에 과중한 스트레스에 시달리는 현대인들은 화려한 골드보다 자연스러운 브라운에 더 마음이 끌리게 된다. 세계 대부분의 나라에서 군복에 갈색을 많이 사용하는 이유도 갈색이 보호의 상징이자 극도의 긴장감을 이완시켜 주는 색이기 때문이다.

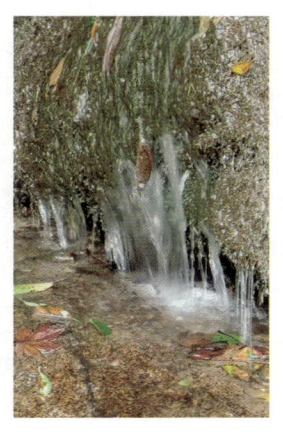
갈색이 옅어지면 베이지가 되고 짙어지면 밤색이 된다. 옅은 갈색인 베이지는 안정감에 품위와 고상함까지 갖춘 색이다. 베이지의 특성을 잘 살리면 세련되고 성공한 이미지를 풍길 수 있다. 간혹 베이지가 나이 들어 보이는 색이라 꺼리는 사람들도 있지만, 자신에게 어울리는 베이지를 걸치면 오히려 더 젊고 생기 있어 보인다.

사람의 심리가 묘해서 부드럽고 안정감 있다는 장점을 알면서도 때로는 그걸 밋밋하고 지루하다고 느낄 수도 있다. 가장 매력적인 것은 붉은색이지만, 붉은색이 너무 노골적이기 때문에 의상으로 부적절한 경우가 많다. 그럴 때 톤을 달리하여 밤색에 눈을 돌려 보자. 밤색 중에서도 갈색에 오렌지와 붉은색이 섞인, 진 밤색인 마룬(Maroon)은 여성들의 매력적임을 한껏 돋보이게 해주는 색채다.

여성이 매력적이지 않다면 걱정해야 한다. 자신의 매력적임을 가꾸는 데 관심이 있다면 색채에 주목하자.

마룬(Maroon)은 가벼워 보일 수 있는 색채로 불꽃을 의미하고 갈색의 세련된 차분함에 불꽃 같은 붉은색의 정열을 더한 색으로 관능성을 부각하게 한다. 또한 마룬(Maroon)을 좋아하는 여성은 유머와 재치가 넘치는 남성을 좋아하게 되는데 이는 자신이 즐거워지기 때문이다. 마룬(Maroon)을 좋아하는 남성 또한 재치 있는 여성을 좋아한다. 이러한 것을 보면 마룬(Maroon)은 여성을 변신시키는 신비한 마술의 색이라고 할 수 있을 것이다.

빨간색 지갑

빨간색 지갑을 지닌 사람도 돈을 잘 쓴다. 빨강은 염색과 직조기술이 발달되지 않았던 과거에는 귀족과 부자의 색이었다. 돈이 많고 사회적 지위가 높은 사람만이 순수하고 빛나는 색을 몸에 감고 소지품으로 가지고 다닐 수 있었는데 당시에는 색소의 가격도 비쌌고 염색과정도 까다로웠기 때문에 돈 많은 귀

족들만이 누릴 수 있는 사치였다. 따라서 빨강이
금력과 권력을 불러들인다는 말이 나온 것이다.
  오늘날에도 부유하고 사치스러운 공간에는 빨
강을 사용한다. 부자들이 모이는 오페라 하우스나
호텔 바닥에 까는 빨강 양탄자를 예로 볼 수 있다.
빨강은 부자가 되려고 하는 사람에게 어울리는 색
은 아니다. 빨강 지갑은 과시적인 소비에 빠져들어

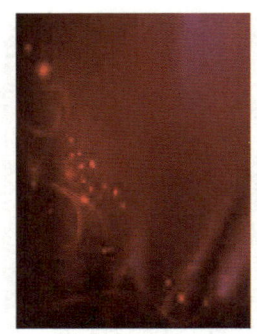

문자 그대로 적자 지갑이 되기 쉬우므로 돈이 모이는 지갑은 아니다.

색채가 우리 몸에 작용하는 부분
📖 피부로 먹는 비타민 화이트 핑크

  컨디션이 저하되기 시작할 때 몸을 잘 관리하는 것이 중요하다. 흰색 속옷을
즐겨 입으면 컨디션이 좋아지는데, 이는 흰 속옷이 몸이 필요로 하는 모든 색
의 파장을 만들어 주기 때문이다. 반면에 벽면과 천장이 온통 흰색으로 도배된
공간 속에 오랜 시간 있으면 현기증을 느끼게 되고 신경이 예민해진다. 이는
흰색이 주는 차가운 느낌 때문이다.
  컨디션이 나쁘다고 느껴질 때 색채를 이용하여 회복하는 방법으로 맨살에
흰 셔츠를 입고 끓인 물을 컵으로 3잔 정도 이어서 마신 후 몸을 따뜻하게 해준
다. 이때 속옷도 흰색을 입어준다. 이와 같은 방법으로 3~4회 반복해서 실천
하면 치료 효과가 있는데 그 이유는 흰색은 모든 색을 흡수하기 때문에 방사
에너지를 피부에 추가시켜 자율신경계를 활성화하며 색의 파장을 통해서 몸이
필요로 하는 에너지를 효과적으로 공급하기 때문이다.
  또한 흰색은 머릿속에 병원 색으로 각인되어 있어서 병원의 청결함도 있지
만, 환자가 느끼는 심리적 압박감도 커진다. 이러한 심리적인 부분을 완화하고
환자의 증상 회복에 도움을 주기 위해서 병원 실내장식을 맞춤한 색채 계획으
로 꾸미면 좋을 것이다. 그리고 병실은 차가운 색이나 요란한 색으로 주위를
산만하게 해서는 안 된다. 기본색상으로 연한 미색을 꼽을 수 있는데 환자의

증상에 따라 치유 효과가 높은 색상을 배치하는 계획이 필요하며, 기본색상 70%에 증상에 맞는 테마 색채를 30% 정도 구성하는 것이 바람직하다.

안정감과 편안함을 주는 핑크

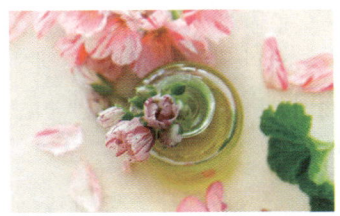

'방의 색깔을 핑크로 바꿨더니 성격도 밝아지고 건강해졌다'라는 연구보고도 있다. 핑크색 방에서는 밝고 건강해진다고 한다. 그 이유는 핑크가 자궁 내벽의 색으로 안정감과 편안함을 주어 공격적 성향을 조절하는 것이 가능하기 때문이다. 몸의 상태가 좋다면 좋아하는 색만 입어도 괜찮다. 한국 사람들은 대체로 갈색, 회색, 검정, 남색 등 어둡고 짙은 톤의 옷이 세련되고 고상하다고 생각한다. 그러나 생기 있고 건강한 삶을 위해서는 바람직한 색채는 아니다.

태양광선과 햇빛은

우리 몸의 호르몬 분비기관을 자극하고 내분비 계통을 활성화하게 하여 젊고 생기있게 하는 효력을 발휘하게 된다. 이는 흰색과 같은 밝은색의 옷은 피부에 비타민과 같은 존재라 할 수 있는데 계속 검은색이나 어두운색의 옷만 입게 되면, 주름이 더 빨리 진행된다고 한다. 우리가 젊어지고 싶다면 색과 밝은색의 옷을 입어야 하는 이유이다.

몸의 상태가 좋다면 좋아하는 색만 입어도 괜찮다.

한국 사람들은 대체로 갈색, 회색, 검정, 남색 등 어둡고 짙은 톤의 옷이 세련되고 고상하다고 생각한다.

그러나 생기 있고 건강한 삶을 위해서는 바람직한 색채는 아니다.

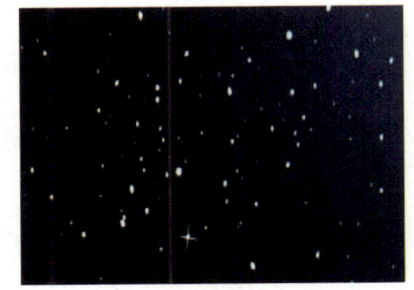

날씬해지고 싶다면 파란색

비만은 질병이다.

건강 유지를 위해서도 체지방은 태워서 정리해야 한다. 그럼 살은 왜 찌는 것일까? 스트레스로 인해 살이 찌게 된다. 현대인의 '살과의 전쟁'은 식욕과의 전쟁이다. 우아하고 돈도 안 드는 식욕 억제법으로 틈날 때마다 파란 하늘을 올려다보는 것도, 좋은 방법이다. 파란색은 우리의 잠재의식 속에서 먹는 색으로 분류되어 있지 않다. 또한 파란색은 쓴맛을 느끼게 하여 입맛을 떨어뜨리고 음식 맛을 느끼지 못하게 하여 식욕을 감퇴시킨다.

보라색은 포도나 블루베리같이 달콤한 것을 연상하기에 앞서 쓴맛과 동시에 음식이 부패한 느낌을 먼저 받게 된다.

검정색은 쓴맛, 부패한 느낌, 음식의 맛을 제대로 느낄 수 없게 만든다.

초록색은 신선한 채소를 연상시킬 수 있지만, 음식의 색으로는 꼭 그렇지만은 않다. 밝은 초록은 상큼한 맛, 짙은 청록은 쓴맛을 느끼게 한다. 초록의 특징을 적절히 이용하면 식욕을 억제함과 동시에 편안하고 즐거운 다이어트를 할 수 있게 된다.

♦ 맛있는 색과 맛없는 색

색들을 활용해 식욕을 억제하는 방법으로 집안을 온통 파랑으로 바꾸면 침도 나오지 않고 목도 메이고 위산 분비가 적어지는 듯한 느낌을 받는다.

맛있는 음식은 눈으로 먼저 먹는다고 한다. 식욕을 돋우기 위해서는 맛있는 색이 주인공으로서 가장 먼저 선명하게 눈에 들어오게 해야 한다.

맛있는 색을 살펴보면,

빨강은 자극적이고 강렬한 색상으로 식욕을 느끼게 할 뿐만 아니라 맛있고 달콤한 것을 연상시켜 음식의 맛을 돋우는 작용을 한다.

오렌지는 달콤한 맛과 부드러운 맛을 강하게 느끼게 만들고 포만감을 못 느끼게 해서 과식할 위험이 큰 색이다.
노랑은 신맛과 달콤한 맛을 연상시켜 입에 군침이 돌게 만든다.
핑크는 달콤하고 새콤한 단맛을 느끼게 하는 색이다.

가장 식욕을 자극하는 오렌지색

오렌지색은 살을 뺄 때는 과식할 위험이 있어서 가장 경계해야 하는 색이지만, 정성 들여 만든 음식을 맛있게 먹는 데는 필수적인 색이다. 오렌지색이 풍성한 식탁은 자연스럽게 밝고 즐거운 분위기를 연출한다. 소화 활동을 촉진하여 식욕을 환기하고, 나른해진 온몸에 에너지 회로를 부활시켜 몸 곳곳에 에너지를 골고루 미치게 한다. 또한 정신적인 건강까지 가져오기 때문에 식욕을 자극하기 위한 최상의 색이라고 할 수 있다.

꽉 막힌 것을 뚫어주는 노란색

변비에 걸리면 일단 몸으로 하는 모든 일에 대해 소극적으로 될 수밖에 없다. 옷을 입을 때도 가능한 아랫배를 가려야 하고, 방귀가 나올까 봐 운동도 사양하게 된다. 수영장, 찜질방처럼 옷을 벗어야 하는 장소는 필사적으로 멀리하게 된다. 피부 문제와 두통은 변비의 단골 부록이다. 배는 빵빵하고 얼굴은 뒤집히고, 머리까지 아프면 인생이 고해라는 것을 느끼게 된다.

몸에 별다른 이상이 없다면 변비의 원인은 스트레스이다. 이때 노란색을 가까이하면 변비의 고통에서 벗어날 수 있다. 노랑에는 긴장을 풀어주고 조인 것을 넓혀주는 힘이 있기 때문이다. 노랑은 대표적인 난색으로 가까이하면 몸에 온기가 돌고 내장기관이 원활해진다. 난색은 빛의 파장이 긴 만큼 자율신경 활동에 도움을 준다. 자극의 강도가 높은 일종의 '흥분제'라고 할 수 있다. 변비 해결법으로 노란색 계열의 수건이나 속옷, 노란색 과일 섭취 등 노란색을 눈에 자주

보여주면 도움이 된다.

노랑은 '긴장 완화'를 시켜주는 희극의 색으로 대인 관계가 약하고 소극적이고 내성적인 사람이 노랑을 가까이하면 도움이 된다. 어떤 일을 함에 있어 실력이 아니라 커뮤니케이션에서 손해를 본다면, 리포트나 기획서의 표지를 노랑으로 바꿔보면 큰 효과 얻을 수 있으니 참고해도 좋을 것이다.

노랑의 힘을 활용할 때 주의할 점은 노랑은 사교적이고 자발적이고 친절한 색이지만 사람을 불안하게 만들고 흥분시키기도 한다. 따라서 신경질적이고 내적으로 불안한 사람에게는 적합하지 않다. 이러한 경우에 노랑이 더 많으면 견디기가 더 힘들어진다. 특히 늘 발 밑바닥이 사라진 것처럼 둥둥 떠다니는 느낌으로 사는 사람은 노랑을 경계해야 한다.

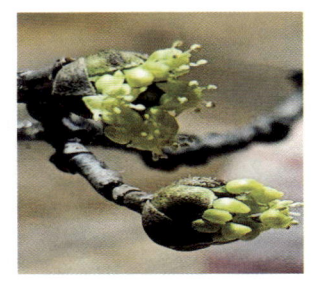

막힌 것을 뚫어주는 노랑의 힘은 자연에서부터 왔다. 겨울이 가기 전 눈 속에 피는 산수유꽃, 야생화, 민들레 등 유독 노랑이 많다. 노랑은 거친 땅을 뚫고 나오는 힘의 결정체로 유채색 중에서 명도가 가장 높고 빛나는 색이다. 때문에, 노랑은 기쁜 색이며 햇빛과 젊음, 즐거움의 색이다. 햇빛이 잘 들지 않는 방은 벽지로 노랑색을 선택하면 밝고 상쾌해진다.

첫 만남에서 세련되고 매력적인 여자로 보일 수 있는 3가지 색상
> 21C 트렌드 색상인 와인색
> 정중하고 세련된 느낌을 주는 도회지 색상인 회색
> 독특하고 신비로운 느낌을 주는 색상인 보라색

회색과 회색 느낌이 나는 보라색의 코디는 상당히 멋스러움을 표현해 준다. 일반적으로 치마 정장이 70점이면 팬츠 정장은 80점, 원피스는 90점을 준다고 하는데 상황에 맞추어 참고하면 좋을 것이다.

📖 병원 진료 전공에 따른 색채

- 내과의 테마 색채는 기관지 질환이나 심장, 시원한 느낌, 막힌 것 뚫는 느낌, 생명력과 환기에 좋은 오렌지색을 권장한다.
- 외과의 테마 색채는 수술 후 환자의 회복을 돕는 파란(초록)색을 권장한다.
- 산부인과 테마 색채는 자궁의 색으로 아이들에게 안정감을 주고 모유와 수유에 도움 주는 핑크를 권장한다.
- 소아과 테마 색채는 활동적이고 활기찬 빨강 색을 권장한다.

> 병문안을 갈 때
> 환자 회복에 도움이 되는 테마 색채로
> 패션을 가다듬는 지혜와 사랑을 행동으로 실천해 보면 좋을 것 같다.
> 이때 무채색의 어두운 색채는 권하지 않는다.

중요한 사람과 처음 만날 때

상대방에게 자기 이미지를 가장 강렬하게 남기는 것은 기억의 잔상에 가장 오래 남게 되는 색상이다. 그러므로 누군가를 처음 만날 때 어떤 모습으로, 어떤 자세로, 어떤 차림인가는 굉장히 중요하다.

이미지가 경쟁력인 시대, 색채의 힘을 활용하자

아유르베다는 인간이 움직이는 하루 24시간 동안의 모든 것을 말한다. 그중에서도 색을 통해서 우리 생활에 기쁨과 행복을 긍정적으로 안겨줄 수 있는 범위는 생각보다 넓다. 조금씩 알아가는 지식을 지혜롭게 잘 활용하면 건강한 삶을 유지함에도 도움이 될 것이다.

용기고픈 자, 검은 옷을 입어라

검정색은 막연한 공포를 덜어주고 극기심을 키워주는 이미지를 가진 색으로 매사에 용기가 부족하다면 자기주장이 확실하고 강렬한 색인 검정색을 활용하면 용감한 전사로 탈바꿈하게 해줄 것이다.

또한 검정색은 세련된 자존심과 권위를 연출할 때 제격이다. 검정색에는 '나 혼자서도 잘하고 있으니까 나에게 명령하지 마'하는 암시가 있어 타인과의 구별을 원하거나 타인과 연관되고 싶지 않다면, 검정 옷을 선택하는 것도 좋은 방법이다.

한국인들은 대체로 검정색을 좋아한다. 검정색은 현대적이고 세련된 느낌을 주며 전문적으로 보이고 성공한 사람처럼 보이는 성공 색이기도 하지만, 검정색의 성질을 본다면 무조건 검정색을 선호하는 것은 바람직한 현상이 아니다.

전 세계적으로 트렌드 색인 검정은, 기본색으로 유행을 타지 않고 젊은이의 얼굴에 가장 잘 어울리는 색으로(나이가 그대로 드러남) 장점도 있지만, 노화를 촉진하는 단점을 가지고 있다. 또한 검정색은 반항적이고 독립적인 이미지 때문에 나이가 어릴수록 검정색에 대한 선호도가 높다.

한 예로 검정색 전자제품을 보면 다른 색에 비하여 기능적으로 더 진보되고 고급스러운 이미지를 느끼게 하는데 이것은 검정이 가지고 있는 큰 장점 중의 하나인 여러 색을 포기했기 때문에 그것이 담고 있는 기능과 내용에 초점이 맞추어져서 그렇다.

검정색은 잘 사용하면 약이 되고 과하면 독이 되는, 양날의 검이라 할 수 있다.

- 검정색은 용기와 고귀함을 가져다주고, 젊음을 돋보이게 하며, 내용에 주목하게 하지만, 그와 동시에 사람의 에너지와 생기를 빼앗아 간다.
- 검정색의 이러한 특성을 잘 파악하고 적절하게 활용하는 지혜를 가져야 한다.
- 검정색의 남용은 인생을 빨리 시들게 만든다는 것을 잊지 말아야 한다.

📖 공부 잘하게 만드는 푸른색의 비밀

순우리말에서 기본색상을 표현하는 오방색은 빨강, 노랑, 파랑, 하양, 검정을 말한다. 우리 말에서 기본색상인 오방색을 제외한 색을 표현하는 말들은 외국에서 빌려오거나 새롭게 만들어서 사용해야 했다.

예를 들면, 오방색에는 초록이 포함되어 있지 않으므로 중국의 기본색 10가지에 포함된 초록이나 녹색이란 말을 중국에서 빌려와서 사용한 것이다. 초록색은 색상을 구분할 때만 사용하고 우리 말에서 수식어나 용어를 만들 때는 '파랗다' '푸르다'로 초록을 대신해서 사용한다. ('푸른색'은 파랑과 초록을 모두 포함하는 색이다.)

공부 잘하는 비결은 색에도 숨어 있다.

색상만 적절히 활용해도 단기간에 성적을 기대 이상으로 올릴 수 있다는 연구 결과도 있다. (샌프란시스코 주립대학 리처드 교수의 연구 결과 발표 내용) 이는 어려운 문제를 빨리 이해하고 싶으면 색채를 이용한 활자나 그림의 의존도를 높이라고 말한다.

색에 따른 체감시간이란 개념을 처음 소개한 심리학자 '골드슈타인'에 의하면 사람이 빨간빛을 받고 있을 때는 시간이 길게 느껴지는 경향이 있고, 반대로 초록이나 파란빛을 받을 때는 시간이 짧게 느껴지는 경향이 있다고 한다.

공부를 잘하기 위해서는 일단 초록이나 파랑과 같은 푸른색을 가까이하는 것이 도움이 된다는 것을 알 수 있다. 공부방은 푸른색으로 꾸미되 빨강을 포인트 색으로 사용하면 리듬감과 생동감이 있어 학습효과 상승에 시너지 효과가 있다.

성격이 잠시도 차분해질 수 없는 사람은 공부가 적성에 잘 맞지 않을 수 있지만, 연두색을 가까이해보면 성격이 차분해져서 공부를 잘 할 수 있게 된다.

연두색은 긴장을 완화하고 공격적인 정서를 누그러뜨려 차분하게 만들어 주는 색이다. 여성이라면 연두색 블라우스나 치마, 남성의 경우에는 연두색 물방울의 넥타이를 잘 활용하면 감정의 변화를 확실히 느낄 것이다. 연두색에서 시작하여 차츰 초록색이나 파랑색과 친해지다 보면 마음이 차분해지고 공부하기 좋은 성격으로 바뀐 자신을 보고 자신도 놀라게 된다.

🔔 첫 만남에서 색의 이미지로 승부를 띄워라

인생에 있어 가장 소중한 것은 무엇일까? 각자의 인생관에 따라서 소중한 부분이 다르겠지만, 대부분은 돈과 명예, 건강을 꼽을 것이다. <'돈'을 잃으면 조금 잃는 것이요, '명예'를 잃으면 많이 잃는 것이며, '건강'을 잃으면 모든 것을 잃은 것이다>라는 말을 기억해 보자.

그러나 우리들의 삶에 있어서 사람들 간의 만남도 중요하다고 생각한다. 사람들과의 만남은 인간관계를 만들게 되는데 좋은 만남은 서로에게 좋은 인생의 출발점이자 전환점이 된다. 특히 첫 만남은 인생의 중요한 변수로 작용할 수 있다. 이는 첫 만남에서 얻은 메시지나 인상 등이 서로에게 이루어질 많은 일의 성패를 좌우하기 때문이다. 중요한 사람과 처음 만날 때 상대방에게 자기 이미지를 가장 강렬하게 남기는 것은 기억의 잔상에 가장 오래 남게 되는 색상이다. 그러므로 누군가를 처음 만날 때 어떤 모습으로, 어떤 자세로, 어떤 차림인가는 굉장히 중요하다.

첫 만남에서 상대방에게 확실한 인상을 심어주기 위해서는 자신에게 가장 잘 맞는 색의 옷을 입는 것이, 가장 좋은 선택이다. 비즈니스적인 만남이라면, 자신을 돋보이게 하는 것보다 사람들이 일반적으로 생각하는 색에 대한 선입견을 고려하는 쪽이 성공확률이 높다. 신뢰를 얻고 충성심을 나타내고자 하는 만남에서는 무조건 '짙은 남색=파랑'을 이용하면 좋다. 짙은 남색(파랑)은 보수적, 절제력, 사회와 조직에 대한 충성심과 신뢰를 나타내는 대표적인 색으로 상대방에게 두툼한 신뢰를 주게 된다.

안전한 비즈니스를 위한 만남이라면
상대방의 경계심을 낮추고 호감을 주며 따뜻한 느낌으로 긴장감을 완화해 주는 색인 '크림'과 '짙은 남색'을 선택하는 것이 안전하다.

중요한 비즈니스에 나갈 때는
상대의 긴장을 풀어주고 자신도 긴장이 풀려 마음이 푸근해져 있음을 느끼

> 게 하는 '베이지 정장'을 입으면 도움이 된다. 이때 주의할 것은 옅은 색은 질감이 승패를 좌우하는 예도 있으므로 나이에 따라 맞는 소재 선택이 중요하다. 반면에 편하고 부드러운 인상보다는 지적인 이미지를 강조하고 싶으면 '짙은 남색'을 권장한다.

이렇게 자신의 이미지를
보여주고 싶은 대로 잘 담아내면서 제대로 돋보일 수 있다면,
이미지도 경쟁력인
이 시대를 살아감에 있어 많은 도움이 될 것이다.

다양한 색채에서 나오는 에너지는 우리에게 강력한 힘을 미친다. 기분이 좋지 않거나 몸이 최상의 상태가 아닐 때도 우리는 자신의 몸이 실질적으로 필요로 하는 색상의 옷을 선택할 수 있는 것이다. 이러한 이치로 색채는 건강상 발생할 수 있는 문제점을 해결하는 데 도움이 된다.

몸과 색채의 궁합

아주 많은 사람이 색을 편애하고 특정한 색을 기피 한다. 하지만 기피 하는 색에도 수많은 계열 색이 있으므로 내가 좋아하는 색이 있다면 더욱 자신 있게 입고, 지금까지 멀리했던 색에도 도전함으로써 색채의 세계를 더욱 넓혀보자.

✍ 내 피부색을 정확히 진단하자

'하얀 피부는 일곱 가지 결점을 감춘다'라는 중국 속담이 있다. 오랫동안 하얀 피부는 미인의 첫째 조건이었다. 17C 유럽에서는 피부가 하얗다는 것을 강조하기 위해 얼굴에 가짜 점을 찍는 것이 유행했고, 19C에는 하얀 피부를 강조하기 위해 가슴이나 관자놀이에 푸른 연필로 정맥을 그려 넣기도 했다고 한다.

동서양을 막론하고 하얗고 투명한 피부는 햇볕 아래에서 노동하지 않는 지배계급의 색이었고 그것은 아름다움을 나타내는 절대적인 요소였다. 그러나

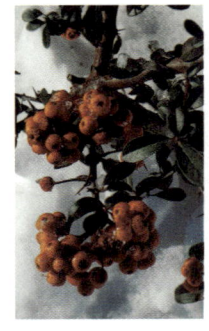

산업혁명 이후 사정이 달라졌다. 노동하는 장소가 야외에서 실내로 옮겨지자 노동자의 피부색도 하얗게 변해 하양이 지닌 귀족적인 우위성도 무너져 버렸다. 유한계급 사이에서는 햇볕에 그을린 색깔이 유행하기 시작했다. 그을린 피부는 일부러 돈을 들여 피부를 태우러 갈 정도로 충분한 휴가를 즐길 수 있는 사람이라는 것을 의미했기 때문이다. 반대로 창백한 피부는 건물 안에서 일하는 사람에게 일종의 콤플렉스를 느끼게 했다. 현재는 그런 식의 절대적 기준은 무너지고, 다양성과 개성의 시대로 그을린 피부의 아름다움을 강조하는 이들 속에서 백색 미인의 신화 역시 굳건히 숨을 쉬고 있다.

피부색에 맞는 메이크업 베이스 색상

색채 코디의 시작인 메이크업은 자신의 피부에 대한 냉정한 판단으로부터 시작된다.

베이지색은 피부색과 비슷한 자연적인 색채를 원할 때 사용한다.
핑크색은 혈색이 없고 창백한 피부를 화사하고 생기 있게 표현할 때 사용한다.
그린색은 피부색이 칙칙하고 잡티가 많을 때 사용한다.
보라색은 유난히 노란 피부를 중화시켜 밝고 깨끗하게 표현하고 싶을 때 사용한다.
블루색은 모세혈관이 확장되어 빨갛거나 여드름 자국 등의 문제가 있는 얼굴에 사용하면 좋다.

디자인과 용도에 따라 선택하는 선글라스 색상 고르기

- 산이나 바다 등 강한 빛에 노출될 때는 초록이나 회색 렌즈의 선글라스
- 운전할 때나 시야를 밝힐 때는 갈색 등 밝은 계열 렌즈의 선글라스
- 야간이나 흐린 날에는 노란색 렌즈의 선글라스를 권한다.

옷은 사지 말고 옷장을 고쳐 나가자

멋쟁이는 돈보다는 노력이다. 멋쟁이들은 옷을 살 때마다 늘 자기의 옷장에 이미 걸려있는 옷들과의 구색이나 조화를 치밀하게 생각한다. 한가지씩 옷을

준비해 나가는 가운데 몇 번의 계절이 지나면, 자신에게 필요한 대부분의 워드 로브(ward robe)가 갖추어지게 된다. 기존의 체형을 꾸준히 유지해 나가야 워드 로브(ward robe) 구성에 드는 돈을 아낄 수 있다.

내 몸에 맞는 색을 찾는 오링 테스트
- 먼저 여러 가지 색의 옷감을 준비한다.
- 한 손으로 한 가지 옷감을 골라잡고 다른 한 손은 엄지와 검지로 O자를 만든다. (오링 테스트는 이처럼 손가락으로 만든 O자로 테스트한다고 해서 붙여진 이름임)
- 자기에게 맞는 색을 골랐을 때는 아무리 두 개의 손가락을 떼어내려고 해도 떨어지지 않는다. 반대로 자신과 맞지 않는 색을 잡고 있으면 조금만 잡아당겨도 손가락 고리가 쉽게 떨어진다.

자신의 색채 팔레트에 없는 색을 입는 법
- 구두나 하의처럼 얼굴에서 먼 부위에 사용한다.
- 스카프나 액세서리처럼 적은 면적에 사용하며 재킷 등을 겹쳐 입어 색상의 면적을 줄인다.

색채 코디네이션의 포인트
- 사용 색은 두세 가지로 제한한다.
- 여러 가지 색을 쓸 때는 쿨 이든, 웜이든 한가지 그룹으로 통일한다.
- 색채가 차지하는 면적의 비율에 따라서 면적을 넓게 차지하는 중심 색상부터 선택하고 악센트 색상은 가능한 얼굴 가까이에 배치한다.
- 동일 색을 반복하는 것도 좋은 코디 방법이다. 선명한 원색을 입는 경우 최대한 단순하게 입는 것이 효과를 극대화한다.
- 날씬해 보이고 싶다면 차가운 색, 짙은 색, 무늬 없는 단색을 입고 상반신에 액서서리로 집중시켜 보도록 하자.

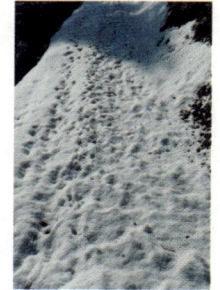

✎ 색채와 옷

옷은 자신의 진정한 자아를 표출하는 개성적인 수단 가운데 하나이다. 쇼핑하거나 일하는 도중에 다른 사람들이 입는 옷을 살펴본 다음, 그 옷이 그 사람을 어떻게 드러내 보이는지 생각해 보자. 아마 분홍색 상의를 입고 있는 사람은 사랑이나 연민을 표출하고 있을 것이고, 갈색 계통의 정장을 입은 사람은 가족이나 친구들을 매우 소중하게 여기는 이미지를 보여줄 것이다.

✎ 자주 입는 옷의 색상으로 보는 나의 성격

- ❀ 빨간색: 활동적이고 드라마틱한 것을 좋아하는 강하고 정열적인 성격
- ❀ 오렌지색: 매사에 열의를 보여주는 용기 있는 성격
- ❀ 노란색: 통솔력 있고 리더십이 강한 지성적인 성격
- ❀ 녹색: 조화롭고 안정적인 삶을 선호하고 자연을 사랑하는 정적인 성격
- ❀ 청록색: 삶에 열정적이며 사교성이 풍부한 성격
- ❀ 푸른색: 평화로운 삶을 원하는 정직하고 성실한 성격
- ❀ 남색, 보라, 자주색: 자의식이 높고 창의적인 분야에 종사하는 품위 있는 성격
- ❀ 마젠타(자홍색): 감각적이며 사랑과 연민의 감정을 쉽게 표현하는 성격
- ❀ 검정색: 의젓하며 전통을 중시하고 자기 비판적인 경향이 강한 성격
- ❀ 회색: 자기방어적이며 다소간 공평무사한 성격
- ❀ 갈색: 가족이나 친구들을 소중히 여기는 안정적인 성격

✎ 휴식에 좋은 옷 색상

- ❀ 파스텔 색상: 차분함, 편안한 휴식, 긴장 완화
- ❀ 파랑과 녹색: 이상적인 색
- ❀ 흰색: 평화스러움
- ❀ 보라와 자주색: 근심 걱정과 공포 감소, 영적인 만족감
- ❀ 빨강, 오렌지색: 활기 있는 대화, 사교성

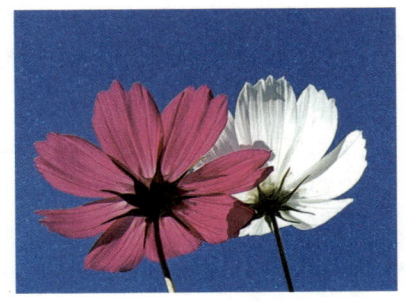

❀ 검정색: 저녁 시간대에 선호하는 색으로 심한 스트레스가 있을 때는 검정색이 좋지 않다. 그 이유는 일상적으로 느끼는 것보다 훨씬 더 내면적인 감정을 느끼도록 하여 어두운 분위기를 강하게 연출하기 때문이다.

❀ 진한 파랑, 자주색: 어두운 색조를 선호하는 사람은 저녁 시간대에 피하는 것이 좋다. 그 이유는 우울함을 유발할 수도 있고 부정적이며 조작적인 성향을 드러내는 경향이 강하기 때문이다.

🖋 건강 증진에 도움이 되는 옷 색상

자연광은 옷을 통과하면 우리 몸에 필요한 색채의 파장을 전달하므로 최적의 건강을 위해서는 빛의 스펙트럼에서 발산되는 모든 색이 골고루 필요하다.

❀ 흰색 부류의 옷: 빛의 모든 파장을 통과시킨다. 한편으로 치우치지 않고 균형 잡힌 모든 파장을 받아들일 수 있게 된다.

❀ 검은색 옷: 흰색과는 반대로 빛을 투과시키지 않으므로 우리 몸에 에너지가 도달하지 못하도록 한다. 검은색이 종종 부정적으로 보이는 이유이기도 하다. 우리 몸이 흡수하는 빛 에너지의 결핍으로 건강상 해로움을 초래할 수 있다.

다양한 색채에서 나오는 에너지는 우리에게 강력한 힘을 미친다.
기분이 좋지 않거나 몸이 최상의 상태가 아닐 때도
우리는 자신의 몸이 실질적으로 필요로 하는 색채의 옷을 선택할 수 있는 것이다.
이러한 이치로 색채는
건강상 발생할 수 있는 문제점을 해결하는 데 도움이 된다.

💧 옷의 색상은 건강에 어떠한 영향을 미칠까?

- 빨간색

긍정적 작용으로는 생명력과 에너지 고취 시킨다.
피로하거나 기분이 가라앉았을 때 도움이 된다.

빈혈과 오한 해소에 좋다.
부정적 작용으로는 화가 나거나 고혈압 있는 경우 피한다.
독감이나 만성피로에 피한다.

- 마젠타(밝은 자주)
긍정적 작용으로는 신경계 조직을 활발하게 한다.
두통과 오한을 줄이며 심장 기능을 증진 시킨다.
부정적 작용으로는 자기애의 결핍을 야기하고 불안감과 고독감을 불러올 수 있다.

- 오렌지색
긍정적 작용으로는 창의력을 높이며 신경계와 호흡기의 기능을 높인다.
복통을 줄이는 데 효과적이다.
부정적 작용으로는 좌절감이나 비애감이 들 때는 좋지 않은 색이다.
혐오감을 더욱 악화시키기도 한다.

- 노란색
긍정적 작용으로는 영감과 자기 표현력을 증진 시킨다.
소화불량이나 관절염에 좋다.
부정적 작용으로는 과민반응이나 심한 피로감을 불러일으키기도 한다.
과도한 자기비판을 유발하기도 한다.

- 녹색
긍정적 작용으로는 감정을 진정시키는 기능을 한다.
신체 세포의 회복과 일반적인 힐링에 좋다.
심폐기능을 촉진하며 응혈을 풀어준다.
부정적 작용으로는 침체, 억압, 질투심을 불러일으킬 수 있다.

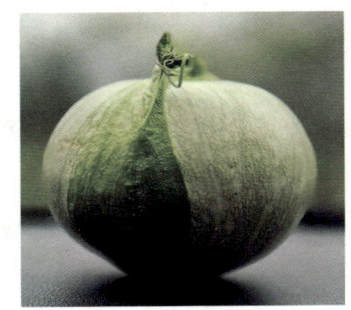

- 청록, 파란색
긍정적 작용으로는 긴장을 해소하며 삶의 변화를 유도한다.
몸의 부기를 가라앉히며, 벤 상처나 타박상을 치유한다.

화상이나 두통을 진정시키는 데 효과적이다.
부정적 작용으로는 우울할 때 피해야 할 색상이다.
활력적이지 못한 색이므로 고독감을 증가시킬 수 있다.

- 보라, 자주색

긍정적 작용으로는 품위와 존엄을 높인다.
호르몬을 안정시키는 역할을 한다.
신경통과 정신적인 스트레스를 치유한다.
부정적 작용으로는 원기가 떨어졌거나 극도의 예민함을 느낄 경우는 피한다.

- 흰색

긍정적 작용으로는 삶의 통찰력을 주며 육체를 정화 시킨다.
통증을 완화 시키기도 한다.
부정적 작용으로는 고독감을 증가시키는 경향이 있다.
중요한 시안을 결정할 경우라면 좋지 않다.

- 검정색

긍정적 작용으로는 자족감, 자제력, 자기방어 능력을 심어준다.
부정적 작용으로는 우울하거나 자신에 대해 부정적일 때 검정색은 타인의 도움을 거부하게 만들기도 한다.

색채는 모양이나 형태보다도 가장 먼저 눈에 들어오게 되므로
처음으로 인지되는 감각의 힘은 엄청난 것이다.
사람들은 뜻밖에도 타인보다 자기 자신에 대한 선입견이 많은데
확실한 개인 맞춤형 색을 가지려면 특정한 색채에 대한 선입견을 버려야 한다.
색채 코디의 목적은 자기만족이기 전에,
타인이 생각하는 자신과 자신이 원하는 이미지 사이의 조화를 추구하는 것이다.
따라서 좀 더 정확한 자기표현을 위해서는
자신도 미처 몰랐던 자신을 재발견하는 것이 중요하다.

📖 **색채 요법(Therapy)은**
현재 전 세계적으로 확산일로에 있다.

무엇보다 색이 신체기능을 자극한다는 움직일 수 없는 경험적 사실과 자신의 직관에 의지하려는 사람들이 점점 많아지기 때문이다.

빨강, 주황, 노랑처럼 따뜻한 색채를 보면 누구나 몸이 따뜻해지고 파랑, 초록처럼 차가운 색을 보면 몸이 차가워진다.

이러한 일반적인 경험을 바탕으로 신체적, 심리적 필요에 따라 색을 사용하고자 한 것이 색채 요법(Therapy)이다.

만물을 자라게 하는 빛의 에너지와 색채가 무관하지 않고, 색채 그 자체로도 아주 매혹적이라는 점은 우리가 색채의 힘을 믿고 의지하게 되는 이유이기도 하다.

▶ 좋아하는 색으로 알 수 있는 남성과 여성의 성격 특징을 보면,

▸ **적색**

○ 적색을 좋아하는 **남성의 성격** 특징은
신체적, 정신적으로 인간적인 강렬한 캐릭터를 가지고 있는 국제파이며, 지도자 역할을 담당해 항상 계몽적인 일을 한다.

○ 적색을 좋아하는 **여성의 성격** 특징은
언제나 주역을 맡으며 여성 중의 여성으로 남자는 성에 차지 않는다. 자존심이 강하며, 모든 일에 감정적으로 대처한다.

▸ **주황색**

○ 주황색을 좋아하는 **남성의 성격** 특징은
좋은 아저씨 유형으로 원기 왕성하고 애교가 많으며 이야기도 잘하는데 가끔은 그 정도가 지나치다 싶을 때도 있다.

○ 주황색을 좋아하는 **여성의 성격** 특징은
따뜻한 성격으로 누구와도 쉽게 어울리며, 항상 미소가 넘친다. 다소 슬픈 듯하지만, 발랄한 분위기의 소유자이다.

▶ **황색**

○ 황색을 좋아하는 **남성의 성격** 특징은
뛰어난 상업적 재능이 있으며 지성적 유머
와 재치도 있고 밝은 성격의 사람으로 천
진난만해서 주위 사람들을 즐겁게 한다.

○ 황색을 좋아하는 **여성의 성격** 특징은
태양같이 밝은 성격으로 이야기를 하는 것
을 좋아하고 풍부한 표현력이 있다.
사교적이고 강렬한 유머와 재치가 있다.

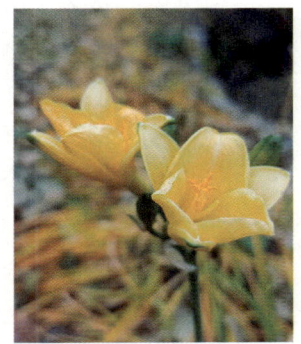

▶ **녹색**

○ 녹색을 좋아하는 **남성의 성격** 특징은
나서기를 싫어하며 겸손하고 차분하다.
끈질긴 성격으로 세련된 취미를 가지고 있으며 예의도 바르다.

○ 녹색을 좋아하는 **여성의 성격** 특징은
기품 있고 성실하며 멋있고 음식을 너무 좋아해 살이 찌기 쉽다.
예의 바르고 딱딱해 보이지만, 사교적이고 군집성이 있다.
도시 생활 보다 전원생활을 더 좋아한다.

▶ **청색**

○ 청색을 좋아하는 **남성의 성격** 특징은
뛰어난 경영 능력이 있어 착수한 일을 반드시
성사시킨다.
인맥 형성을 잘하며, 생각이 깊어 과감한 행동
력을 발휘한다.
혈압이 낮고 강한 성적 충동을 지니고 있지만,
이성으로 잘 억제한다.

○ 청색을 좋아하는 **여성의 성격** 특징은

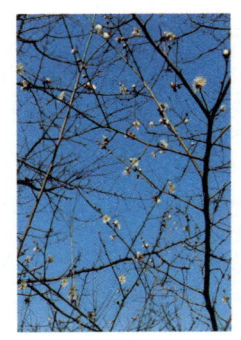

어떻게 해야 돈을 버는지 잘 알고 있다.
냉정하며 헌신적이고 생각이 깊고 독자적인 성격을 지니고 있다.

▶ 자색

○ 자색을 좋아하는 **남성의 성격** 특징은
변덕이 많고 감수성이 풍부한 성격으로 '남들과는 달라지고 싶다'라고 한다.
개성이 강한 예술가, 이상론자들이 많다.
권위를 갖추려 노력하며 높은 지위를 동경한다.

○ 자색을 좋아하는 **여성의 성격** 특징은
평범치 않은 천부적 재능이 있다.
하찮은 국면을 주의 깊게 피해 다닌다.
신비한 매력을 산출해 낸다.

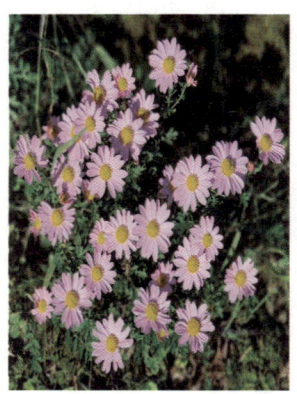

▶ 붉은 자색

○ 붉은 자색을 좋아하는 **남성의 성격** 특징은
직관력과 감성이 뛰어나며 종교적으로 맹신론 자가 되기 쉽다.
한 가지 일에 몰두한다.
숭고함을 추구하고 예술가 유형이다.

○ 붉은 자색을 좋아하는 **여성의 성격** 특징은
직관력이 있고 감수성이 풍부하다.
재기발랄한 타입으로 기품을 갖추고 있다.

▶ 백색

○ 백색을 좋아하는 **남성의 성격** 특징은
완벽주의를 좋아하며 순수한 정신을 존중한다.
건강한 심신의 소유자이며 소속된 세계의 선구자이다.

○ 백색을 좋아하는 **여성의 성격** 특징은
기품있고 고귀한 인품이다.

원숙함과는 다소 거리가 멀지만, 항상 완전한 것을 추구한다.
불가능한 이상을 품고 있다.
생활과 일을 구분해 경영하는 일을 성사시키고 적당한 남성을 맞이해 권위를 빛낸다.

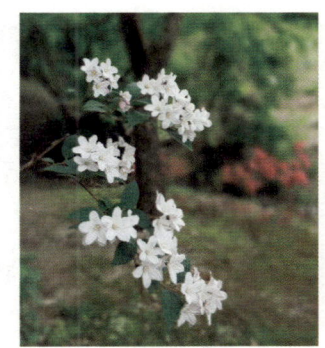

▶ **회색**

☼ 회색을 좋아하는 **남성의 성격** 특징은
성실한 사고방식으로 항상 균형을 유지한다.
도리에 맞게 살아가려는 타입이다.
뛰어난 경영 능력을 높이 평가받으며, 모두에게 사랑받는 타입이다.

☼ 회색을 좋아하는 **여성의 성격** 특징은
세련된 취미를 즐기며 고상하다.
균형을 유지하는데 뛰어나고 경영 능력도 있다.

▶ **흑색**

☼ 흑색을 좋아하는 **남성의 성격** 특징은
지극히 남성스럽고 적극적인 행동력이 있어 반드시 대장이 되어야만 한다.
예의 바르고 의리가 있으며 늘 강력한 권위를 갖추고 있다.

☼ 흑색을 좋아하는 **여성의 성격** 특징은
남에게 신비하게 보이길 좋아하며 의지가 강하고 독립심에 불탄다.
정열을 억제하고 있으며, 희망과 꿈이 대단해 하나라도 지고 싶어 하지 않는다.

▶ **핑크색**

☼ 핑크색을 좋아하는 **남성의 성격** 특징은
다른 사람 일을 책임지고 사람들에게 활력을 주는 데 있어 누구에게도 뒤지지 않으며 여성 이상의 상냥함을 발휘한다.

○ 핑크색을 좋아하는 **여성의 성격** 특징은
여성 자체로 애정이나 감정에 있어서는 두 배로 잘 표현하며, 파스텔 색조의 핑크는 열렬하고 강력한 성격을 지닌다.
사람들로 인한 작은 감정으로 쉽게 상처받기 쉬운 타입으로 미지수의 매력 있다.
본능적으로 남자를 남자로 만들어 준다.

▶ **베이지색**

○ 베이지색을 좋아하는 **남성의 성격** 특징은
수줍음이 많지만 따뜻한 마음씨의 소유자이다.
가정적이고 원만하며 항상 약자 편이다.
불굴의 정신을 가진 건실한 성품을 가지고 있으며 순수한 취미를 자랑한다.

○ 베이지색을 좋아하는 **여성의 성격** 특징은
건실하고 신용이 있으며, 원기도 인내력도 뛰어나다.
감정에 치우치는 일이 없으며 성실하고 보수적이어서 상사에게 신뢰받는다.
책임감이 강하고 모성 본능이 있다.
영업에도 뛰어나고 협동심을 끌어내는 특기 있다.

❋ **남성이 좋아하는 색으로 알 수 있는 이상적인 여성상은?**

● 적색을 좋아하는 남성은 활발하고 감수성이 강한 여성
● 핑크를 좋아하는 남성은 어머니와 같은 여성 또는 요조숙녀 같은 여성
● 마룬(짙은 빨강)을 좋아하는 남성은 즐거운 일을 좋아하는 여성
● 주황을 좋아하는 남성은 독립적인 여성
● 피치(오렌지와 레드의 중간색)를 좋아하는 남성은 상냥하고 사교적인 여성
● 황색을 좋아하는 남성은 사교적이고 이야기를 잘하는 여성
● 민트그린(연하늘)을 좋아하는 남성은 이상주의자로 편안하게 해주는 여성
● 애플그린(연초록)을 좋아하는 남성은 도전적이고 신선한 여성

- 녹색을 좋아하는 남성은 건강에 신경 쓰며 심신을 편안하게 해주는 여성
- 청녹색을 좋아하는 남성은 정신적으로 분발하게 만드는 여성
- 하늘색을 좋아하는 남성은 예술가나 창작 활동을 하는 여성
- 짙은 청색을 좋아하는 남성은 여류 경영자인 여성
- 연보라를 좋아하는 남성은 직관력이 있으며 항상 정신적 파트너인 여성
- 보라를 좋아하는 남성은 감성이 풍부하고 고귀한 여성
- 갈색을 좋아하는 남성은 건실하게 지원해 주고 도움이 되는 여성
- 흑색을 좋아하는 남성은 자기 과신이 심해 파트너는 필요 없다.
- 백색을 좋아하는 남성은 독립적이고 쓸쓸한 여성
- 회색을 좋아하는 남성은 얌전하고 복종하는 여성
- 은색을 좋아하는 남성은 낭만적이고 신뢰할 만한 친구 같은 여성
- 금색을 좋아하는 남성은 스스로 목적을 달성하여 성공한 여성을
  남성은 최고의 파트너인 여성상으로 생각한다.

✸ 여성이 좋아하는 색으로 알 수 있는 이상적인 남성상은?

- 적색을 좋아하는 여성은 인품, 성격, 사상이 현실적이고 기반이 닦인 남성
- 핑크를 좋아하는 여성은 아버지 또는 어린아이 같은 남성
- 마룬을 좋아하는 여성은 제멋대로이긴 하지만 재미있는 남성
- 주황을 좋아하는 여성은 기획, 주최자, 건설업자 등 일의 파트너인 남성
- 피치를 좋아하는 여성은 항상 친절하게 대해주는 상냥한 남성
- 황색을 좋아하는 여성은 사이좋은 친구, 신뢰할 수 있고 상담 가능한 상대 남성
- 민트그린을 좋아하는 여성은 치료 전문가, 의사인 남성
- 애플그린을 좋아하는 여성은 항상 새로운 파트너를 찾기 때문에 변경되기 쉽다.
- 녹색을 좋아하는 여성은 의사인 파트너, 인도주의적인 남성
- 청녹색을 좋아하는 여성은 독립된 남성, 정신적으로 격려해 주는 남성
- 하늘색을 좋아하는 여성은 예술가나 창작 활동을 하는 남성

> - 짙은 청색을 좋아하는 여성은 일이나 경영의 파트너인 남성
> - 연보라를 좋아하는 여성은 당신의 감정에 민감한 남성
> - 보라를 좋아하는 여성은 목사나 정신적인 파트너인 남성
> - 갈색을 좋아하는 여성은 건실하게 지원해 주고 지켜주는 남성
> - 흑색을 좋아하는 여성은 자기 과잉이 심해 파트너는 필요 없다.
> - 백색을 좋아하는 여성은 한 마리의 여우이기 때문에 파트너는 필요 없다.
> - 회색을 좋아하는 여성은 당신을 지원해 주며 얌전하게 복종해 주는 남성
> - 은색을 좋아하는 여성은 기사 같은 남성
> - 금색을 좋아하는 여성은 은행가나 부유한 남성을 여성은 최고의 파트너인 남성상으로 생각한다.

오늘날 '느리게, 한가하게 살고 싶다'라는 것은 도시에서 살아가는 현대인들의 공통된 판타지다. 먹고 살기 위해서는 싫어도 복잡한 도시에서 안달복달하는 생활을 이어 갈 수밖에 없지만, 복잡하고 고달픈 세상살이에서 심신의 균형을 유지하려고 애쓰는 도시인들은 각종 요법(Therapy)에 관심이 많다. 이렇게 심신을 관리하는 방법으로 '요법(Therapy)'에 대한 관심은 잘 사는 나라일수록 높으며 종류도 많다. 그중에서도 색채 요법(Therapy)은 수천 년의 역사를 지닌 전통적인 관리 요법으로 서구의 옛 문헌들을 보면, 병든 사람을 햇볕 아래 눕히거나 특정 색이 칠해진 방에 수용했더니 증세가 호전되었다거나, 보석을 통한 빛을 상처 부위에 쪼여서 상처가 아물었다거나, 심지어 성당의 화려한 스테인드글라스를 통과한 빛을 쪼이자 병이 씻은 듯이 나았다는 기적의 체험 기록 등이 많다.

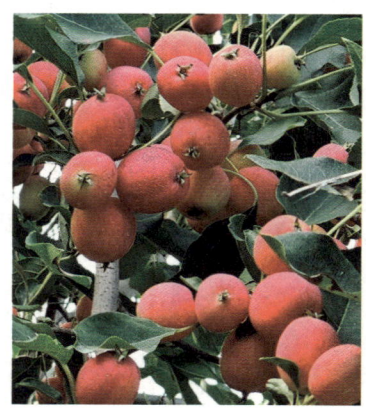

중세 유럽에서는 보석이 왕실 상비약으로 쓰였고, 18C까지 의사들은 자신들이 짓는 조제약에 보석 조각을 섞기도

했다. 많은 중국인은 진주와 산호를 가루로 내어 약으로 사용하고 있다. 우리나라에서도 '옥 팬티'나 '옥내의'처럼 보석을 입거나 '금가루 케이크', '금 숯'처럼 직접 섭취하도록 하는 상품도 등장하여 인기를 얻고 있다.

🩸 보석을 이용한 색채 테라피

루비(홍옥)

'루비'는 열정, 도도함, 화려함의 뜻이 있으며 깊은 애정과 용기를 나타내는 돌로 7월의 탄생석이다.

피 색깔을 연상시키는 루비는 '살아 있다'라는 기쁨을 느끼는 붉은색의 대명사로 영원한 생명을 뜻하며 오래전부터 만병통치약으로 여겨져 왔다. 예를 들면, 독사에 물렸을 때 루비를 상처 부위에 갖다 대고 독을 빼기도 하고 상처가 생겼을 때 루비 가루를 개어 지혈하고 염증을 막았다고 한다. 또한 루비에는 우리 체내에 강한 기운을 넣어주고, 몸 안에 쌓여 있는 불필요한 요소를 배출해 주는 힘이 있어 심장 활동에 문제가 있는 사람이 루비를 몸에 지니면 상당한 의지가 된다고 한다. 그리고 혈색이 나쁠 때 얼굴에 루비를 붙이고 자면 다음 날 생기가 돈다고 한다. 이렇게 루비의 강렬한 붉은 빛은 관능과 정열의 칼라이기 때문에 여성에게는 관능적인 충만을, 남성에게는 생식기능의 활성화를 가져다준다.

❖ 카넬리안(주황색 원석)

주황빛 보석은 기력과 활력을 만들어 내는 힘이 있으며, 매사에 자신감이 부족하다는 지적을 받는 사람은 주황빛 보석을 지니고 다니면 불가능은 없다는 것을 알게 될 것이다. 좋은 예로, 유럽을 석권한 나폴레옹도 카넬리안으로 조각한 인장을 몸에 지니고 다녔다고 한다. 주황빛 보석에는 브라질마노와 카넬리안이 있는데 의욕과 기회를 불러들이는 신비로운 힘은 카넬리안의 경우 특히 두드러진다. 일을 열심히 해도 성과가 없고 의욕도 떨어지고 내가 마치 거품처럼 희미한 존재라고 느껴질 때는 주황빛 보석을 가까이해보자. 보석의

주황빛이 개운치 않은 마음과 태도
를 말끔히 걷어가 줄 것이다.

❖ 호박

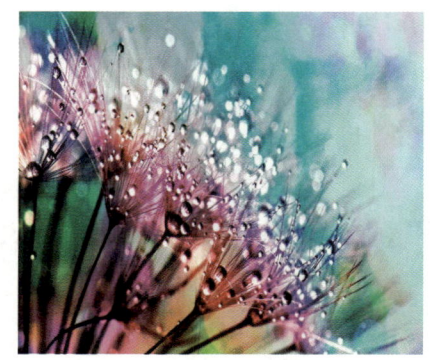

노란빛을 띤 보석들은 예민한 성
격을 보호해 주고 공포와 죄책감을
덜어주는 기능을 한다. 수줍음을 타
는 사람이 노란 보석을 몸에 지니면
명랑하고 유쾌한 마음가짐이 되면서 다른 사람과 편안한 대화를 할 수 있게
되며 배우자가 잘 때 호박 보석을 가슴에 얹어 놓으면 악행을 실토한다는 속설
도 있다.

호박 보석의 효능은 주로 목 부위에 집중되어 있으며, 점막의 염증이나 천
식, 갑상샘종, 호흡기 질환과 같이 목 부분에 고통을 주는 질병에 걸렸을 때
호박으로 만든 액세서리를 하게 되면 증세가 좋아지는 것을 알 수 있다. 가루
로 만들어 꿀에 섞어 마셔도 목 부분 질병에 도움이 된다.

❖ 에메랄드

집중이 안 될 때 초록색 보석이 도움이 되는데 에메랄드 초록빛은 지적인
능력을 향상하고 눈을 보호하는데 탁월한 능력이 있다. 눈이 매우 피로할 때
에메랄드를 보고 있으면 눈의 피로가 적어지는 것을 경험할 수 있다. 또한 에
메랄드는 몸에 지니면 신진대사가 활성화되어 노화가 늦춰지는 효능도 있다.

❖ 사파이어(청옥, 청보옥)

무색, 청색, 녹색, 자색, 황색, 갈색 등의 색이 있으며 사파이어는 정신적인
안정을 주며 마음의 혼란과 헛된 생각을 가라앉게 해주는 푸른 빛 사파이어의
효능은 현대인 모두에게 절실한 것으로, 특히 정신적인 안정에는 파란색 사파
이어가 좋다.

❖ 자수정

자수정의 보랏빛은 감수성을 예민하게 만들어 주는 효과가 있다. 과도하게 예민한 사람이 자수정 한 가지만 지니게 되면 부작용이 생길 수 있으므로 청색이나 초록, 노란색과 함께 지니는 것이 바람직하다. 이는 다른 보석이 자수정의 타고난 극도의 예민성을 적당히 억제하고 보호해 주는 기능을 하기 때문이다.

예민한 직감과 감수성이 필요한 분야에 종사하고 있다면 자수정을 활용하면 좋다. 서양에서는 자수정을 악귀로부터 보호하는 마력이 있다는 믿음을 가지고 있으며, 덕과 부를 상징하기도 한다. 우리나라에서는 삼국시대 장신구에 부분적으로 사용하였으며, 서양처럼 애용되지는 않는다. 그 이유는 우리나라에서는 양질의 자수정이 대량 생산되어 희소성을 상실해서이다.

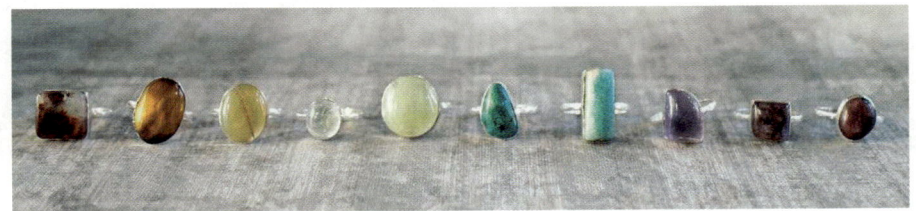

보석에는
인간의 생활 과정에서 생겨나는
특정한 색의 결손이나 지나침을 보충하고 조절하는 효능이 있다.
보석의 색채가 다른 물질의 색채와 다른 점은,
무엇에도 비견될 수 없는 독특한 빛깔과 파장에 있으며,
보석이 고유하게 발산하는 특정한 색채의 파장이
착용자의 몸에 특정한 작용을 한다는 것이다.
보석의 치료 능력에 대한 사람들의 믿음은
아름다움과 변하지 않는 영원함이 있기 때문이다.

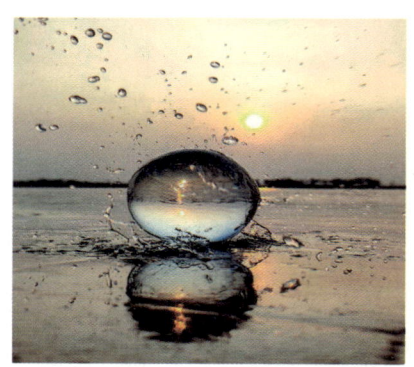

비우고

살아가는 동안
필요 없는 것은 비우고

음식도 색채로 먹자

아유르베다에서의 색채 치유법은 시각화와 암시, 명상과 같은 기법들과 함께 생활환경과 자연환경을 활용한다. 이러한 방법들은 우리의 내적인 빛과 우주의 에너지를 활용하여 치료 능력을 강화해주며 이러한 생각을 바탕으로 한, 색채 치유의 방법으로 음식, 옷, 색채 목욕, 색채 물 치료, 꽃, 보석, 심상을 통한 명상 등 우리가 일상에서 생활하면서 실용적으로 사용하고 활용할 수 있는 색채 치유법들을 가지고 있다.

아유르베다에서의 음식은 독소 제거에 목적을 둔다.

음식을 이용한 색채 치유법

먹는 음식을 통해서도 우리의 몸이 필요로 하는 색채의 파장을 조화시킬 수 있다. 전통적인 아유르베다 색채 치유요법에서는 모든 음식은 각각 고유의 색을 가지고 있고, 각 색깔은 신체 기관과 각 차크라의 영적 에너지를 자극함으로써 몸의 에너지 단계에 직접적으로 영향을 미친다고 본다.

섭생에 있어 다양한 색깔의 음식을 섭취함으로써 우리 몸이 필요로 하는 영양분이 어떠한 것인지 더 잘 알게 되고, 몸이 보내는 신호에도 귀를 기울일 수 있게 된다. 음식에서의 색깔은 차크라와 관련된 색깔뿐만 아니라 음식이 가진 각각의 색깔들은 저마다의 효과를 가지고 있다.

이것은 식물의 색소 성분인 '피토케미컬(phytochemical) 효능 때문이다. 여기서 phytochemical은 식물성을 의미하는 phyto와 화학을 의미하는 chemical의 합성어로 건강에 도움을 주는 생리활성을 가지고 있는 식물성 화학물질을 말한다. 생명 유지를 위해 반드시 섭취해야 하는 필수 영양소는 아니

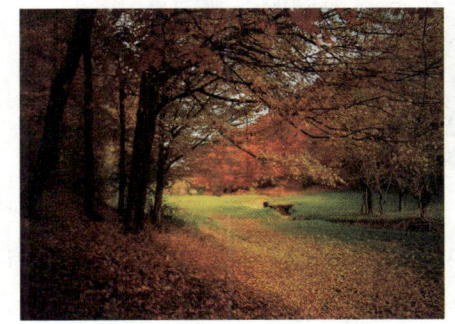

지만, phytochemical의 섭취가 지속해서 부족할 경우 건강에 좋지 않은 영향을 미칠 수 있다. 최근에 이에 관한 연구가 활발히 이루어지면서 건강 유지에 필요한 성분으로 더 주목받고 있다. 또한 phytochemical은 건강에만 중요한 역할을 하는 것이 아니라 식물의 독특한 맛과 향, 색깔을 부여해 각각의 음식에 대한 고유의 개성을 나타내주기도 한다.

　가지의 보라색, 토마토의 빨간색, 자몽의 주황색 등 채소와 과일에 들어 있는 색소는 자외선, 비, 바람 등의 외부자극으로부터 자신을 보호하기 위해 스스로 방어물질들을 만들어 낸다. 이 방어물질들이 바로 피토케미컬인(phytochemical)데 항암 효소를 자극하는 황화물, 암세포 전이를 막아주는 항산화 물질인 카로티노이드와 플라보노이드, 암 확산을 차단하는 인돌, 발암물질이 생기는 것을 막아주는 페놀, 발암물질의 행동을 억제하는 탄닌 성분 등이 있다. 피토케미컬이 많이 들어있는 색깔이 있는 음식을 체질과 발병에 맞게 잘 먹는 것이, 음식을 통한 색채 치유이다.

빨간색 음식

　빨간색은 태양이나 붉은 피, 감정을 자극하는 흥분 등과 같이 왕성한 에너지와 활기가 넘치는 젊음을 상징한다. 또한 빨간색 음식을 먹으면 심장 강화, 혈액순환 대사 왕성, 면역력 향상, 암 예방과 치료에 효과적이다.

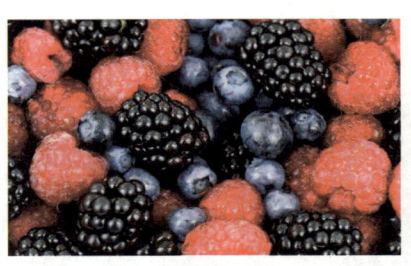

빨간색 음식의 심리적인 효과로는 감정 자극으로 인한 자신감과 진취성 우울증 완화 및 의지력과 용기를 주며, 대표적인 빨간색 음식으로 고추, 녹용, 대추, 복분자, 사과, 석류, 영지버섯, 토마토, 홍삼 등이 있다.

　매운 음식을 즐기는 우리나라 사람들에게는 '맛있다'는 연상 작용을 불러일으키는 색이기도 하다. 비타민이 풍부하고 다이어트에도 효과가 있는 고추는 면역력을 증강 시켜 바이러스를 예방하는 대표적인 식품이다.

오렌지색 음식

오렌지색 음식은 효소가 풍부하여 식욕을 왕성하게 하며, 소화 작용을 도와서 신장, 방광, 대장, 소장, 생식선 등에 좋은 역할을 한다. 또한 풍부한 비타민을 함유하고 있어 에너지원 공급과 성욕, 면역계 기능을 강화한다. 대표적인 오렌지색인 감귤류는 노화 방지 효과가 있으며, 혈중 콜레스테롤 감소, 모세혈관 강화, 기억력 향상, 변비 예방 등의 효과가 있다. 당근도 노화 방지, 혈중 콜레스테롤 수치 저하, 폐암 억제에 효과가 있다. 심리적인 효과로는 억제나 억압, 변화에 대한 두려움 제거 효과, 정서적인 강인함을 제공해 준다.

대표적인 오렌지색 음식으로 오렌지, 살구, 망고, 파파야, 복숭아, 주황색 피망, 늙은 호박, 당근 등이 있다.

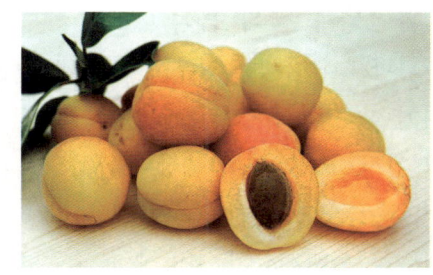

노란색 음식

노란색 음식은 따뜻한 느낌과 즐거움을 주는 색으로 신맛과 달콤함을 동시에 느끼게 하며 식욕 촉진, 시각적인 맛 향상, 소화력 향상 등으로 소화기계 질환과 면역력 약화, 각종 성인병 예방에 효과가 있다.

노란색 음식에 함유된 카로티노이드 성분은 항암효과와 노화 지연, 위장보호 역할을 한다. 또한 노란색은 지능을 높여주고 정신집중 및 정신 고양과 조화롭고 낙천적인 인생관을 가지게 하며 비장과 위장의 기능을 북돋아 주지만, 다이어트에는 피해야 할 색이다.

된장, 청국장 등 콩 발효식품은 면역력을 강화해서 암 예방 효과에도 도움이 된다. 대표적인 노란색 음식은 토종닭, 늙은 호박, 벌꿀 등이 있다.

초록색 음식

초록색 음식은 시각적인 안정과 신경, 근육의 긴장 완화에 좋으며 화를 잘 내는 사람, 신경질적인 사람, 급한 성격, 고혈압에 효과가 있다. 초록색 음식에

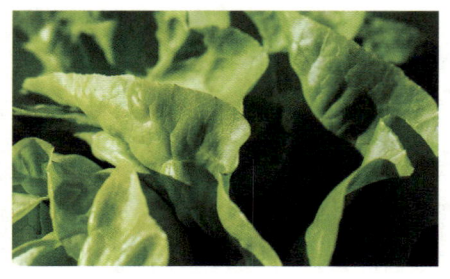

함유된 엽록소는 신진대사를 원활하게 하고 피로 완화와 신체 자연 치유력을 높이는 효능이 있다. 또한 초록색 음식은 간의 피로물질 해소, 혈중 콜레스테롤 수치 저하, 간 기능 회복과 폐를 청결하게 하며 대표적인 초록색 음식으로 쌈 채소, 샐러드, 매실주스, 녹차 등이 있다.

파란색과 남색 음식

파란색과 남색은 인후, 갑상선과 부갑상선, 뇌간과 뇌하수체, 송과선과 연결되어 안정감, 영양공급에 도움이 되며, 파란색과 남색 음식은 몸의 열을 내리고 안정, 숙면, 뇌 흥분상태를 진정시킨다. 특히 까막까치밥나무 열매는 비타민C와 E, 카로틴이 풍부하여 노화 방지 효과에 탁월하다. 또한 기름기 많은 생선은 오메가3 와 지방산 함유로 심장질환과 응혈 예방에 좋다.

대표적인 파란색과 남색 음식으로는 블루베리, 까막까치밥나무 열매, 검은색 포도, 서양자두, 체리, 건포도, 말린 자두, 노간주나무 열매, 검은콩, 올리브, 생선(연어, 고등어, 참치) 등이 있다.

보라색 음식

보라색은 정수리 부위의 차크라로 뇌와 송과선과 연결되어 있으며 창의적인 사고에 관여한다. 보라색 음식은 몸이 가벼워지고 의식이 맑아지며 내면적인 지식과 직관력을 강화해준다. 심리적인 효과로는 평정 잃은 신경과 긴장된 정신 상태를 진정시키는 역할을 해준다. 특히 고민이 많은 예술가, 배우, 음악가들이 보라색 음식을 먹으면 평화와 안정을 찾는 데 도움이 된다.

대표적인 보라색 음식으로 블루베리, 보라색 포도, 가지, 보라색 양파, 양배추, 솜 엉겅퀴 등이 있다. 이중 블루베리는 비타민 E의 좋은 저지방 공급원이며, 보라색 양파는 카파 체질의 콜레스테롤 수치를 낮추는 성분이 풍부하고 감기, 기침, 독감에 대한 면역력을 강화해준다.

흰색 음식

청결, 순수, 순결, 신성, 정직을 의미하는 흰색의 음식은 호흡기의 기능과 관련이 있으며, 흰색 음식이 함유한 안토크산틴, 플라보노니 성분은 체내 산화작용을 억제하여 유해 물질을 체외로 방출시키고 몸속에 들어오는 균과 바이러스에 대한 저항력을 길러주는 효능이 있다.

대표적인 흰색 음식인 도라지, 무, 콩나물은 폐와 기관지에 좋은 식품으로 환절기 감기 예방과 호흡기가 약한 사람에게 좋다. 마늘과 양파에는 자극성이 강한 것이 특징인 알리신을 함유하고 있어 항암 작용과 콜레스테롤 수치 저하, 고혈압과 동맥경화 예방에 좋다.

검정색 음식

기운을 침착하게 가라앉히고 모든 것을 흡수하는 검은색은 확고한 심리를 나타내는 색이다. 검은색의 색소 성분에 포함된 안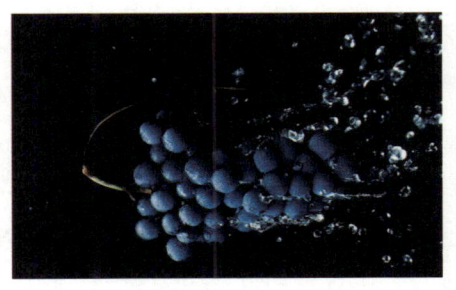토시아닌은 우리 몸에 항산화 능력을 길러주어 면역력을 향상해주고 각종 질병 예방과 노화 지연에 좋은 역할을 해준다. 그동안 검은색 음식은 식욕을 돋우거나 식탁을 장식하기에 부담스럽게 생각했으나 최근에는 검은색 식품이 지닌 영양학적 특징이 알려지면서 사람들의 인식이 바뀌어 가고 있다. 먹물 빵 같은 것을 대표적인 예로 볼 수 있다.

검은색 음식으로는 검은깨, 검은콩, 다시마, 버섯, 숯, 오골계, 장어, 칡, 포도 등이 있다.

> 음식을 이용한 색채 치유법에서는
> 기본적으로 모든 색깔의 음식이
> 우리 몸에 모두 필요하고 중요하다는 것을 알 수 있다.

✖ 바타, 피타, 카파 체질에 맞는 음식의 색을 살펴보면,

- 빨강, 오렌지, 노란색의 음식은 에너지가 있어야 하는 바타 체질에 좋다.
- 푸른색의 음식은 열이 많은 피타 체질에 좋다.
- 보라색 계통의 음식은 신체적, 정신적으로 가볍게 해주어 무거운 카파 체질에 좋다.

✖ 피타, 바타, 카파 체질의 계절별 음식을 살펴보면,

- 여름: 피타 체질은 여름에 피타가 상승하므로 뜨겁고 짜고 매운 음식은 피하는 것이 좋다.
- 가을: 바타 체질은 가을에 바타가 상승하므로 건조성 과일과 단백질 많은 음식은 피하는 것이 좋다.
- 겨울: 카파 체질은 겨울에 카파가 상승하므로 찬 음료수, 아이스크림, 치즈, 요쿠르트는 피하는 것이 좋다.

음식물의 특성에 따라 가벼움, 무거움, 뜨거움, 차가움, 기름짐, 건조함, 액체성, 고체성 등으로 나누어 볼 수 있으며, 이러한 음식은 각 개인의 체질에 따라 음식물의 특성을 고려하여 선택되어야 한다. 결국 자신의 체질을 잘 파악하여 자신에게 맞는 음식을 섭취하는 것은, 건강과 직결되는 것이다.

그럼 나의 체질에 맞는 음식이 무엇인지 간단하게 아는 방법은 무엇일까?
그것은 내가 지금 먹고 싶은 음식을 먹는 것이다.
단, 먹고 싶은 음식을 섭취하되 절대 과식을 하면 안 된다.
적당히 섭취했을 때는 도움이 되지만, 과식했을 때는
내 몸에 독소로 자리 잡게 된다는 것을 기억하자.

필요 없는 것은 비우자

해독을 통해 신체가 제대로 기능할 수 있다면, 간이나 신장 등 각각의 장기가 제 역할을 잘 해낼 것이고, 그로 인해 신진대사가 원활해지면서 올바른 건강을 유지하게 될 것이다.

독소 제거가 중요한 이유는

비만, 생리통, 두통, 소화기 질환, 피부질환 등을 해결할 수 있다는 것이다.

각종 즉석식품과 불규칙한 생활, 술, 담배 등으로 인해 체내에 독소가 쌓이게 되며 이로 인하여 식욕을 높여 비만의 원인이 된다. 이는 면역계와 호르몬계의 활동을 떨어뜨리게 되면서 전체적 신체의 균형을 해치게 되기 때문에 해독을 통하여 체내 독소를 배출해 주는 것이 건강과 다이어트에 도움이 된다.

노폐물이 쌓여 독소를 계속 뿜어내고, 독소가 쌓이는 장소에 따라 질병의 이름이 붙여지게 되는데, 독소가 췌장에 쌓이면 '당뇨의 원인' 독소가 동맥 안에 쌓이면 '심장병의 원인' 독소가 내장 벽에 쌓이면 '과민대장 증후군, 대장염, 크론씨병의 원인, 독소가 연결조직에 쌓이면 '관절염, 근육통, 루푸스의 원인'이 된다.

- 독소의 배출은 피부를 통해 땀으로 배출되고 폐를 통해 호흡으로 배출되며 간을 통해 담즙으로 변환 후 신장을 통해 소변으로 배출되고 장으로 이동한 뒤 대변으로 배출된다.
- 우리 몸을 만드는 것은 오늘 우리가 먹은 음식이다.
- 우리 몸의 신경을 젊게 만드는 필요한 요소 중 하나가 '산소'이다.
- 인간의 병이란 대부분 '막힘'에서 시작된다.

※ **독소가 어떻게 비만을 만들까요?**

해독기능이 정상이면 독소를 잘 처리하여 정상체중을 유지한다.
건강하지 못한 생활 습관, 잘못된 식생활, 독성함유 식품들이
몸 안에 독소를 축적하고 축적된 독소들이 과체중, 비만을 만든다.

해독과 영양의 중요성

몸속에 쌓인 독소를 해독하는 것은 생명과 관련되어 있으므로 매우 중요하다. 몸속의 독소가 빠져나가면 여러 가지 효과를 기대할 수 있으나 그중에서도 몸속의 독소를 없앰으로써 몸을 이루는 세포가 본래의 기능을 되찾기 시작하는 것이다. 이른바 '세포의 재생'이 가장 중요한 효과이다. 따라서 질병에 걸리지 않기 위해서 해독과 세포재생을 통한 영양공급이 필요하다.

우리 몸에 열량을 제한하게 되면 우리 몸은 활성산소의 과잉을 방지하고 손상이나 낡은 세포의 재생산을 시작한다. 세포 재활용 시스템이 활성화되면 다이어트, 노화, 만성 질환 등에 도움을 주게 된다. 혈관 해독이나 만성피로, 비염 등의 면역성 질환, 배가 나오거나 간 해독을 원하는 경우, 몸이 냉하고 각종 통증에 시달릴 때 해독하면 도움이 된다.

✤ 체내에 독소가 쌓이면 내 몸이 보내는 신호가 있다?

부위별 독소가 보내는 신호

- 피부 속 독소; **여드름**
  피부를 통해서도 쌓인 독소를 배출하게 되는데 여드름 등은 독소가 몸에 가득 차 있다는 신호이다.
- 소화기관, 간에 쌓인 독소; **구취**
  구강의 청결 상태와는 별개로 소화기관 및 간에 독소가 쌓였을 때 악취가 역류해 발생
- 대장에 쌓인 독소; **변비**
  대장에 노폐물이 쌓이면 변비를 유발하고 변비는 대량의 독소가 몸속에 축적되었다는 확실한 신호
- 혈액 속 독소; **두통**
  혈액에 쌓인 독소는 신경계에 영향을 미쳐 지속적인 두통을 유발할 수 있다.
- 신장에 쌓인 독소; **붓기**

신장에 독소가 쌓이면 발이나 발목 등 발 주변이 붓는 증상을 유발할 수 있다.
- 쓸개에 쌓인 독소; 담석
쓸개에 독소가 과도하게 쌓이는 경우 지나치게 많은 담즙을 저장해 담석을 만들어 냄

독소가 축적되었다는 증거

- 독소 제거를 위한 에너지 소모; 피로
신체 부위별로 쌓인 독소를 제거하기 위해 너무 많은 에너지를 소모하게 되는 경우

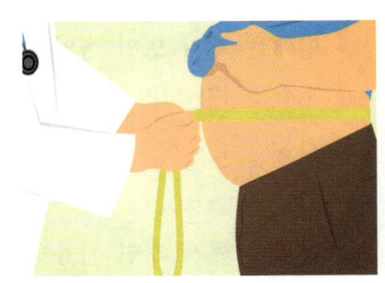

- 포도당, 콜레스테롤 수치에 영향; 복부지방 축적
신체 부위별로 쌓인 독소를 제거하기 위해 너무 많은 에너지를 소모하게 되는 경우
- 독소가 배출되지 못하면; 근육통
몸에 쌓인 독소가 배출되지 못해 관절이나 근육에 통증이 심하게 발생하는 경우

해독 다이어트 생리학 법칙

요요가 일어나는 전통적 다이어트는 지방에 녹아 있는 독소가 다이어트를 통해서 전신에 확산하면서 지방을 늘려서 몸을 보호하면서 요요가 생기게 된다. 반면에 요요 없는 해독 다이어트는 지방에 녹아 있는 독소가 다이어트를 통해서 독소를 배출하게 되면서 요요 없는 건강한 몸이 된다.

해독 다이어트 생리학 법칙 1

우리 몸은 지구의 자전에 따라 아침에 해가 뜨면 활동 기능으로 저녁에 해가 지면 치유 기능으로 바뀐다. 지구는 24시간 자전하기 때문에 지구상의 생명체

는 낮과 밤의 주기에 따라 생체를 조절하는 생체시계를 가지고 있다.

일출과 일몰에 의한 환경의 변화는 눈을 통해 뇌의 마스터 생체시계를 작동하게 하고 장기 생체시계와 동기화되어 장기 세포와 동조하면서 세포핵 PER 단백질에 의해 생체리듬 조절한다.

* **인체는 해가 뜨면 혈압과 체온이 가파르게 상승한다.**

    오전 7시가 되면 멜라토닌 분비가 멈추고 인슐린 분비가 시작되면서 해독 기능에서 소화 기능으로 전환되며 오전 8~9시 사이에 내장 운동이 시작된다.

* **인체는 해가 지면 치유 기능으로 바뀐다.**

    해가 지면 혈압과 체온이 내려간다.
    저녁 8시와 9시 사이에 인슐린 분비가 멈추고 멜라토닌 분비가 시작된다.
    저녁 9시와 10시 사이에 내장 운동이 멈춘다.

* **대장경이 운행하는 오전 5~7시에는 대변으로 배설해야 한다.**

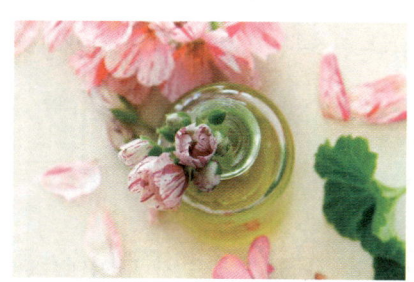

    아침에 일어나서 생수 한잔을 마신 후 음식 찌꺼기를 대변으로 배설해야 대장에 독소가 남아 있지 않은 상태에서 아침 식사를 할 수 있다. 이러한 생활 습관이 건강한 장을 만든다. 장의 나이가 육체의 나이임을 기억하자.

해독 다이어트 생리학 법칙 2

소화와 흡수는 해독과 배설을 방해한다.
활동 기능은 소화와 흡수, 치유 기능은 해독과 배설!

* **소화에서 흡수까지 통상 8시간 걸린다.**

    입에서 침: 1분/ 위: 1~3시간 / 십이지장: 3~60분 /
    소장: 3~5시간 / 대장: 10~18시간

음식물은 위에서 평균 3시간 머물면서 60~70g의 유미즙의 형태로 바뀐다. 소장 안은 위에서 내려온 60~70g의 유미즙과 췌장에서 분비되어 소장으로 들어온 60~70g의 소화효소와 췌장액이 뒤섞여 있는 카오스 상태로 존재하면서 분해와 흡수가 평균 5시간 동안 일어난다.

사용하고 남은 소화효소는 아미노산으로 분해되어 소장에서 다시 흡수되어 순환된다.

* **식사 후 12시간이 지나야 지방분해 스위치가 켜진다.**

식사 후 12시간이 경과 하면 간에 저장된 글리코겐이 소진되면서 지방분해 스위치가 켜지고 지방 연소가 일어난다.

* **저녁 단식이 약이다.**

저녁 단식은 소화기관에 휴식을 주어 자연치유력을 복원한다.

저녁 단식을 하면 해가 지면서 치유 기능으로 바뀔 때부터 해독이 시작되어 저녁 10시가 되면 소장의 흡수도 완전히 끝나면서 대장에서 발효가 일어나 열을 만들어서 자는 동안 혈류를 타고 손이나 발의 모세혈관까지 열을 전달한다.

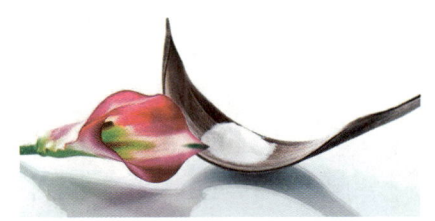

새벽에 아랫배가 찬 이유는 대장에서 열을 제대로 만들지 못하기 때문이다.

인체는 활동 기능인 낮에 소화와 흡수가 일어나기 때문에 혈액순환이 소화기관에 집중된다. 치유 기능으로 전환한 밤에 소화와 흡수가 멈추어야 혈액순환이 해독기관에 집중되어 해독과 배설이 원활하게 이루어진다.

해독 다이어트 생리학 법칙 3

대사가 정상화되어 체질이 바뀌는 데는 12주 걸린다.

* **인체 생명 주기는 28일의 배수로 순환한다.**

여성의 생리 주기: 28일
피부의 Turn Over: 28일
4주(28일) x 3배수: 12주

* 지구촌의 생명체는 7의 배수로 순환한다.
계란 7일 x 3 = 21일 부화
오리알 7일 x 4 = 28일 부화
태아 7일 x 40 = 280일 출산

해독 다이어트 생리학에 대해 올바르게 알고 실천하면 생리학 법칙에 따른 올바른 식생활로 내 몸은 내가 지킬 수 있는 지혜를 체득하게 되어 건강한 생활 방식으로 고통과 질병 없는 삶을 살 수 있다.

해독 식단 요리법

해독 식단을 시작하기 전에는 혹시 모를 위험을 차단하기 위해 전문 영양사나 의사와 먼저 상담하는 것이 좋다.

해독을 위한 풋사과 다이어트

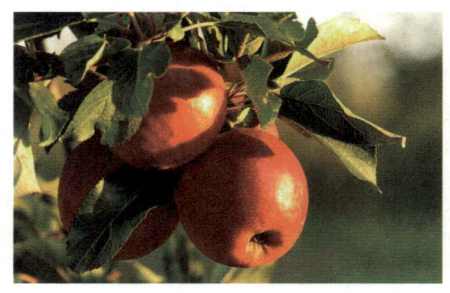

풋사과는 비타민, 무기질, 식이섬유를 비롯하여 각종 필수 영양소가 풍부한 과일로, 체중감량과 해독을 돕는다. 풋사과 다이어트는 단기간에 독소를 줄여주는 식단으로 변비와 높은 콜레스테롤, 과체중에 좋으며 3~5일 동안 진행할 것을 권한다.

풋사과 다이어트를 하는 동안에는 해독과정을 방해할 수 있는 유당, 포화지방, 정제 밀가루, 설탕 섭취는 금하도록 한다. 끼니는 신선한 채소와 기름기

없는 고기, 통곡물로 균형을 맞추어 먹는 건강한 식단을 유지하고, 모든 식단에 있어 최고의 보충제는 충분한 물을 섭취하는 것을 기억하도록 한다.

물과 풋사과를 함께 섭취하면 지방과 독소 과다로 약해진 몸의 기능에 좋은 영향을 준다. 단, 풋사과 다이어트를 실행한 후 다시 하려면 두 달 이후에 하는 것이 좋다.

풋사과 다이어트의 장점
◆ 특정 음식의 잦은 섭취로 인한 부기를 제거하며 소화를 돕고 변비를 줄여 준다.
◆ 세포와 조직에 수분을 공급하고 신장과 간 기능을 개선하고 면역체계를 강화한다.
◆ 과도하게 쌓인 지방과 독소를 제거하고 혈중 콜레스테롤과 혈당을 조절한다.

풋사과 다이어트의 단점
◆ 건강이 좋지 못한 사람은 시작 전에 건강상태를 확인하도록 하며, 특히 고혈압, 당뇨, 갑상선 질환이 있는 경우에는 권하지 않는다.
◆ 몸이 필요로 하는 영양소를 모두 충족하지 않으므로 다이어트 권장 기간을 잘 지켜야 한다.
◆ 풋사과 다이어트 이후에 식습관을 개선하지 않으면 다시 쉽게 살은 찌게 된다. 몸의 상태에 따라서 체중감량은 안되고 해독 효과만 보는 예도 있다.
◆ 풋사과 다이어트 중에는 불안감이 커지고 설사를 유발할 수도 있다.

풋사과 다이어트 방법
◆ 풋사과 다이어트는 하루 세 끼만 먹는다.
◆ 끼니 중간에 배가 고프면 사과 한 쪽을 먹는 것으로 대신한다.
◆ 끼니는 열량이 적고 가벼운 음식으로 다양하게 먹을 수 있다.
◆ 풋사과 다이어트라고 풋사과만 먹어서는 건강에 해로울 수 있다.

해독을 위한 아침, 점심, 저녁 식사 방법

해독을 위한 아침 식사

- 재료 준비: 풋사과 1개, 통밀빵 한 조각, 칠면조 햄, 차 한잔, 삶은 달걀, 통밀 비스킷 2개
- 먹는 방법:
⇒ 소금 없이 후추만 약간 쳐서 달걀 2개로 만든 오믈렛, 풋사과
⇒ 무지방 우유를 곁들인 커피 한잔
⇒ 땅콩버터를 약간 바른 풋사과, 귀리 우유 한잔
⇒ 아보카도를 올린 통밀빵, 풋사과, 허브차 한잔

해독을 위한 점심 식사

- 재료 준비: 생채소 샐러드, 구운 소고기 혹은 닭고기, 풋사과
- 먹는 방법:
⇒ 찐 채소(감자 제외), 레몬 소스를 곁들인 참치, 풋사과
⇒ 식초, 레몬, 소금으로 양념한 초록채소 샐러드, 오븐에 구운 흰살생선, 풋사과
⇒ 닭가슴살, 찐 브로콜리와 잡곡밥, 풋사과
⇒ 올리브유에 볶은 채소, 삶은 닭가슴살, 풋사과

해독을 위한 저녁 식사

- 재료 준비: 연어를 넣은 초록 채소 샐러드, 풋사과
- 먹는 방법:
⇒ 당근과 셀러리 샐러드, 풋사과 주스
⇒ 라이스 푸딩, 풋사과
⇒ 채소 수프, 풋사과
⇒ 풋사과를 넣은 샐러드

※ 풋사과 다이어트 참고사항
1) 체중감량이 목적이라면 영양사와 상담하기를 권한다.
   특히, 5kg 이상 뺄 시는 더욱 그렇다.
2) 해독 효과를 보기 위해서는 풋사과 다이어트를 시도해도 된다.
   한번 실천하고 재도전은 2개월 후에 가능하다.

❄ 해독 식단에 어울리는 스무디

과일과 채소를 섞는 것만으로도 해독 식단에 어울리는 최고의 음료를 만들 수 있다. 스무디는 배고픔도 줄이고 체중감량에 도움이 되는 음료이다.

해독 식단에 어울리는 스무디는 항산화 및 정화성분이 가득하여 몸속 독성을 없애고 체중을 감량하는 데 도움이 된다. 폭식으로 불어난 살을 빼는 데 도움이 되고 식간 배고픔을 달래기 좋은 음식이며 소화도 잘되고 체중감량에도 효과적이다.

❄ 파인애플 생강 스무디

파인애플은 이뇨와 항염 성분이 풍부해서 체내 축적된 독성과 체액 제거에 효과가 있다.

▫ 재료 준비: 파인애플 4조각, 쌀 우유 1/2잔(125mL), 생강 가루 1/2큰술(2.5g)
▫ 만드는 법:
   ① 파인애플을 사각형으로 썰고 믹서기에 넣는다.
   ② 쌀 우유 및 생강 가루를 넣어 몇 초간 갈아준다.
   ③ 덩어리가 없도록 잘 섞어 갈아
      주면 된다.
▫ 마시는 법:
   아침 식사 전 공복에 스무디를 마시
   거나 점심 식사 전에 마시도록 한다.

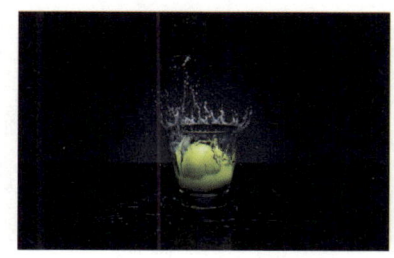

❀ 비트 레몬 스무디

비트에 레몬을 함께 섭취하면 비트 속 소화 효능과 레몬 속 알칼리 성분이 합쳐져 탁월한 해독 효과를 볼 수 있으며, 체내 불필요한 잔여물을 없애고 혈중 PH 농도를 맞추는 효능이 있다.

- 재료 준비: 중간크기의 비트 1개, 껍질을 벗긴 레몬 2개, 생강 가루 1/2큰술 (2.5g), 물 1잔(250mL)
- 만드는 법:
  ① 비트와 레몬을 잘게 썬 후 믹서기에 넣는다.
  ② 생강 가루 및 물을 넣어 최고 속도로 갈아준다.
- 마시는 법:
  혼합물을 체에 거른 후 빈속에 음료를 마신다.

❀ 회향 오이 셀러리 스무디

영양소가 풍부해 소화가 쉽고 신진대사를 활발하게 하고 염증을 완화해 준다.

- 재료 준비: 회향 1/2개, 오이 1/2개, 셀러리 줄기 2개, 물 1잔(250mL)
- 만드는 법:
  ① 모든 재료를 작은 크기로 썰어 믹서기에 넣고 물과 함께 갈아준다.
  ② 질감이 부드러워질 때까지 갈아주도록 한다.
- 마시는 법:
  공복에 마시거나 허기가 질 때 마시면 좋다.
  해독 중일 때는 2주간 계속 마시는 것이 좋다.

❀ 베리베리 스무디

크랜베리는 항산화, 항염 성분이 풍부하여 독소로부터 몸을 보호하고 요도 감염을 예방한다. 베리류 및 레몬을 사용하면 해독 식단에 완벽하게 어울리는 스무디로 항산화

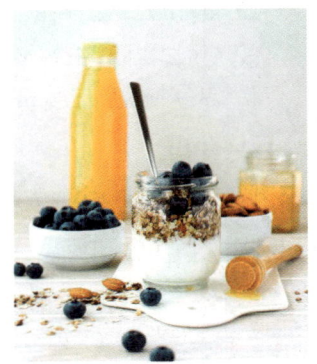

항염 효과가 있다.
- 재료 준비: 크랜베리 주스 1잔(250mL), 레몬 1개 분량의 레몬즙, 딸기류 1/2컵(100g), 야자수1/2컵
- 만드는 법: 모든 재료를 믹서기에 넣고 갈아준다.
- 마시는 법:
  하루에 두 세잔 음료를 섭취하도록 하며,
  아침 공복에 마시고 식간에도 마시면 좋다.

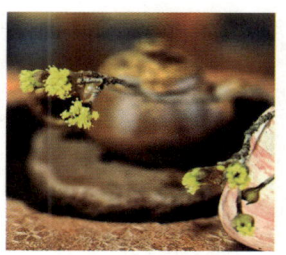

❀ 양배추 사과 레몬 스무디

알칼리성의 이뇨 성분이 풍부해 건강에 좋다. 음식의 장 통과를 돕고 면역력 상승과 역류성 식도염, 속 쓰림에 좋으며, 체액을 빨리 없애는 효능과 체중감량에 완벽한 음식이다.
- 재료 준비: 양배추 1/2개, 사과 2개, 1개 분량의 레몬즙, 물 1잔(250mL)
- 만드는 법: 모든 재료를 작은 크기로 썰어 믹서기에 넣고 물과 레몬즙을 넣어 갈아 준다.
- 마시는 법:
  체에 거른 후 빈 속에 마시며, 일주일에 세 번 정도 마시도록 한다.

우리는 일상생활에서
비움보다는 채우는 것에 더 집중하게 된다.
잠시 생각을 비우고 마음을 정리하면 몸도 마음도 가벼워지듯이,
음식 섭취 역시
채움 그 이상으로 비움이 더 중요하다는 것을 인지하여야 한다.
몸속에 독소가 쌓이면서 나타나는 반응 들을 해소하기 위해서는
주기적으로 채움을 가지는 것처럼,
주기적으로 비움을 하는 것은,
건강한 삶을 유지하기 위한 필수요소임을 기억하자.

해독 식단.......

결장을 깨끗하게 하는 해독 식단과 요리법, 해독이 필요한 몸의 증상, 해독 주스, 간 해독 방법에 대해서 알아보자.

결장을 깨끗하게 하는 해독 식단

결장은 소화기관의 중요한 부분으로 소화기관의 가장 끝에 위치하는 속이 빈 관으로 구성되어 있으며 잘 늘어난다. 결장이 하는 일 중 가장 중요한 일은 독소를 제거하는 일이다. 궤양성대장염, 위암, 대장용종, 과민대장 증후군이 있으면 결장이 제대로 기능하지 않는다. 결장은 우리 건강을 직접적으로 위협하는 요소와 독소를 제거하는 역할을 한다. 소화관과 연결된 결장은 우리가 매일 소화하는 음식이 완전히 배설되지 않는 경우가 많은데 배설물이 남아 있으면 독소가 조금씩 위장 벽에 달라붙게 되어 통증, 피로, 알레르기, 변비, 두통, 설사 등의 증상이 유발될 수 있다.

> 병원에서 결장세척을 받을 수도 있으나
> 결장세척 시에 사용하는 화학 약물은
> 장기적으로 보면 우리 건강에 생각보다 심한 손상을 입히게 된다.
> 가능하면 주기적으로 해독 식단을 이용한 결장세척을 권장한다.

결장을 깨끗하게 하는 해독 식단으로 채소, 아티초크, 상추, 날당근, 렌즈콩, 비트, 아스파라거스, 과일, 바나나, 귤, 무화과, 건과, 곡물, 잡곡, 통밀, 귀리, 잡곡빵, 오메가, 아보카도, 생선, 올리브유, 비타민과 미네랄, 칼슘이 있다.

- ➢ 칼슘은 결장암에 걸릴 위험을 줄여주며 칼슘이 풍부한 음식으로 연어, 아몬드, 시금치가 있다.
- ➢ 비타민 D를 칼슘과 함께 섭취하면 몸에 흡수가 더 빠르다. 비타민 D를 많이 함유한 식품으로는 달걀과 당근이 있다.
- ➢ 마그네슘은 결장의 과민증상을 완화하는데 많이 처방된다. 마그네슘을

함유한 식품으로는 카카오, 근대, 호박씨, 아마씨, 해바라기씨, 그외 각종 씨앗에 마그네슘이 많다.
> 결장에 남아 있는 배설물을 배출하기 위해서는 매일 먹는 음식도 중요하지만, 충분히 수분을 공급해 주는 것 역시 중요하다. 하루에 물을 8잔 이상 마시도록 하고 규칙적인 운동을 병행하는 것이 좋다.

결장을 깨끗하게 하는 음식 요리법 세 가지

알로에와 레몬즙
몸을 깨끗하게 하고 건강하게 하루를 시작하게 해줄 것이다.
▫ 재료 준비: 알로에 줄기 1개, 작은 레몬 5개, 벌꿀 5스푼(75mL), 물 4컵(1L)
▫ 만드는 법:
　① 레몬, 물, 꿀, 알로에를 믹서기에 넣고 5분간 갈아준다.
　② 보온병에 담아 시원하게 유지하고 공복에 마신다.
▫ 마시는 법:
공복에 마시거나 허기가 질 때 마시면 좋으며, 해독 중일 때는 2주간 계속 마시는 것이 좋다.

딸기, 파인애플, 파슬리 셰이크
몸을 깨끗하게 하고 건강하게 하루를 시작하게 해줄 것이다.
▫ 재료 준비: 딸기 6개, 껍질 벗긴 파인애플 조각 1개, 파슬리 1컵(250g), 물 1컵(250mL)
▫ 만드는 법:
　① 믹서기에 모든 재료를 넣고 갈아준다.
　② 더 시원하게 마시고 싶다면 얼음을 넣어도 좋다.
　▫ 마시는 법:
공복에 마시거나 허기가 질 때 마시면 좋

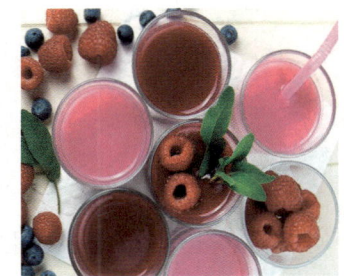

으며, 해독 중일 때는 2주간 계속 마시는 것이 좋다.

샐러드
▫ 재료 준비: 양파 1개, 마늘 4통, 중간크기 당근 3개, 껍질 벗기지 않은 작은 사과 2개, 애호박 2개, 회향 씨앗, 바질 1스푼(15g), 오레가노 1스푼(15g), 레몬 2개, 생강 한 스푼(15g), 민트 한 주먹, 발사믹 식초 원하는 만큼, 작은 호박 1개
▫ 만드는 법:
　① 모든 재료를 잘 씻는다.
　② 큰 볼에 채소를 모두 넣고 액체 재료까지 넣어준다.

해독이 필요한 몸의 증상
건강 관련 문제가 생긴다면 몸에 해독이 필요하다는 신호이다.

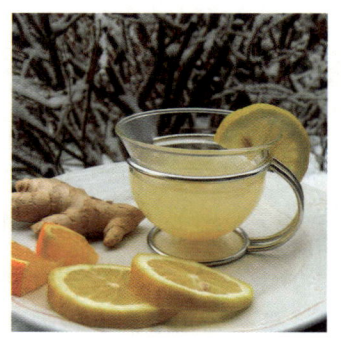

　우리 몸은 어떤 영양소가 부족하거나 독소가 많이 쌓이게 되면 몸에서 신호가 오게 된다. 갑작스러운 두통이나 변비, 피로 등등의 증상들이 나타나면 곧바로 신경 써야 한다. 이는 해독이 절실히 필요하다는 몸의 경고이다.
　보통 2~3개월에 한 번씩은 몸에 쌓인 독소들을 깨끗이 치우는 일을 해주어야 한다. 가장 좋은 방법은 몸 스스로 항상 해독이 이루어지도록 만드는 것이다. 사람마다 나타나는 증상이 다르므로 본인에게 자주 나타나는 증상을 확인하고 증상의 빈도에 따라 해독을 계획하는 것이 중요하다.

　❧ **변비:** 만성변비는 소화계통에 이상이 있다는 것을 의미한다. 식이섬유 섭취 비율을 증가시키고 개선되지 않는다면 해독 주스를 마시는 것이 좋다.

- 피로: 결장과 위장에 쌓인 독소로 인해 아침에 일어나기 힘들고 종일 피로감을 느끼게 될 수 있다. 해독을 통해 장과 간에 쌓인 독소를 배출시키면 몸이 한결 가벼워질 것이다.
- 불면증: 멜라토닌은 잠잘 시간을 알리는 신호이다. 몸에 독성 물질이 많이 쌓이게 되면 멜라토닌 생산량이 줄어들기 때문에, 늦게까지 잠을 이루지 못하거나 자는 도중 종종 깨는 현상이 일어나게 된다.
- 두통: 몸에 이상이 있다는 신호이며 두통이 자주 생긴다면 해독을 고려할 필요가 있다.

해독하는 방법

가장 효과적인 해독 방법은 몸을 정화하는 기능이 있는 음식을 이용하는 것이다. 몸을 깨끗하게 만드는데 최고인 식단에는 크랜베리, 레몬, 비트와 같은 재료들로 주스나 스무디를 만들어 일주일에 2~3회 마심으로써 해독을 생활화하는 좋은 습관을 지닐 수 있다.

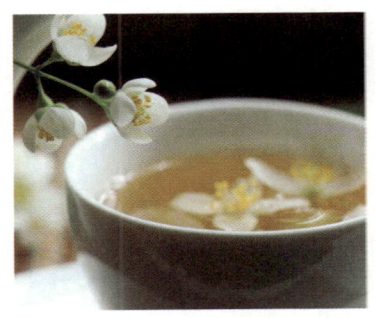

⇒ 크랜베리: 항산화 물질이 풍부하며 염증을 가라앉히는데 탁월하여 방광염 등과 같은 비뇨기 질환 예방에 좋은 재료이다.
⇒ 레몬: 비타민C 함유량이 높은 레몬은 간을 정화하여 체내에 쌓인 독소 제거에 좋다.
⇒ 비트: 비트는 피를 맑게 해주는 기능이 뛰어나다.

해독 주스.....

감귤주스

감귤류에는 비타민 A, B, C, 칼륨, 칼슘과 같은 무기질이 풍부하여 수분 저류

(부기 제거)를 방지해 준다.
- 재료 준비: 레몬 1개, 오렌지 3개, 시금치 1줌, 파파야 1/2컵(80g)
- 만드는 법:
  ① 준비한 재료를 믹서기에 넣고 잘 갈아준다.
  ② 취향에 따라 건더기를 걸러내고 액체만 따라내어 마셔도 좋다.

장 해독 주스

장이 깨끗해야 몸 전체가 건강해질 수 있다. 변비를 해소하여 장을 청소하는 효과가 뛰어난 주스이다.
- 재료 준비: 배 1개, 붉은 사과 1개, 회향 1/4컵(60g), 물 1컵(250mL)
- 만드는 법:
  ① 사과와 배 껍질을 깎은 다음 작게 썰어서 회향, 물과 함께 갈아준다.
  ② 매일 점심 식사 도중과 식후에 마셔준다.

두통 해소를 위한 주스

파인애플은 강력한 이뇨 작용을 하며 식이섬유가 풍부하여 편두통을 포함한 두통 해소 효과가 있다.

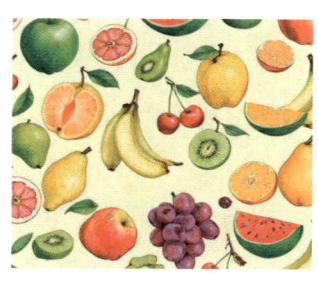

- 재료 준비: 파인애플 3개, 퀴노아 1티스푼 (15g), 물 1컵(250mL)
- 만드는 법:
  ① 퀴노아 1티스푼을 물에 넣고 밤새 그대로 둔다.
  ② 퀴노아가 잘 가라앉으면 파인애플과 함께 믹서기에 넣고 갈아준다.
  ③ 취향에 따라 건더기를 걸러내고 액체만 마셔도 좋다.

간 해독 다이어트.....

간 해독 다이어트는 음식이나 알코올을 과다 복용한 사람들에게 권장된다. 간은 단백질 합성과 필수 비타민의 저장에 있어서 중요한 역할을 한다. 콜레스테롤을 생산하며 좋은 면역체계의 기능에 필수적이고 좋지 못한 생활 습관으로 인하여 삶의 질에 심각한 영향을 줄 수 있는 염증성 질환과 질병이 생길 수 있는데 이때 간에 휴식을 주는 간 해독 다이어트가 도움이 된다.

간 해독 다이어트는 과도한 양의 독소로 손상된 간 건강 회복에 좋은 저 칼로리 식단으로 중요한 특정 식품군을 배제하기 때문에 5일 이상 지속하면 안 된다. 체중감량 프로그램을 시작하기 전에 간 해독 다이어트를 먼저 하면 시너지 효과가 있으며, 간 해독 다이어트는 간계에 대한 부하를 줄여주어 신진대사가 더 활발해지면서 소화불량, 염증, 두통과 같은 증상이 완화되므로 적극 권장 한다.

간 해독 다이어트 시 식품...

허용되는 식품:

신선한 과일과 채소, 허브와 향신료, 씨앗과 견과류, 통곡물, 메밀과 퀴노아, 콩류(콩, 편두, 병아리콩), 건강한 지방(올리브 오일, 아보카도, 냉수성어류)

금지되는 음식:

붉은 고기, 버터와 마가린, 햄과 기타 가공육, 가공유(야자유, 콩), 튀긴 음식, 유제품, 커피와 카페인 함유된 음료, 탄산음료, 패스트푸드(햄버거, 피자, 핫도그), 빵과 과자류, 통조림, 가공 냉동식품, 사탕, 정제 설탕, 주류

> 독소와 과로로부터 간을 해방하기 위해서는
> 균형 잡힌 저지방, 열량이 낮은 음식을 먹는 것이 가장 좋다.

간 해독 다이어트 식단

간 해독 식단은 최대 5일 동안, 1년에 최소 3회 정도 하는 것이, 간 관리와

체중감량에 도움이 된다. 권장된 기간을 넘지 않도록 주의한다.

☙ 아침 공복(다른 음식과 분리)
① 레몬을 넣은 따뜻한 물, 아티초크 차
② 레몬즙을 넣은 엑스트라 버진 올리브 오일

☙ 아침 식사
① 레몬을 넣은 캐모마일 차와 아보카도와 씨를 곁들인 통곡 빵
② 아몬드 우유, 시금치 오믈렛, 신선한 계절과일
③ 건포도와 계피를 곁들인 오트밀
④ 파파야와 채식 샌드위치를 곁들인 오렌지 주스
⑤ 채소 우유, 바나나, 풋사과, 녹차를 넣은 스무디

☙ 오전 간식
① 녹차 또는 허브차
② (하룻밤 동안) 물에 담근 견과류 한 움큼
③ 애플이나 파파야

☙ 점심 식사
① 현미와 구운 아티초크를 곁들인 야채수프
② 무, 양파, 당근, 후무스, 과일이 들어간 샐러드
③ 칠면조 가슴살, 엑스트라 버진 올리브 오일을 곁들인 아티초크 샐러드, 통밀빵, 녹차, 현미, 연어 일 인분, 풋사과를 곁들인 편두
④ 아루굴라, 상추, 당근, 아보카도가 들어간 샐러드와 야채수프

☙ 오후 간식
① 원하는 과일
② 염분이 없는 생아몬드 한 움큼
③ 신선한 파인애플 조각과 녹차 한 잔

☙ 저녁 식사
① 엑스트라 버진 올리브 오일을 넣은 채소 샐

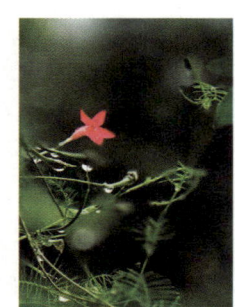

러드, 흰 생선 일 인분과 파인애플 조각
　② 김, 현미, 라임꽃 차를 넣은 호박 수프
　③ 당근 수프, 현미, 원하는 해독차
　④ 찐 채소와 현미를 곁들인 구운 닭고기
　⑤ 채소 샐러드, 참치 일 인분, 한잔의 차

> 만약, 어떤 질환이나 병에 대한 약을 먹고 있다면,
> 간 해독 다이어트 식단을 실행하기 전에 의사와 상의해야 한다.
> 복부 팽만으로 인해
> 소화에 문제가 있다고 느끼거나 알레르기가 있거나 피부가 건조해졌다면, 이는 모두 간이
> 높은 수준의 독소를 가지고 있다는 신호임을 기억하도록 하자.

　우리 몸은 음식을 섭취하고 처리하는 과정에서 자연적으로 대량의 독소를 생산하게 된다. 간에 과부하가 걸리면, 암모니아 혼합물이 혈액으로 방출되어 뇌, 신경계, 신장, 간이 손상될 수 있다. 그리고 간이 과부하 시 방출되는 또 다른 독소는 젖산이다. 과도한 젖산 축적은 만성피로, 근육통, 불안, 두통, 고혈압, 공황발작을 일으킬 수 있다. 간은 체내에서, 많은 역할을 하는 기관으로 간 건강을 위해서는 기본적으로 몸에 좋은 음식을 먹는 것이 중요하다.

> • 간이 하는 역할은
> 신체에 해로운 물질을 제거(산화물질 포함)하고
> 과도한 호르몬 제거와 혈당수치 균형을 유지하고 담즙을 생성한다.

레몬, 생강, 오이로 해독 다이어트

⇒ 레몬, 생강, 오이는 우리 몸이 수분 저류 현상을 해소하도록 도와주고, 비타민과 무기질을 보충해 준다. 특히 생강은 영양분을 더 잘 흡수하도록 도와준다.

⇒ 해독 다이어트 or 클렌징 다이어트를 주기적으로 하면 우리 몸에서 불필

요한 독소를 배출시키는 이점이 있다.
(우리 몸에는 많은 독소와 노폐물이 쌓여 주요 기관의 기능을 방해하고, 건강까지 위협한다.)
⇒ 불균형한 식단, 환경 오염, 화학 물질 사용, 운동 부족, 좋지 않은 생활 습관으로 인하여 독소가 쌓이게 된다. 건강을 위한 천연 해독 방법으로 레몬, 생강, 오이를 이용한 해독 다이어트가 좋다.
⇒ 레몬과 오이는 몸의 독소를 배출하고 체중감량에도 도움이 된다.

◎ 레몬, 생강, 오이로 해독 다이어트 음료 만들기

▫ 재료 준비: 레몬 or 라임 1개, 오이 1/2개, 생강 1/2개, 신선한 박하 1줄기, 물 1컵
▫ 만드는 법:
① 레몬과 오이, 생강, 박하를 깨끗이 씻어서 준비한다.
② 각 재료의 껍질을 벗기지 않은 채로 얇게 자른 뒤 물 한잔과 혼합한다.
③ 하룻밤 묵힌 뒤 다음 날 아침에 마시도록 한다. (꿀을 첨가해도 좋다)
▫ 마시는 법:
① 매일 아침 공복에 한번, 하루 내내 2리터 음용한다.

해독 다이어트 음료의 장점

1) 레몬

▫ 감귤류 과일로 해독과 클렌징 효과가 좋아 몸으로부터 독소를 배출하고 클렌징 시작
▫ 비타민C와 항산화 물질이 풍부하여 면역체계 강화로 인해 질병으로부터 예방
▫ 소화용이, 변비와 복부팽창 예방, 과도한 체액을 없애주고 레몬의 펙틴 섬유질은 몸의 지방 흡수량을 낮추어 준다.

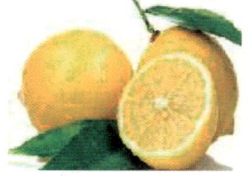

2) 생강
- 천연 항생제, 소화기의 건강 개선, 신경계에 긍정적인 효과
- 생강을 말리면 활성 성분 중 진저롤 성분이 쇼가올로 변하여 건강에 많은 역할 한다.
- 위액 생성을 자극하여 음식의 영양분 흡수를 돕고 신진대사 활성화로 지방을 태우고 과도한 체액은 제거해 준다.

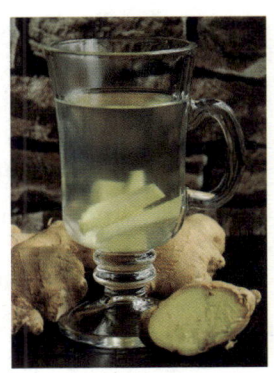

3) 오이
- 이뇨 성분으로 인해 몸에 과도한 체액 배출이 쉽다.
- 소화용이, 노폐물 배출로 인한 건강 개선 가능
- 열량이 낮고 수분과 영양분 함량이 높아 건강에 좋은 식품이다. (100g당 12kcal)
- 비타민 A, B, C, E, 칼륨, 칼슘, 인 마그네슘, 철분 등의 무기질이 풍부하다.

저지방 해독 식단

저지방 해독 식단은 소화를 돕고 복부 팽만을 해소하며 지방함량이 낮아 몸을 정화하고 주요 장기를 다시 일깨우는데 최고의 식단이다. 오늘날의 많은 식단은 영양과잉, 특히 지방 과잉 식단으로 복부팽창이나 속이 더부룩함을 자주 겪는 사람들이 많다. 이는 결국 해독 식단에 대한 관심을 자연스럽게 가지게 되는 계기가 된다.

> 장기간 저지방 해독 식단을 하게 되면,
> 몸의 불균형을 초래할 수 있으므로 일정 기간 행하면서
> 신진대사를 촉진하고 체중감량에도 도움을 받도록 함이 중요하다.

해독에 대해 알아야 할 점은?

⇒ 해독은 다양한 목적이 있지만, 신장, 간, 직장 등 몸의 배설기관을 정화한다.

⇒ 해독 식단은 가볍고 소화하기 쉬운 음식들로 구성되어 소화불량 조절, 복부 팽만을 예방하고 몸의 저항력을 높여 주어 건강을 개선하게 된다.

⇒ 해독 기간은 최대 7일로 잡고, 1년에 3~4회 정도 실시함이 중요하다.

해독 기간 중 멀리해야 하는 음식

사실 우리가 매일 만나는 많은 음식은 해독 식단에 적절하지 않다. 모든 음식이 건강에 해로운 건 아니지만, 클렌징 과정을 방해하는 요소와 성분들이 있다. 예를 들면, 가공육, 붉은 고기, 가공식품, 통조림 식품, 베이커리류, 패스트 푸드, 튀긴 음식, 탄산음료, 포화지방과 버터, 커피, 초콜릿 등을 들 수 있다.

● 토마토 해독 식단

토마토의 영양분과 맛은 입맛을 항상 자극한다.
3일간만 지속이 가능하다.
토마토 해독 식단 진행 중 허기가 지면, 과일, 통곡물 등 저지방, 저 탄수화물 음식을 추가하도록 한다.

공복: 신선한 토마토 주스
아침: 오레가노와 올리브 오일, 소금으로 간을 한 삶은 토마토
오전: 신선한 토마토 주스 한 잔
점심: 콩나물 or 후추 토마토 샐러드, 닭가슴살이나 연어
간식: 신선한 토마토 주스 한 잔
저녁: 아티초크를 곁들인 토마토 샐러드, 피망 생선구이
자기 전: 토마토 주스 한 잔

3일간의 해독 식단

사람들은 시간이 없다는 이유로 잘 챙겨 먹지 않는다. 그래서 정크푸드가 식단의 큰 부분을 차지하는지도 모른다. 바쁜 생활로 생활 습관이나 건강에

신경을 쓰지 못할 수도 있다. 그렇게 살다 보면 남는 건 결국 피로와 병이다. 우리 몸은 영양분과 건강한 식사가 필요하다. 우리 몸은 늘 뭔가를 말한다. 영양과 식사는 철저히 계획하고 몸이 말하는 얘기를 듣고, 주기적인 해독으로 건강을 회복하고 유지해야 한다.

⇒ 3일간의 해독 식단은 몸을 해독하기 위한 목적을 가진 제한적인 프로그램으로 3일 이상 지속하면 안 된다.
⇒ 몸을 해독한다는 것은 체내에 쌓인 독소를 제거한다는 것으로, 피부를 거칠게 하고 장기를 약하게 만들게 되므로 몸의 안쪽에서 바깥으로의 변화가 핵심이다.
⇒ 해독 식단은 3일간의 제한적인 방법으로 과일과 채소, 수프와 국물, 정화 과정에 도움이 되는 차, 단백질과 탄수화물은 약간만 섭취하는 방법이다.
⇒ 해독 기간 중 섭취 가능한 간식으로 저지방 요거트, 라이트 젤라틴, 포도, 견과류 등이 있다.
⇒ 해독과정에서는 24시간마다 2~3리터의 물을 마실 것을 권장한다. 이는 체내 노폐물 제거와 신장 등의 장기 정화 작용에 도움을 준다.
⇒ 3일 해독 식단에서는 처음에 액체류를 마시게 되는데 이는 해독과정을 가속화시켜주고 새로운 세포 생산 촉진과 장기의 기능을 원활하게 한다.

건강한 해독 식단의 핵심은 영양분과 무기질을 잘 챙겨 먹는 것이다.

⇒ 탄수화물을 챙겨 먹고 밀가루와 가공 설탕은 먹지 않는다. 탄수화물은 과일, 채소, 덩이뿌리에도 함유되어 있으며 면역력에도 좋다.
⇒ 과일은 당분 원으로 영양분이 많이 함유되어 있다. 과일은 잘라서 씹어 먹는 것이 좋다.
⇒ 간식으로는 견과류를 먹고 밤에는 탄수화물을 먹지 않도록 한다.
⇒ 단백질은 신선한 고기와 생선으로 섭취하고 조미료를 사용하지 않고 조금만 먹는다. 소금 섭취를 줄여 체액 저류가 생기는 것을 예방할 수 있다.

⇒ 튀긴 음식은 먹지 않도록 하며 오일은 올리브 오일이나 코코넛 오일을 사용한다.

> 일상생활에서 무엇이든 '채움'도 중요하지만,
> 채움 이상으로 중요하게 생각하고 실행해야 하는 것이
> '비움'이란 것을 기억하자.

많은 사람이 신체 해독에 관한 관심을 가지는 가운데 건강한 생활 방식을 통해서 신체 해독을 할 수 있는 방법을 알아보도록 하자. 일단, 독소가 몸에 축적이 되면 신체의 주요 시스템에 합병증을 유발할 수 있다. 이러한 미립자들은 공기를 통해서 전파되거나 많은 음식 속에 존재하고 있으므로 우리 몸의 배설기관들이 혈액 정화를 위해서 지속해서 일하지만, 우리가 사용하는 화학 제품들 일부는 우리 건강에 위험을 초래하게 된다.

> 독소 제거의 기본은 천연 독소를 사용하는 것이다.

" 천연 독소 제거 식단 가이드 "

⇒ 아침
  ① 통곡물 토스트, 저지방 치즈와 함께 차를 마신다.
  ② 감귤류 과일(레몬, 오렌지) 주스를 마시고 말린 열매
     (헤이즐넛, 아몬드, 호두, 땅콩)를 한 줌 먹는다.
⇒ 점심
  ① 채소 수프와 샐러드를 먹는다. (샐러드는 채소를 익히거나 생으로 먹음)
  ② 라이트 젤라틴을 조금 곁들여 함께 먹고 물을 많이 마신다.
  ③ 포도 10알과 차 한잔을 마신다.
⇒ 저녁
  ① 닭고기와 고기 수프 혹은, 익힌 채소와 닭고기와 생선을 먹는다.

② 샐러드는 생것이나 굽고 삶은 것 중 선택하고 과일과 물을 많이 마신다.
⇒ 차
① 해독 식단을 실행하는 3일간 차를 마시면 도움이 된다.
(체액 저류 예방, 해독과정 향상)
② 계절과 관계없이 마실 수 있으며, 특히 녹차에는 항산화 성분이 풍부하여 불안과 스트레스 감소, 고혈압(아미노산 함유)에 좋다.
(백차도 좋다)

> • 3일간 해독을 한 후에는 좋은 식단을 선택하도록 한다.
> 해독 후에는 건강하고 균형 잡힌 음식으로 식사하며
> 꾸준히 운동해야 좋은 결과를 기대할 수 있다.

장을 정화하는 차 만들기

장은 소화 시스템의 마지막에 해당하는 장기로 몸의 노폐물을 저장하는 역할을 하며 긴 튜브 모양으로 되어 있다.

⇒ 몸을 정화하기 위한 딸기 레몬 물 효능
① 항산화 물질, 섬유질, 필수 영양소 풍부한 음료수로 혈류에 합류하면 몸 정화에 도움 주며, 독소로부터 세포를 보호하고 간, 신장, 대장의 역할을 잘 할 수 있도록 돕는다.
② 비타민 A, B, C가 풍부하며 면역 시스템 강화 및 염증 예방, 병원균 공격에 대한 방어역할을 한다.
③ 필수 무기질을 함유하고 있어 몸의 전해질 수준을 조절해 준다.
④ 설사나 격한 육체 활동 후 균형이 무너졌을 때 도움이 되며, 수은과 납을 포함한 중금속 배출이 쉽다.
⑤ 소화용이, 영양분 흡수 개선, 변비

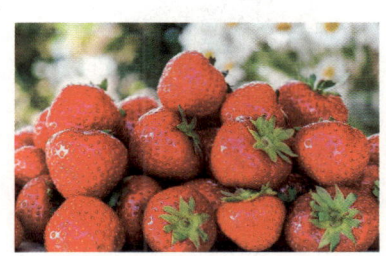

예방과 약한 염기성 효과로 혈액 내의 산도를 낮추는 데 도움을 준다.
⑥ 항산화 물질로 인해 체내 항암효과가 있다. (종양의 위험성 낮추는 정도)
⑦ 나쁜 콜레스테롤(LDL)과 같은 해로운 지방들을 제거하여 동맥을 깨끗하게 해준다.
⑧ 수용성 섬유질 함유로 복합 탄수화물의 흡수를 증진하고 혈당수치를 안정적으로 유지해 준다.

딸기, 레몬 음료는 훌륭한 에너지원으로 열량을 많이 섭취하지 않고도 정신적, 육체적으로 잘 견딜 수 있게 하고, 신경 시스템 활동의 균형을 이루게 하여 불안감, 스트레스, 피부 건강, 정신적 불안정성 통제, 조기 노화 방지에 좋다.

* 딸기 레몬 물 만드는 방법

천연재료를 사용하고 설탕이나 감미료를 섞지 않도록 한다.
ㅁ 재료
딸기 6개, 물 2컵(400mL), 레몬 1/2개의 즙, 박하잎 2장, 얼음 (취향에 맞게)
ㅁ 만들기
① 딸기를 잘 씻어서 반으로 잘라 놓는다.
② 물을 한 컵 데워서 끓기 시작하면 불을 끄고 딸기를 넣고 15~20분간 or 물이 식을 때까지 둔다.
③ 믹서기에 ②의 혼합물과 레몬즙, 물 한 컵, 얼음을 넣고 갈아준다.
④ 박하 잎으로 장식한다.

ㅁ 마시는 방법
① 해독을 위해서는 딸기 레몬 음료를 공복에 한잔 마시고 오후에 한 번 더 마신다.
② ①의 방법으로 8일~10일 동안 마시도록 하며 저열량 저지방 식단과 함께 진행한다. 이때 일반 식사를 일주일에 2~3회 정도 포함할 수도 있다.

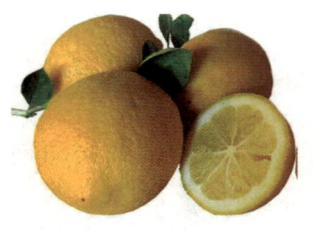

2주 만에 간 해독하는 방법

* 레몬과 올리브유를 넣은 물 한잔은 체내 독소 배출로 몸이 가벼워진다.
* 잘못된 식단과 안 좋은 습관, 부정적인 기분 등으로 가장 고생하는 장기는 간이다.
* 아침 식사는 세 끼 중 제일 중요하며 아침을 먹으면 체중이 적절히 유지되고 쉽게 피로하지 않다.
* 15일간의 독소를 제거하기 위해서는 매일 아침 식사 전에 올리브유 한 숟갈과 레몬 반개 분량의 즙을 따뜻하게 한 컵 마시도록 한다.
(하루 동안 나누어 마셔도 된다)

ロ 아침 식사용 스무디 만들기

ロ 재료
① 배 or 사과 1개, 익은 바나나 2/3개, 시금치잎 1주 먹, 스피룰리나 파우더 1작은술, 아몬드, 호두, 씨를 뺀 자두 2개, 헤이즐넛 등 견과류 한 주먹(갈아 놓으면 좋다), 생강과 계피 한 자밤, 베이킹파우더 1작은술, 코코넛 오일 1작은술

ロ 만들기
① 모든 재료가 완전하게 섞이도록 갈아준다.

※ 영양 만점인 간 해독 스무디는 혈당치 조절과 불안감 해소 및 간 기능을 강화한다. 만들어 둔 스무디는 식사 대용으로 마시거나 아침 식사 후에 조금씩 나누어 마셔주어도 된다.

⇒ 점심 식사
음식은 간에 아주 큰 영향을 미치며 특히 저녁 시간은 간이 가장 바쁠 때이다. 균형 잡힌 식사를 하고 과식은 하지 않도록 한다.

ロ 재료
① 샐러드, 가스파초 or 구운 채소, 쌀, 세몰리나 밀로 만든 파스타, 감자, 고구마, 빵, 살코기, 생선, 달걀, 콩, 식물 단백질(두부, 식물성 고기),

올리브유, 견과류, 아보카도

> **● 간 해독 샐러드**
> 사과, 배, 파인애플, 파파야, 수제 사과, 꿀을 곁들인 코티지 치즈, 견과류, 차

⇒ 저녁 식사

효과적인 간 해독을 위해 저녁은 꼭 먹는 것이 중요하다.
(몸에 에너지 보충으로 간 보호에는 저녁 메뉴가 중요하다)

▫ 저녁 메뉴
  ① 삶은 달걀과 통밀빵을 곁들인 야채수프
  ② 가스파초 수프와 구운 생선
  ③ 기름에 살짝 데친 채소, 버섯과 치즈
  ④ 옥수수빵 or 떡과 토마토, 아보카도, 칠면조
  ⑤ 호두와 사과 소스를 곁들인 코티지 치즈

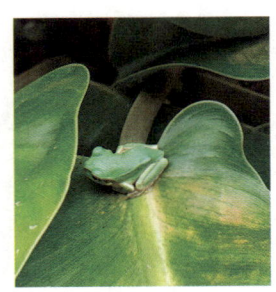

⇒ 간식

완벽한 간 해독을 원한다면 틈틈이 독소 배출 기능이 있는 차를 마셔준다.
▫ 민들레, 엉겅퀴, 볼도 잎, 아티초크
▫ 단맛을 원하면 스테비아를 조금 넣어준다.
▫ 레몬즙을 넣으면 맛이 더 살아나고 자기 전에 간 해독에 좋은 차를 마시면 시너지 효과 있다. (간 기능은 밤에 가장 활성화된다)

3일간의 해독 식단 4가지

　3일간의 해독 식단은 체내 독소를 제거하기 위하여 며칠 혹은 단기간만 따라 하는 식이요법으로 며칠간 과식했거나 더 건강한 음식으로 식단을 바꾸기 전에 해도 좋다. 해독 식단은 몸에 영양분을 공급해 주고 장기 기능을 향상하며 특히 간 정화에 좋다. 그리고 해독 식단은 다양하지만 간편하게 할 수 있고, 맛이 있으며 일상생활에서 실행하기 쉬운 식단을 선택하는 것이 좋다.

간 해독 효과가 있는 해독 식단

간에 쌓인 노폐물 제거 효과가 있으며 1개월에 1회 실천을 권장한다.
1) 아침 식사용 스무디
   ① 재료: 감 작은 것 1조각, 자몽 2개 분량의 즙, 당근 4개, 코코넛워터 1컵 (250mL)
   ② 만드는 방법: 모든 재료를 잘 갈아서 마신다.
2) 점심 식사용 스무디
   ① 재료: 아보카도 1/2개, 상추 50g, 오렌지 1/2개(웨지 모양으로 잘라서 준비), 방울토마토 4개, 올리브유 1티스푼(5g), 발사믹 식초 1티스푼(5mL)
   ② 만드는 방법
      모든 재료를 잘 섞어서 오일과 식초를 드레싱처럼 뿌린다.
3) 저녁 식사용 스무디
   ① 재료: 당근 1개, 셀러리 1개, 시금치 15g, 아몬드 우유 1컵(250mL)
   ② 만드는 방법
      모든 재료를 부드럽게 갈아서 마신다.

3일간의 해독 주스 식단

- 3일간의 해독 식단은 소화기를 정화하고 휴식하게 해준다.
- 소화불량, 속이 더부룩함, 구역질, 기분 변화 심할 때, 몸이 약해지거나 피부문제 발생 시 권장한다.
- 활력 증가, 간 정화, 체중감량, 염증 감소의 효능이 있다.
1) 첫째 날 스무디
   ① 재료: 사과 6개, 큰 비트 2개, 셀러리 1/2개, 오이 1개, 레몬 2개 분량의 즙, 토마토 2개, 중간크기 당근 5개
   ② 만드는 방법

모든 재료를 깨끗하게 씻어 잘 갈아서 냉장고에 보관해 두었다가 마시도록 한다.

2) 둘째 날 스무디
   ① 재료: 사과 4개, 오이 3개, 파슬리 30g, 시금치 60g, 셀러리 1/2개, 다진 생강 1티스푼(3g)
   ② 만드는 방법
   모든 재료를 잘 갈아서 마시고 싶을 때마다 조금씩 마신다.

3) 셋째 날 스무디
   ① 재료: 비트 큰 것 2개, 셀러리 1/2개, 사과 3개, 오렌지 2개 즙, 양상추 15g, 당근 5개, 다진 생강 1티스푼(3g)
   ② 만드는 방법
   모든 재료를 잘 갈아서 냉장고에 보관하고 온종일 조금씩 마신다.

해독 수프 식단

해독 수프에는 세포의 독소를 제거하는 알칼리 성분인 칼륨, 담즙 생성을 촉진하는 수용성 섬유질, 장운동을 돕는 불용성 식이섬유가 함유되어 있어 면역력 증강과 질병에 강하다.

※ 1일 5회 정도 먹도록 한다.

1) 브로콜리 수프
   ① 재료: 브로콜리 300g, 셀러리 줄기 2개, 양파 1개, 마늘 2쪽, 당근 1개, 소금과 후추 약간, 무지방 닭 육수 2컵(500mL), 야자유 1티스푼, 치아시드 1 테이블 스푼
   ② 만드는 방법
   - 모든 채소를 깍둑썰기하여 달군 팬에 야자유를 두르고 볶는다.
   - 닭 육수를 넣고 소금과 후추로 간한다.
   - 보통 불로 낮추어 끓인 다음 먹는다.

몸을 정화하는 해독 식단
- 간, 위장 등에 쌓인 노폐물 제거로 효과적인 기능 가능
- 체내 독소와 노폐물 배출로 몸이 가볍고 활력 증가

> 3일간의 해독 식단을 너무 오래 계속하면
> 체력이 떨어질 수 있으니 운동을 너무 많이 하지 않도록 한다.

1) **아침과 밤에 마시는 차**
① 재료: 끓는 물 200mL, 레몬 1개 분량의 즙, 신선한 박하잎 5장, 다진 생강 1티스푼
② 만드는 방법
   모든 재료를 물에 넣고 5분간 우려내어 물만 걸러서 마신다.

2) **아침**
① 재료: 작게 자른 당근 1개, 작게 썬 오이 1/2개, 작게 자른 셀러리 2줄기, 크림치즈 1티스푼
② 만드는 방법
   모든 재료를 잘 섞어 크림치즈와 곁들여 먹는다.

3) **점심**
① 재료: 오이 1/2개, 토마토 1개, 아보카도 1/2개, 올리브유 1티스푼
② 만드는 방법
   껍질을 벗긴 모든 재료를 잘 섞어서 먹는다.

> ⇒ 해독 방법을 수행하면서 신장 개선과 정화 촉진을 위해 하루에 2L의 물을 마셔준다.
> ⇒ 해독 방법은 식품과 천연보조제로 체내의 독소 제거에 중점을 둔 단기간의 해독 계획으로 주스, 스무디, 약용 식물 등, 최고음식에 이르기까지 매우 다양하다.
> ⇒ 해독 방법은 건강하고 영양가가 있으며 균형 잡힌 식단으로 건강상의 위험을 겪지 않고 점진적으로 좋은 결과 가질 수 있다.

주기적인 해독 관리를 통해
우리 신체에 쉼표를 찍음으로써
새로운 에너지를 생성할 수 있는 계기가 되고,
덤으로 얻어지는
젊음을 오래 유지해 보도록 하자.

❣ 해독 식단 요리법은 가능하면 하루 동안 섭취할 수 있는 양으로 매일 만들어 드실 것을 권장한다.

<해독 방법의 건강상 이점과 외모의 변화>
1. 건강상 이점
 ① 체내 축적된 독소 제거로 질병 유발에 대한 사전 정리
 ② 간과 신장의 기능을 개선하고 에너지와 활력 증진
 ③ 소화계 균형을 맞추고 소화기 장애를 해결
 ④ 불안 우울증, 스트레스와 같은 신경 질환 치료
 ⑤ 자연적으로 불면증 예방하며 수면의 질을 좋게 한다.
 ⑥ 모든 유형의 병원균에 대한 방어력을 상승시키고 만성 질환의 증상을 줄인다.
 ⑦ 습진과 건선 같은 피부의 문제를 개선한다.
2. 외모의 변화
 ① 피부와 모발 피지의 균형을 유지하여 부드러움과 윤기를 선사한다.
 ② 모든 유형의 불순물과 여드름을 제거한다.
 ③ 노화와 주름을 예방하는데 가장 좋은 항산화 요법이다.

일주일간 그린 스무디 해독 요리법

▫ 재료: 녹색 채소잎 200g, 과일 2조각, 귀리 2순갈(24g), 물 2컵 (400mL), 휘트그래스 분말 1작은술, 엑스트라 버진 코코넛 오일 1순갈, 스피룰리나 분말 1작은술
⇒ **월요일** 시금치 딸기 스무디
 ① 철분, 엽산, 비타민 C 풍부 _ 빈혈, 피로 예방

⇒ **화요일** 파인애플 스무디
   ① 신체 정화, 소화 기능 개선, 체액 제거
⇒ **수요일** 근대, 망고 스무디
   ① 베타카로틴 풍부 _ 강력한 항산화 작용, 건강한 장 기능 촉진
⇒ **목요일** 녹색 채소 잎과 과일 스무디
   ① ex) 무와 배로 만든 스무디 _ 간과 신장의 기능 개선하는 강력한 해독 스무디
⇒ **금요일** 어린잎과 사과 스무디
   ① 간 건강관리에 좋은 조합이다.
⇒ **토요일** 비트 잎과 아보카도 스무디
   ① 다량의 비타민, 필수 지방산과 미네랄을 제공
⇒ **일요일** 마타리 상추와 크랜베리 스무디
   ① 요로감염 예방, 시력 개선에 도움 됨.

오이 해독 스무디

오이 껍질의 섬유질은 속 쓰림, 더부룩한 느낌과 같은 소화기 문제를 완화하므로 정기적인 오이 섭취를 권장한다. 또한 오이 해독 스무디의 영양소는 신체 정화에 가장 유용한 식품으로 비타민(A, B 복합체, C), 항산화제, 미네랄(마그네슘, 인, 철분, 칼슘), 낮은 열량(100g~12cal), 95%의 수분 공급원, 다량의 섬유질(껍질)을 함유하고 있다.

5가지 오이 해독 스무디

오이 파인애플 스무디

오이와 파인애플은 다량의 항산화제, 미네랄, 비타민 A, B 복합체 함유하고 있으며, 오이의 특성과 파인애플의 효능은 이뇨 스무디 역할을 한다.
※ 이뇨 스무디: 체내 독소 제거, 체중감량

▫ 재료
① 오이 1개, 파인애플 150g, 꿀 2스푼, 차가운 물 3컵(600mL)
▫ 만드는 방법
① 오이는 씻어서 껍질 그대로 작게 잘라주고, 파인애플은 껍질을 벗긴 뒤 잘라준다.
② ①의 재료를 믹서기에 물과 함께 넣고 1분간 갈아서 꿀을 첨가한다.
▫ 섭취 방법
① 일주일간 아침 식사 시 한 컵을 마신다.
② 최상의 결과를 얻기 위해서는 스무디를 걸러내지 말고 마시는 것이 좋다.

오이 사과 스무디

사과는 콜레스테롤 수치를 저하하고 혈당조절과 위장 문제 완화 및 독소 제거에 대한 효능이 있다. 오이 사과 스무디는 장운동을 촉진하고 신체 정화와 독소 제거에 효과가 있다.

▫ 재료
① 사과 1개, 오이 1개, 셀러리 1줄기, 물 4컵(800mL), 꿀 4스푼(100g)
▫ 만드는 방법
① 사과와 오이, 셀러리를 씻어서 자른 뒤 사과 씨는 제거한다.

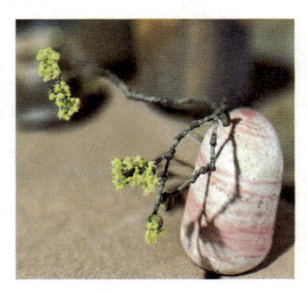

② ①의 재료를 믹서기에 물과 함께 넣고 갈아주고 꿀을 첨가한다.
▫ 섭취 방법
① 2주간 매일 1~3컵씩 마시도록 한다.
② 체액 저류 문제 해결, 지방 연소에 도움 준다.

오이 토마토 스무디

토마토는 칼륨, 항산화제, 섬유질이 풍부하여 소화가 쉽고 심혈관 질환 완화에 좋다. 오이 토마토 스무디는 심장질환으로부터 신체 보호를 하여 빠른 속도로 체중감량을 유도한다.

- ▫ 재료
    ① 오이 1개, 토마토 1개, 물 2컵(400mL), 꿀 3스푼(75g)
- ▫ 만드는 방법
    ① 오이와 토마토를 씻어서 작게 잘라준 뒤 믹서기에 넣는다.
    ② ①의 재료에 물과 꿀을 넣고 곱게 갈아서 병에 음료를 담아준다.
- ▫ 섭취 방법
    ① 2주간 매일 1~2컵씩 마시도록 한다.
    ② 균형 잡힌 식단 유지와 충분한 수분 섭취 시에 시너지 효과 기대

오이 셀러리 스무디

셀러리는 줄기에 가장 중요한 성분을 포함하고 있으며, 오이 셀러리 스무디는 95% 수분(이뇨제), 항산화제, 비타민(A, B 복합체), 미네랄(칼륨, 칼슘), 에센셜 오일 포함으로 체액 저류와 염증 완화, 간 기능 개선, 변비 개선, 장 움직임을 촉진하는 효능이 있다.

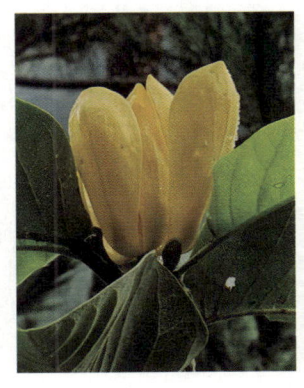

- ▫ 재료
    ① 오이 1개, 셀러리 2줄기, 물 2컵(400mL), 꿀 3스푼(75g)
- ▫ 만드는 방법
    ① 모든 재료를 잘 씻어서 작게 자른 뒤 믹서기에 넣는다.
    ② ①의 재료에 물과 꿀을 넣고 1분간 갈아준다.
- ▫ 섭취 방법

① 공복에 1~2잔 마시도록 한다.
② 스무디의 모든 영양분 흡수 가능

오이 알로에베라 스무디

알로에베라는 다량의 비타민과 미네랄, 아미노산, 항산화제를 포함하고 있으며 오이 알로에베라 스무디는 천연 정화제의 역할을 한다.

- 재료
    ① 파인애플 150g, 오렌지 4개의 즙, 알로에베라 1줄기, 오이 1개
- 만드는 방법
    ① 모든 재료를 잘 씻어서 오이, 알로에베라, 파인애플의 껍데기를 까서 모두 작게 잘라준다.
    ② 오렌지즙을 짜낸 뒤 ①의 재료와 함께 믹서기에 넣고 갈아준다.
- 섭취 방법
    ① 2주간 매일 오후에 한 잔을 섭취하도록 한다.
    ② 섭취 후 몸의 내, 외적인 변화를 느끼게 되며 더 많은 에너지를 얻고 건강해진다.

> 오이 해독 스무디를 마시면서
> 건강한 식단과 규칙적인 운동을 병행하면
> 최고의 결과를 얻을 수 있음을 기억하도록 하자.

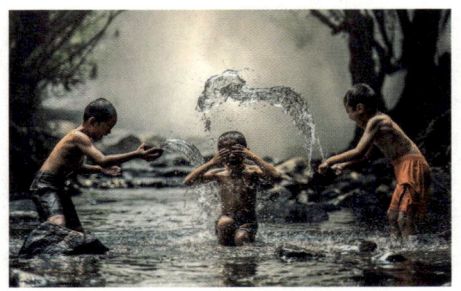

아유르베다 음식 요리법

콜리플라워 강황 샐러드 요리법

① 콜리플라워는 먹기 좋은 크기로 자른다.
② 뜨거운 물에 소금을 넣고 콜리플라워를 1분 정도 삶는다.
③ 달군 팬에 기 버터 1스푼(or 포도씨유 사용 가능)을 두르고 다진 생강(반 티스푼)과 강황 가루(반 티스푼), 커민 가루(반 티스푼), 코리란더 가루(반 티스푼)을 넣는다.
④ 향신료를 3~5초간 볶은 후, 콜리플라워를 넣고 약 1분 정도 같이 볶아주고 소금, 후추 간을 한다.

기 버터 요리 사과 죽 사과탕 요리법

① 사과 1개를 깨끗이 씻은 후 깍둑썰기한다.
② 팬에 기 버터를 넣은 후, 생강, 시나몬 가루, 코리안더 가루를 함께 5초간 볶는다.
③ 깍둑썰기한 사과를 넣고 같이 볶는다.
④ 사과가 잠길 정도로 물을 넣고 소금 간을 하고 20분 이상 끓인다.
   (차처럼 마시고 싶으면 물의 양을 좀 더 넣어도 된다.)

> 아침 식사로도 좋고 샐러드 소스에 같이 섞어서 먹어도 좋은 음식이다.
> 아유르베다 생활 방식으로 소화에 좋은 음식이며
> 몸과 마음을 채워주는 음식이다.

소화에 좋은 따뜻한 샐러드 요리법

① 달군 팬에 기 버터를 한 큰술 넣는다.
② 기 버터에 갈아놓은 생강을 넣는다.
   (코리안더, 커민, 시나몬을 추가로 넣어도 된다)

③ 향신료 향이 맛있게 올라오면 바로 채소를 하나씩 넣는다.
④ 물을 살짝 부어서 타지 않게 익힌다.
⑤ 버섯이나 사과 같이 빨리 익는 채소와 과일은 당근이 거의 익었을 때 넣고 같이 볶는다.
⑥ 소금과 후추 간을 하고 쌈 채소 위에 익힌 채소와 과일을 올린다.
⑦ 올리브, 발사믹 소스로 간을 하여 먹는다.

> 재료는 당근, 버섯, 사과, 비트, 브로컬리, 토마토 중 가능한 재료를 사용한다.

소화가 잘되는 연근 부침 요리법

① 가정에서 직접 만든 부침 반죽을 준비한다. (종이컵 2/3의 양 정도)
② 연근을 얇게 썰어둔다.
③ 가정에서 직접 만든 부침 반죽에 연근을 묻힌다.
④ 팬에 기 버터를 두른다.
⑤ 노릇하게 연근을 부친다.

가정에서 직접 만든 부침 반죽 요리법

▫ 준비물: 쌀, 종이컵 1개, 렌틸콩 2/3, 소금
▫ 만드는 방법
  ① 쌀과 렌틸콩은 각각 그릇에 담아 씻은 다음, 물에 불려준다.
    (반나절 이상) / (렌틸콩 씻은 물 일부는 남겨둔다)
  ② 불린 쌀과 렌틸콩을 갈아준다.
  ③ 최대한 곱게 갈아주고 렌틸콩 씻은 물을 조금 넣어서 부드럽게 반죽이 되도록 한다.
  ④ 냉장고에 3일~7일간 보관 가능

> 반죽을 바로 사용하는 것보다 냉장고에 하루 정도 숙성시켜서 사용하면 더 좋다.

기 버터 요리법

- 준비물: 무염버터 900G, 1L 유리병, 두꺼운 냄비, 수저
- 만드는 방법
  ① 버터가 다 녹고 끓어오르면 바로 불을 1단으로 줄인다.
  ② 위에 뜬 하얀 거품을 천천히 걷어낸다. 기름이 튈 수 있으므로 조심한다.
  ③ 900g의 버터를 약 25분 정도 끓이고 냄비와 불의 세기에 따라서 20~30분으로 조절한다.
  ④ 하얀 거품을 거의 다 걷어낼 시점에 톡톡 터지는 소리와 버터 쿠키가 다 굽기 전에 나는 좋은 향이 나면 바로 불을 끈다. 버터 쿠키가 약간 타서 완성되었을 때의 향이 나면 바닥이 검게 타거나 기 버터 색이 갈색으로 변할 수 있으므로 그 전에 불을 끄는 것이 중요하다.
  ⑤ 불을 끄고 기 버터가 살짝 식을 때까지 기다린다.

아유르베다로 누리는 건강한 생활

아유르베다에서는 사람은 공기와 불, 물, 흙과 공간이라는 5가지 보편적 요소로 이루어져 있다고 한다. 5가지 보편적 요소가 사람에 따라 각각 다르게 결합하여 도샤(Dosha)라는 신체 에너지 기질을 형성한다.

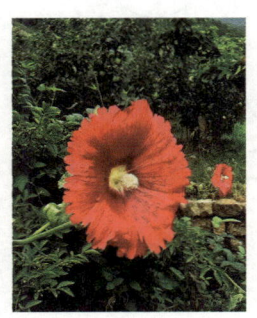

도샤(Dosha)의 세 가지 유형으로 바타(Vata 공기와 공간), 피타(Pitta 불과 물), 카파(Kapha 흙과 물)가 있다. 모든 사람은 자신만의 고유한 도샤(Dosha)의 조합을 지니게 되는데 보통 이 중 한 가지 도샤(Dosha)가 다른 도샤(Dosha)에 비해 더 지배적으로 작용하게 된다.

자신을 구성하는 도샤(Dosha)에 대해 쉽게 알아보는 방법으로 간단한 테스트를 받거나 아유르베다 전문가와 상담하면 자신의 도샤(Dosha)를 알게 된다.

자신의 도샤(Dosha)를 알게 되면서 자신의 신체와 함께 자기 자신에 대해 더 잘 이해하게 되고 식단과 허브, 생활 방식 변화로 삶의 균형을 유지하는 방법을 발견하는 데 도움이 된다.

바타 (Vata 공기와 공간)

바타(Vata 공기와 공간)의 균형을 유지하는 방법을 살펴보면,

바타는 창조와 에너지, 그리고 날씬함을 주관하는 도샤(Dosha)이다. 바타가 균형을 이루면, 몸이 가볍고 실속이 풍부하며, 활기찬 에너지를 느끼면서 소화가 잘되고 잠을 깊이 자게 된다. 반면에 바타가 균형을 잃게 되면, 피곤하고 집중력이 약해지면서 관절염과 불안 증상, 천식과 심장질환에 취약하게 된다.

바타의 균형을 유지하는 생활 방식은,

모든 일은 천천히, 차분하게 하고, 규칙적인 생활과 적절한 휴식을 취하는 것이 바타의 균형 유지에 매우 중요하다. 요가와 프라나야마(Pranayama 호흡법), 세사미 오일을 이용한 마사지를 하면서 스트레스를 줄이고 각성제와 술을 피하는 것이 좋다.

바타의 균형을 유지하는 식단으로는,

규칙적인 식사와 간식을 섭취하고 수프나 스튜와 같이 부드럽고 따뜻하며, 촉촉한 음식을 섭취하는 것이 좋다. 생강과 계피, 회향 및 카다몬 같은 따뜻한 향신료도 바타에 좋다. 편안함과 느긋함을 위해 레몬그라스와 오렌지 껍질, 감초 오일이 좋다.

바타의 균형을 유지하기 위해 유익한 에센셜 오일은,

스위트오렌지, 회향, 홀리 바질, 마조람, 장미, 일랑일랑, 유향, 오렌지 등의 따뜻하고 달콤한 오일이 가장 좋다.

피타 (Pitta 불과 물)

피타(Pitta 불과 물)의 균형을 유지하는 방법을 살펴보면,

피타(Pitta 불과 물) 유형은 운동 능력이 뛰어나고, 날카로운 지성을 지니고 있으며, 완벽주의자와 일 중독자가 될 수 있다. 피타(Pitta 불과 물)가 균형을 이루면 평화롭고 행복하게 느끼며 소화도 잘되고, 피부도 빛이 나며, 잠을 깊이 잘 수 있게 된다. 피타(Pitta 불과 물)의 균형이 깨지면, 스트레스로 인한 염증과 여드름이 잘 생기고, 속이 자주 쓰리면서 자기 자신에 대해 비판적으로 되고 심장병에 걸리기 쉽다.

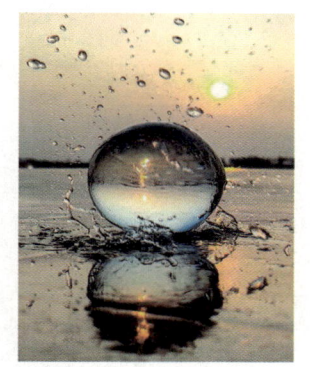

피타의 균형을 유지하는 생활 방식은,

피타가 강한 사람은 선천적으로 추진력이 좋고 주위를 밝게 만들며, 장난도 잘 친다. 명상, 특히 하루가 끝날 무렵의 명상과 함께 친구나 가족과 함께 시간을 보내면서 자연을 산책하고 수영하는 것이 피타의 활성화에 좋다.

피타의 균형을 유지하는 식단으로는,

피타에 가장 좋은 식단은 맵고, 짜고, 신 음식보다는(특히 여름에) 시원하고 달콤한 식단이 피타에 좋다. 하루 세 끼 적당량의 식사를 하면서 과식하지 않고 술을 절제하는 것도 좋다. 매운 음식은 피하는 것이 좋지만, 카다몬, 민트, 사프론 같은 소량의 달콤하고 쌉쌀한 향신료는 괜찮다. 양배추와 장미, 카다몬, 감초, 생강 오일이 좋다.

피타의 균형을 유지하기 위해 유익한 에센셜 오일은,

회향, 샌달우드, 소량의 일랑일랑, 유향에 약간의 레몬이나 페퍼민트를 첨가하여 마셔도 도움이 된다. 차분하고 집중력 있는 조합의 에센셜 오일이 좋다. 장미가 들어간 따뜻하고 가벼운 음식과 차를 즐기는 것도 좋다.

카파 (Kapha 흙과 물)

카파(Kapha 흙과 물)의 균형을 유지하는 방법을 살펴보면,

카파(Kapha 흙과 물)는 묵직하고 느리지만 꾸준하며 낙천적인 도샤(Dosha)이다. 카파의 균형이 이루어지면, 면역 계통이 건강해지며 체력도 좋아지고, 잠을 깊이 잘 수 있다. 카파의 균형이 깨지면, 체중이 쉽게 늘고 기운이 없다고 느껴지며, 비만과 기침감기, 우울증과 당뇨에 걸리기 쉽고, 콜레스테롤 수치도 높아지며 천식과 알레르기 질환을 보이기가 쉽다.

카파의 균형을 유지하는 생활 방식은,

카파는 활발한 활동을 하면서 새로운 것을 배우고 신선한 공기를 호흡하면서 매일 격렬한 운동을 하는 것이 좋다. 긍정적인 친구와 함께 시간을 보내고 환상적인 음악을 듣는 것도 카파의 균형 유지에 도움이 된다.

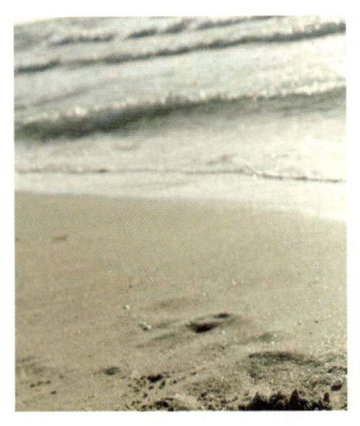

카파의 균형을 유지하기 위한 식단으로는,

카파는 살찌기 쉬운 성향이므로 가벼운 음식을 섭취해야 하며, 달콤한 음식이나 짠 음식, 과식을 피하는 것이 좋다. 특히 밤에는 더욱 피하는 것이 좋다. 생강과 정향, 카다몬, 강황, 사프론이 들어간 따뜻하고 가벼운 음식과 차를 즐기는 것이 좋다. 카파 체질인 분들의 소화 기능을 개선하려면, 식후에 뜨거운 생강차를 마시고, 회향 씨앗을 씹는 것이 좋다.

카파의 균형을 유지하기 위해 유익한 에센셜 오일은,

카파 체질인 분들은 몸이 무겁고 느리다는 느낌을 받기 쉬우므로 따뜻한 향이 나면서 에너지가 높은 오일인 유칼립투스, 페퍼민트, 바질, 로즈마리 오일이 좋다.

> 어떠한 유형이든 상관없이 아유르베다는
> 몸과 마음, 정신과 환경 사이의 균형을 유지하여
> 최고의 컨디션을 유지하고 질병과 싸워 이기는 능력을 함양시켜 준다.

아유르베다의 건강한 아침 습관

아유르베다는 고대 힌두교의 건강관리 체계였다. 오늘날에도 인도, 네팔과 스리랑카에 매우 일반적이며 수백만 명에 의해 사용된다. 아유르베다는 서방에서도 인기를 얻고 있으며, 아유르베다의 '생활의 지혜'라는 뜻은 체라카 삼히타에 의하면, 삶은 육체, 감각기관, 정신과 영혼의 조합으로 정의된다. 아침에 좋은 습관이 몸에 배면, 온종일 내려야 할 중요한 결정에 스트레스받지 않고 집중할 수 있다.

[아유르베다의 건강한 아침 습관]
① 해가 일찍 뜨는 여름이면, 해가 뜨기 전에 일어나고 늦게 자는 것이 좋다.
② 일어나면 입 안에 있는 박테리아를 깨끗하게 하는 것이 중요하다.
　(네티 요법_잘라)
③ 미지근한 물 한 컵을 마시도록 한다.
④ 5분 명상을 한다.
⑤ 오일 마사지를 한다.
⑥ 명상 또는 운동한다.
⑦ 따뜻한 아침 식사를 한다.

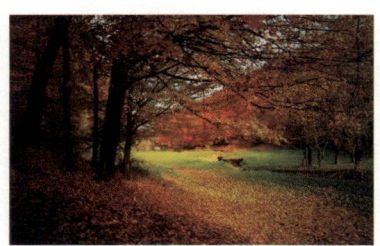

지금, 이 순간을 잘 살아가자!
자신의 내면과 외면을 가꾸고 지혜롭게 잘 살아간다는 것은, 세월이 주는 의미 있는 가르침을 고스란히 받아들이는 것이라는 생각을 해본다.

어쩌면 우리는 세월이라는 놈은 곳곳에 가르침을 주면서 지나감인데, 나를 채우는 부분에만 중점을 두다 보니 많은 것을 놓치고 살아온 지금일 수도 있다. 많은 세월 속에서 비움의 실체를 생각하고 실행하면서 채움과 비움의 교차점에 존재하고 있는 나를 바라보자.

'가꾸고 살고 비우고' 책과 함께 움직이면서 이 세상의 중심에는 나라는 사람이 존재하고 있음을 인지하고, 이 세상은 항상 나를 중심으로 돌아가고 있음을 기억하면서, 건강하고 행복한 나를 더 많이 사랑하는 지금을 살아가자.

※ 부록: 영양 정보 수록

[인체에 꼭 필요한 영양성분 Best 9]
1) 비타민 B군 복합체: 피로회복, 탈모 방지
2) 비타민 A, B, C, D, E: 필수 영양소, 면역 UP
3) 미네랄: 여성 필수, 빈혈 완화, 부종 완화, 탈모 방지, 뼈 튼튼, 치아 튼튼
4) 콜라겐: 속부터 채워줌, 보습, 탄력상승
5) 유산균: 변비 해결, 질염 타파, 다이어트
6) 코엔자임Q10: 세포 정상화, 노화 방지 핵심
7) 오메가3: 염증 완화, 세포재생
8) 루테인: 눈 노화 방지, 눈 건조 방지
9) 효소: 아밀라아제(당분 분해효소), 리파아제(지방분해 효소), 락타아제(젖당 유당 분해효소), 프로티아제(단백질 분해효소), 셀룰라아제(식물 섬유소 분해효소)

[루테인]
  루테인은 카로티노이드 성분 하나로 우리 몸에 합성되지 않고 음식을 통해 흡수할 수 있으며 눈의 망막과 수정체에 축적되는 성분이다.
  망막과 수정체에 축적된 루테인은 자외선이나 외부로부터 눈에 노출되는 청색광을 흡수하여서 눈을 보호해 주는 역할을 한다. 황반 색소의 밀도를 증가시켜 시각의 기능을 개선해주며 시세가 손상되어 나빠질 수 있는 시력 저하 예방에도 도움을 준다.

[산화질소란]
  혈관 내피에 분비하는 물질로 혈관 확장, 혈액순환이 원활하도록 돕는다. 하지만 나이가 들수록 산화질소 생성이 줄어들고 혈관 벽이 두꺼워지고 딱딱해진다. 산화질소(Nitric Oxide)는 우리 몸 여러 부분에서 관여하고 있으며 제2의 산소라고 불릴 정도로 중요한 역할을 한다.
  산화질소는 몸에서 생성되지만, 노화가 진행되며 점점 줄어들게 된다.
  40대 이후 산화질소 생성은 50% 줄어들고 50대에는 정상의 35% 60대에는

정상의 15%를 생성한다. 산화질소 생성을 돕는 식품을 섭취함으로써 우리 몸의 산화질소 농도 유지에 도움을 줄 수 있다.

> **산화질소의 역할**
> ① 혈관 건강   ② 세포 간 신호전달 활성화   ③ 항염, 항암 작용
> ④ 뇌 혈류량 증대 ⑤ 생식 건강 유지   ⑥ 세포 증식

[비타민 B]
우리 몸의 대사, 합성에 관여하여 머리부터 발끝까지 모든 곳에 영향을 미치는 아주 중요한 영양물질 비타민B

B1 티아민: 에너지, 뇌 활동 / **B2 리보플라빈:** 다이어트, 스트레스 저항
B3 나이아신: 콜레스테롤 조절, 노화 방지 / **B5 판토텐산:** 면역향상, 염증 치료
B6 피리독신: 단백질 대사 관여, 우울, 무기력 저하, 혈관질환에 도움
B7 비오틴: 콜라겐 생성 도움, 탈모 예방
B9 엽산: 혈관 건강, 호모시스테인 농도 조절
B12 코발라민: 엽산 대사에 필요, 빈혈 예방

* 비타민B는 수용성 영양물질이기 때문에 매일 충분한 섭취를 해주어야 한다.

비타민 B군의 모든 것
우리 몸에서 일어나는 여러 가지 대사 작용이나 생리적 기능에 빠짐없이 관여
* 비타민 B군은 B1, B2, B3 등 8개 비타민을 포함
* 수용성으로 체내에 축적되지 않고 배출되어 주기적이고 지속적인 섭취 요구

[비타민 B1]_피로물질 제거
① 탄수화물을 에너지로 바꾸는 영양소
② 뇌와 신경 기능을 유지, 정신 상태 향상함.
③ 신경조직, 근육 및 심장이 정상적으로 활동하게끔 함.
④ 결핍 시: 신경세포 손상 초래, 피로와 권태감, 각기병, 변비

[비타민 B2]_구내염, 피부염 예방
① 세포 성장, 효소 작용, 에너지 생성에 관여

② 활성산소 억제, 항산화 효소의 기능을 도와 세포 노화 방지
③ 임신, 수유기, 스트레스가 쌓이는 경우 필요량 증가
④ 결핍 시) 구내염, 입술, 피부염, 눈 충혈, 생식기 부위의 염증

[비타민 B3]_뇌 에너지 대사

① 에너지 대사와 지방 대사, 신경 전달에 관여
② 건강한 피부와 소화관 및 신경 시스템의 적절한 기능화에 필요
③ 부작용) 피부 반응이 민감한 사람의 경우, 떨림이나 가려움증, 홍조증상
④ 결핍 시) 피부염, 설사, 불면증, 치매, 펠라그라병

[비타민 B5]_에너지 생성과 대사, 피부, 모발 건강

① 장내 균에 의해 체내에서 합성됨
② 에너지 생산, 스테로이드 합성, 헴의 합성 등에 필수적
③ 항체를 형성하여 각종 감염증 방어, 상처 치유 도움
④ 결핍 시) 저혈당증, 혈액 및 피부 장애, 십이지장궤양, 피로, 탈모, 팔다리통증

[비타민 B6]_항 스트레스, 피부 저항력

① 단일 물질이 아니라, Pyridine 구조에 따라 Pyridoxine, Pyridoal, Pyridoxamine으로 구성됨
② 아미노산 대사, 항체와 적혈구의 형성에 필수적인 성분
③ 결핍 시 빈혈, 불면증, 심혈관 질환 발생 위험 증가, 피로감, 구내염

[비타민 B7]_피부, 모발 건강

① 탈모 방지, 손톱과 피부 건강에 작용
② 에너지 생산, 소화계와 신경계 건강하게 유지, 호르몬 분비 도움
③ 정상적인 식사 시 거의 결핍되지 않음
④ 결핍 시) 탈모, 입 주변 갈라짐, 피로감, 피부염

[비타민 B9]_백혈구 생성

① 핵산(RNA, DNA)의 생산과 인체 구성 세포의 증식에 중요한 역할
② 혈관 벽을 손상하는 호모시스테인 제거
③ 임신, 수유기 여성의 경우 1.5배~2배의 양 섭취 필요
④ 결핍 시) 임신 초기 태아 신경관증후군, 성장장애, 생식기 장애, 빈혈, 기형아 출산

[비타민 B12]_적혈구 생성

① 비타민 중 유일하게 붉은색을 띔
② 어린이의 성장 촉진, 체력 증진, 식욕 증진
③ 집중력, 기억력, 정신의 진정에 도움
④ 혈관 벽을 손상하는 호모시스테인 제거
⑤ 결핍 시) 무기력, 악성 빈혈, 치매, 집중력 저하, 피로감

> * **아연과 크롬:** 인슐린 기능을 돕는다. (인슐린 정상화에 꼭 필요한 영양소) 아연은 인슐린이 이동하는 데 필요하고 크롬은 세포 속으로 들여보내는 역할을 한다. 그래서 혈액 중에 있는 포도당이 세포 속으로 들어가서 정상적으로 작용하게 된다.
> * **구아바:** 당의 흡수를 느리게 하는 과일로 당뇨 있는 분들이 섭취하기에 좋은 과일이다. 섬유질이 많아 소화를 돕고 열량이 낮아 Diet에 적합하다 보니 정상적인 혈당 균형을 맞추는 데 도움을 준다.

미네랄은 외부에서 섭취하는 필수 영양소로 인체의 성장과 유지 등 생리 활동에 필수 원소이지만 인간 포함한 어떤 생물체라도 스스로 합성하지 못한다.

※ **꼭 먹어야 할 최고의 미네랄 5가지_ 마그네슘, 아연, 셀레늄, 칼슘, 철분**

[미네랄 결핍 자가 진단]

① 쉽게 피로를 느낀다.　　　② 자주 갈증을 느껴 물을 많이 마신다.
③ 손, 발이 차고 몸이 차다.　④ 변비나 설사를 자주 한다.
⑤ 부쩍 피부가 거칠고, 건조하다.　⑥ 의욕이 없고 짜증이 잘 난다.
⑦ 피부 문제가 자주 생긴다.　⑧ 술을 마시면 평소보다 잘 취한다.
⑨ 식사조절과 꾸준한 운동을 해도 체중이 는다.
⑩ 아침에 눈을 뜨면 개운하지 않다.

* **3개 이상 해당하면 미네랄 부족, 5개 이상이면 미네랄 결핍**

[미네랄의 중요성]

미네랄(무기질)은 비타민처럼 세포 속 미토콘드리아의 에너지 대사를 원활하게 해주는 역할을 한다. 비타민처럼 미네랄이 부족하면 미토콘드리아는 섭취한 음식

을 모두 에너지로 사용하지 못하고 에너지로 바뀌지 못한 영양분들은 혈액을 떠다니며 그대로 몸에 축적돼 비만의 요인이 된다. 몸의 4%가 미네랄이다. 무기질이라고도 불리는 미네랄은 인체를 구성하는 원소로, 섭취했을 때 분해되는 유기질과 달리 분해되지 않는 영양소를 말한다. 인체를 구성하는 미네랄은 칼륨, 칼슘, 셀레늄, 나트륨, 요오드, 아연, 마그네슘, 인, 황, 염소, 구리, 망간, 철, 코발트 등이 있다. 체내에서 합성이 안 되어 식품으로 섭취해야만 한다.

① 비타민D3, 비타민A(베타카로틴) / ② 칼슘: 뼈, 치아, 근육과 신경
③ 칼륨: 나트륨 배출, 심장박동 / ④ 크롬: 지방 대사 및 인슐린 보조인자
⑤ 철분: 헤모글로빈 생성, 적혈구 / ⑥ 구리: 신경계 기능, 철분 및 산소 대사
⑦ 아연: 성장발달, 면역력, 성 기능 / ⑧ 셀레늄: 항산화, 활성산소 제거
⑨ 망간: 중추신경계, 지질 및 당질 대사
⑩ 스테비아(자연 식물 설탕): 당뇨에 필요
⑪ 마그네슘: 깊은 숙면, 에너지 생성, 단백질 합성

[미네랄의 기능]

① 각종 효소를 활성화함으로써 대사를 잘되게 한다.
② 중금속 해독작용이 있으며 호르몬 생산에 관여한다.
③ 미네랄이 없으면 비타민도 제 기능을 할 수 없다
④ 체내 PH를 최적의 약알칼리로 유지하고 세포의 기능유지에 도움 준다.
⑤ 신경전달물질을 돕거나 근육의 이완, 수축에 관여한다.
⑥ 뼈와 치아, 잇몸 등의 구성성분이기도 하다.

[미네랄 결핍 시 우리 몸에 끼치는 영향은?]

① 마그네슘: 짜증, 피로, 근육긴장, 눈 떨림 등
② 철: 빈혈, 면역 저하, 무력감 등
③ 칼륨: 부정맥, 저혈압, 저혈당, 알레르기 등
④ 칼슘: 골다공증, 고혈압, 충치 등
⑤ 셀레늄: 우울증, 해독기능 저하, 중금속중독 등
⑥ 아연: 성장 부진, ADHD, 피부질환 등

[면역을 위해 꼭 필요한 비타민 미네랄]
① 비타민A: 백혈구 형성에 관여
② 비타민C: 세포 내 바이러스 억제, 항산화 작용, 호흡기 감염 억제
③ 비타민E: 세포막, 면역세포 보호
④ 비타민D: 선천성 면역과 후천성 면역을 함께 강화
⑤ 미네랄: 면역기능과 아주 밀접한 관련

영양 결핍을 해결하면 질병을 예방하는 데도 도움이 된다.

비타민과 미네랄은 체내 생화학 반응을 촉진하는 필수 영양소로 우울증, 불안, 양극성 질환, 자폐증, ADHD, 급격한 기분 변화, 파킨슨병, 치매 등 여러 질환을 현저히 개선할 수 있다. 기본 비타민은 뇌 기능, 기분, 기억, 행동, 주의력 문제를 해결하는 데 중요하다.

* 필수 영양소 비타민 B군 8종
혈관질환 예방, 골다공증 예방, 치매 예방, 암 예방, 탈모 예방, 면역력, 피부질환에 도움 된다.
① B1(티아민): 탄수화물과 에너지 대사에 필요.
② B2(리보플라빈): 체내 에너지 생성에 필요.
③ B3(나이아신): 체내 에너지 생성에 필요.
④ B6(피리독신): 단백질 및 아미노산 이용에 필요.
　　　　　　　　혈액의 호모시스테인 수준을 정상으로 유지하는 데 필요.
⑤ B7(비오틴): 지방, 탄수화물, 단백질 대사와 에너지 생성에 필요.
⑥ B9(엽산): 혈액의 호모시스테인 수준을 정상으로 유지하는 데 필요.
　　　　　　세포와 혈액 생성에 필요 / 태아 신경관의 정상 발달에 필요.

[활성산소]

산소의 정상적인 대사 과정에서 생기는 것으로 활성산소는 자외선이나 높은 열에 노출되는 것처럼 환경적인 스트레스로 급증한다. 활성산소는 세포구조를 손상할 수 있으며 이른바 산화적스트레스라고 불리는 이 현상을 통해 과도하게 늘어난 활성산소는 마구잡이로 반응을 일으켜 생명체의 몸에 해로운 물질로 작동된다.

> 비타민C: 결합조직 형성과 기능 유지에 필요
> 　　　　철의 흡수에 필요
> 비타민C, 비타민E: 항산화 작용을 하여 유해산소로부터 세포를 보호
> 셀레늄: 유해산소로부터 세포를 보호하는 데 필요
> 베타카로틴: 어두운 곳에서 시각 적응을 위해 필요
> 　　　　상피세포의 성장과 발달에 필요
> 　　　　피부와 점막을 형성하고 기능을 유지하는 데 필요

우리 몸 '콜라겐'의 역할

콜라겐은 신체 결합조직에 필요한 단백질 성분으로 그리스어로 '접착제'라는 의미가 있다. 인체의 피부, 연골, 혈관, 근육, 뼈, 머리카락 등 신체 내에 대부분 존재하여 세포와 세포 사이를 연결하는 역할을 하는 중요한 성분이며 피부 진피층의 70% 이상을 구성하고 있으며 피부를 지탱하는 철근 역할을 하고 있다. 40대부터 콜라겐은 절반으로 감소하게 됨을 기억하자.

① 모발: 머리카락 구성 성분 / ② 눈: 각막과 결막 조직의 주성분
③ 치아: 치아의 주성분인 상아질의 약 18%와 잇몸과 치근막을 이루는 조직
　　　　대부분이 콜라겐으로 이루어짐
④ 피부: 주름 개선, 내부로부터 자연적인 피부재생
⑤ 손, 발톱: 손톱, 발톱의 주성분
⑥ 내장: 신축성 있는 장운동을 도와줌, 오장육부 대부분 콜라겐으로 이루어짐
⑦ 힘줄: 80% 콜라겐이 뼈와 근육을 이어주는 힘줄의 주요성분
⑧ 근육: 80% 이상이 콜라겐 섬유 / ⑨ 뼈: 뼈의 20%가 콜라겐
⑩ 혈액: 면역력을 관장하는 백혈구의 자양분 역할
⑪ 관절: 뼈와 뼈를 이어주는 보충 관절인 연골의 50% 콜라겐
⑫ 피부(진피의 70%가 콜라겐) / ⑬ 뼈/성장(뼈의 20%, 조골모 세포증가)
⑭ 혈관(백혈구의 자양분, 혈관 탄력, 모세혈관 생성)
⑮ 치아(상아질의 18%, 잇몸, 치근막 조직성분)
⑯ 관절/연골(관절의 구조는 수분 45%, 콜라겐 50%)
⑰ 모발(모발 속 영양공급)

[소화효소 5가지]
① 아밀라아제: 탄수화물 분해효소   ② 리파아제: 지방분해효소
③ 락타아제: 우유 유당 분해 효소   ④ 프로테아제: 단백질 분해 효소
⑤ 셀룰라아제: 식물 섬유소 분해

[영양 결핍의 신호]
① 세포재생 문제:
   건조한 피부, 손톱 갈라짐, 입술 갈라짐, 눈썹이 빠짐, 잇몸 출혈, 탈모
② 기능 저하:
   시력 저하, 수족냉증, 감정의 기복, 집중력 저하, 변비, 극심한 피로와 부종
③ 생존 반응:
   폭식과 과식, 항상 배고픔, 얼음을 찾음, 냉커피 중독

• 황산 콘드로이틴
① 연골의 중요 구성성분
② 황 함유 아미노산 함유
③ 관절의 통증, 염증 감소
④ 연골 재생, 연골 퇴화 예방
⑤ 관절통 환자의 삶의 질 향상

• 글루코사민
① 인체조직 및 관절에서 생체 이용 가능
② 관절 통증 감소
③ 관절협착 최소한으로 줄이는 보호효과
④ 염증 완화, 관절 유연성 향상

[칼슘에 대한 상식]
① 칼슘은 아무리 섭취해도 해가 없다
② 인슐린은 칼슘 신호로 분비된다. (당뇨병)
③ 칼슘이 모자라면 뼈가 녹아 나와 골다공증이 된다.
④ 두려운 임신 합병증은 칼슘 부족으로 생긴다.
⑤ 건전한 뇌의 작용은 충분한 칼슘의 섭취로 가능하다.
⑥ 고혈압은 염분의 섭취보다도 칼슘 부족이다.
⑦ 세포는 칼슘 없이는 살 수 없으며 칼슘은 세포를 젊디젊게 유지한다.
⑧ 칼슘은 담배와 술의 해를 적게 한다.
⑨ 칼슘 섭취 증가가 일본인의 키를 크게 했다.

⑩ 신장 기능이 떨어지면 칼슘흡수를 방해한다.
⑪ 칼슘이 부족하면 암에 걸리기 쉽고 두통과 동맥경화가 올 수 있다.
⑫ 노인성 치매는 칼슘 부족으로 오는 일도 있다.
⑬ 칼슘에 의해 회춘과 불로장생도 꿈이 아니다.
⑭ 간장병도 칼슘으로 예방할 수 있다.

* NK세포란?
나쁜 세포를 공격해 없애는 세포로 NK세포는 혈액 속에서 온몸을 돌아다니며 바이러스에 감염된 세포나 종양세포, 각종 세균이나 비정상 세포를 직접 공격 하여 없애는 역할을 한다.

[5대 영양소]
① 탄수화물, 단백질, 지방: 에너지의 원료/ 타는 영양소/ 거대 영양소
② 비타민, 미네랄(무기질): 에너지를 사용하게 함/ 태우는 영양소/ 신진대사/ 미량 영양소

[림프순환 체크]

① 자고 일어나면 부기가 빠지지 않는다.
② 잘 맞던 신발이 꽉 낀다.
③ 피부가 거칠고 단단하다.
④ 팔다리가 저리고 복부가 차갑다.
⑤ 얼굴이 유난히 붓는다.
⑥ 어깨가 결린다.
⑦ 귀가 먹먹하거나 통증, 이명이 생겼다.
⑧ 피부에 염증이 자주 생긴다.
⑨ 턱살이 처지고 이중 턱이 되었다.
⑩ 소화가 잘 안 된다.
⑪ 겨드랑이 안쪽이 툭 튀어나와 있거나 단단하다.

❣ 참고문헌 ❣

. 오은수
    Esthetic & Spa Consulting 창업에서 성공까지 / 도서출판 지성인
. 오은수
    인도 아유르베다 & 동의아유르베다 / 도서출판 지성인
. 김현숙
    컬러테라피 / 대원사
. Dr. Vasant Lad
    Ayurveda
    The Science of Self-Healing / A PRACTICAL GUIDE
. Maya Tiwari
    Ayurveda
    A Life od Balance / DELHI

.... 저자 ; 오은수 ....

현) 아나이야(Anaiya) 공동대표

> 아나이야(Anaiya)는 아주 특별한 이름으로
> 아나이야(Anaiya)를 말하거나 생각하는 사람에게 행운을 주며,
> 아나이야(Anaiya)와 함께 하는 사람은 좋은 운을 가지게 된다는 의미가 있다.

- 정화예술대학교 피부미용학과 교수 정년퇴임
- 서라벌대학교 미용예술학과 겸임교수 역임
- 재능대학교 미용예술학과 겸임교수 역임
- 초당대학교 뷰티코디네이션학과 외래교수 역임
- 전) 오영숙스킨케어 경영
- 전) 오영숙피부미용학원 경영
- 전) Zen Spa 경영
- 전) DN Day Spa 경영
- (사)대한미용사회 피부미용중앙회 이사 역임
- (사)대한피부미용사회 중앙회 수석부회장 역임
- 국가자격검정시험 일반(피부) 감독위원
- 지방 및 전국기능경기대회(피부미용) 기술심사위원
- 과정평가 자격 심사위원

[저서]
- 인도 아유르베다 & 동의아유르베다
- Esthetic & Spa Consulting 창업에서 성공까지
- 딥티슈체어마사지
- 미용인체생리학
- 스파테라피
- 기초피부관리학
- 발반사건강요법(공저)
- 미용실무경영(공저)
- 활용아로마테라피(공저)

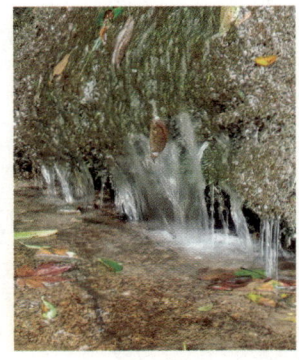

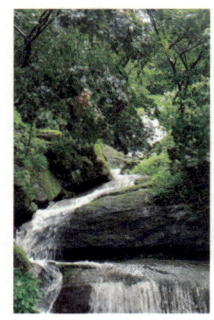

가꾸고 살고 비우고....

2024년 02월 13일 초판 1쇄 발행

저 자 오은수
펴낸 이 엄승진
책임편집.디자인 도서출판 지성인 편집부
펴낸 곳 도서출판 지성인
주 소 서울 영등포구 여의도동 11-11 한서빌딩 1209호
메 일 Jsin0227@naver.com
연락주실 곳 T) 02-761-5915   F) 02-6747-1612
ISBN 979-11-89766-47-4 13592
사진 현암요 조수연

정가 23,000

잘못 만들어진 책은 본사나 구입하신 곳에서 교환하여 드립니다.
이 책은 저작권법에 의해 보호를 받는 도서이오니 일부 또는 전부의 무단 복제를 금합니다.